中医经典自学百日通系列

【典藏版】

重读《金匮》

三十年临证经方学验录

一人一书相逢，精进百日不休

余泽运◎著

中国科学技术出版社
·北京·

图书在版编目（CIP）数据

重读《金匮》：三十年临证经方学验录 / 余泽运著 . — 北京：中国科学技术出版社，2019.5

ISBN 978-7-5046-8265-9

Ⅰ.①重… Ⅱ.①余… Ⅲ.①《金匮要略方论》– 研究 Ⅳ.① R222.39

中国版本图书馆 CIP 数据核字（2019）第 054238 号

策划编辑	焦健姿	王久红
责任编辑	焦健姿	
装帧设计	长天印艺	
责任校对	龚利霞	
责任印制	李晓霖	

出　　版	中国科学技术出版社
发　　行	中国科学技术出版社发行部
地　　址	北京市海淀区中关村南大街 16 号
邮　　编	100081
发行电话	010–62173865
传　　真	010–62173081
网　　址	http://www.cspbooks.com.cn

开　　本	710mm×1000mm　1/16
字　　数	389 千字
印　　张	24
版　　次	2019 年 5 月第 1 版
印　　次	2019 年 5 月第 1 次印刷
印　　刷	北京威远印刷有限公司
书　　号	ISBN 978-7-5046-8265-9 / R · 2384
定　　价	48.50 元

（凡购买本社图书，如有缺页、倒页、脱页者，本社发行部负责调换）

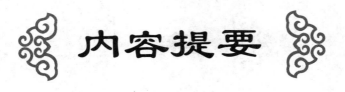

内容提要

　　本书是笔者学习《金匮要略》时所做的读书笔记，阐述了作者三十年来学习《金匮要略》的心得和体会，是一本针对临床而解读经典的工具书。

　　全文分绪论、各论两部分。绪论部分主要对《金匮要略》的作者、沿革、源流、传承、核心理念及研究概况等方面进行了系统梳理。各论部分则按照国家统编教材的分类方法，分22篇论述了临床内、外、妇各科杂病四十余种。原书条文398条，本书收录约300条，附方条文20余条。每条均从辨证要点、方证指征、体质特点、病机、治法方药、使用注意、名医解方、方证鉴别、临床应用、病案举例（包括名家医案、名医经验）等多方面阐释，以原文为基础，对经方方证进行了全面的论述。

　　编者注重对各条文中出现的方证指征、体质特点进行搜集，尽量使每一方证具体化、客观化、规范化，以便临床准确识证，方便指导临床选方用药。本书理论联系实际，适合广大经方爱好者及中医临床医生阅读参考。

序

　　《金匮要略》是东汉医家张仲景所著《伤寒杂病论》的杂病部分，经后世加以编撰独立成书，为我国现存最早的论治杂病的专著，本书创辨病与辨证论治之先河，承载着中医学防病治病的宝贵经验，极具临床实用价值，是研习中医学的必读经典之一。该书因历经战乱损毁，致文字脱落或错简较多，加之年代久远，给后学者带来诸多不便，难以掌握其中精要，需要系统归纳、阐述，以利于发掘与传承仲景的学术思想。

　　豫西乡医余泽运先生，聪慧勤勉，勇于实践，不断探索，矢志研究仲景学术，术有专攻，业有所长，依据自身的学识和领悟结合临床实践撰写成《重读〈金匮〉：三十年临证经方学验录》一书。该书以临床实践为基础、以提高疗效为着眼点，力求澄清学术源流，突出经方学术"方证相应"的核心理念，并拓宽经方的临床应用空间，从继承仲景学术的辨八纲、辨六经、辨方证、规范方药配伍等几方面入手，从不同角度解读《金匮要略》各个条文及方证，以期使中医临床工作者和经方爱好者临证时能够迅速、正确地识证识病、遣方用药，惠及众生。

　　余泽运医师曾系统受学于河南省云阳中医药学校，从事基层医疗工作已四十余载，是"全国优秀乡村医生""仲景故里民间中医名医"等荣誉的获得者，工作于基层，热爱中医学，孜孜追求传承弘扬仲景学术思想，应受到赞扬和鼓励，值此其新作问世之际，序为贺。

中华中医药学会南阳张仲景学术思想专业委员会主任委员　毛秉豫教授

前　言

面对快速发展并日益强大的现代医学之冲击，中医阵地逐渐萎缩，中医面对压力和挑战，其有无可以与现代医学相抗衡的优势和手段？基层中医要想开拓市场，在广大患者中扬名立足，有无切实可用之方法？针对这一问题，具有高效、实用与可重复性的经方，乃目前可选可用的利器之一。故凡是从事中医事业者，不管是城镇医生或是基层医生，要想提高疗效，使自己在业内有所作为，学习经典、学好经方、用好经方是必经之路，这便是笔者编写《重读〈金匮〉：三十年临证经方学验录》一书的初衷。本书为笔者三十多年来阅读经方文献的心得体会整理而成，其中部分内容选摘了当代一流经方大家的学术经验和理论精粹，算是笔者学习经方时的读书笔记。

本书突出了以下四个方面。

其一，厘清学术源头，重视核心理念。关于仲景的学术渊源，笔者倾向于胡希恕教授的观点：①仲景学术传承于《汤液经法》，属中医的经方医学体系，与《黄帝内经》的医经体系分属古中医的两大流派，理论上各自独立，二者没有传承关系。②经方学术的核心理念是方证，追求临床疗效是其最终目的。

其二，立足临床，注重实用。笔者学习经典是为了提高临床疗效，故学习《金匮要略》时注重方证辨证和临床选方用药规律的探讨。本书有以下特点：①本书以2002年新世纪全国高等院校规划教材为蓝本。②对原著中带方证的条文作为重点讨论的对象，予以详细归纳，重点论述。③对临床指导意义不大的原文（如五脏风寒及有关积聚的条文、水气病篇的五脏水及杂疗方、禽兽鱼虫禁忌、果实菜谷禁忌等）均不予收录。④对疑非仲景所作之原文（如脏腑经络先后篇），不做重点讲解，仅供读者参考。⑤对原著方剂的煎服法、使用注意等影响临床疗效的因素进行反复研讨，详细说明。

其三，核心内容所反映的为实证派经方大师之学术观点。本书名为《重读〈金匮〉：三十年临证经方学验录》，一是突出临床实用，二是为学好经典、用好经方。笔者学经方三十年来阅读了大量近、现代经方大家的著作，如曹颖甫、岳美中、李克绍、江尔逊、刘渡舟、郝万山、［日］大塚敬节、胡希恕、冯世纶、黄煌、黄仕沛、刘志杰等。在笔者所涉猎的经方诸多流派中，最推崇的是实证派，其中最喜爱的医家是胡希恕、冯世纶、黄煌、刘志杰。尤其是近几年活跃在经方领域的经方新派黄煌教授的著作，因观点新颖、视角独特、创新理念多、方证辨别清晰、用药规范、可操作性强、疗效可靠且经得起临床重复验证而备受读者青睐，笔者也最喜欢读其著作。本书系统整理了平时所阅读经方大家的文献资料及体会。笔者致力推荐以上各位经方实证派的学术观点，扩大其影响，使广大临床中医喜爱经方、应用经方，使经方发扬光大，造福广大患者、造福人类。前面说过，本书仅是笔者学习经典时的读书笔记，书中的核心理念反映的是实证派经方大家的观点及本人学习经典时的个人领悟与体会，其内容有别于当前以《黄帝内经》解《伤寒》为主流的学院派传统理论。因笔者是基层医生，既没读过大学，更无名师指点，对经典原文理解很有限，单靠本人的水平尚无法圆满解读经典原文中的各个方证。为了从不同角度、不同视点立体地解读方证和经方临床应用要点，书中很多地方引用了胡希恕、冯世纶、黄煌、刘志杰、［日］大塚敬节等经方名家之论，对此特向以上诸位名家致敬，特别是采用当代民间经方大家如胡希恕、冯世纶、黄煌（虽为学院教授，所持观点却有别于学院派的传统理念）、刘志杰等实证派学者对《金匮要略》经典原文的解读和看法。书中所载案例以本人的临证医案为主，也有部分是选摘自名家医案。

其四，经方方证学的核心内容是方证相应，也就是说，临床有什么方证，就用什么方，对经方方证的准确辨认（辨方证）恰恰是临床正确使用经方的关键，也是制约经方发挥高疗效的瓶颈。大家都知道，医生的基本使命是治好疾病，理想的临床疗效是医生的立足之本。基层医生并不需要用高深的理论来探究某方证的机制——"为什么"，而为了临床能治好疾病，却必须知道辨证施治环节中当前所辨的"证"究竟"是什么"。临床上，只有辨证准确，所选的"方"与所辨的"证"相对应，才会有好的疗效。基层医生担负着广大群众防病治病的任务，其学经典，不是为理论而学，而是为实践而学，目的是为了能掌握和使用经方，应对各种令现代医学也感棘手的疑难杂症，其立足点是临床，着眼点是疗效，这点我们必须明白。基层中医也是一个庞大的读者群体，而目前针对基层医生学习经方、应用经方、着眼临床、简捷实用的参考用书十分有限。笔者在整理本书时，针对临床，选取临床需要的方证部分作为重点，删去对临床意义不大又难解难记的纯理论部分，使其既好学，又实用，适应基层医生临床参考。

余泽运

重读《金匮》
三十年临证经方学验录

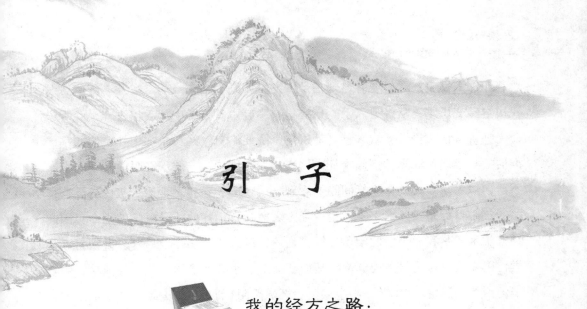

引 子

 我的经方之路：

一位基层中医学习经方三十年的心路历程

长青的经方之树

我是一位农村土生土长的基层中医，十四岁学童时罹患骨髓炎，因家贫得不到及时医治而致残，从小就立志学医，酷爱传统医学，尤喜经方。本人既无令人称羡的高等医学科班学历，更无跟师求学的幸运机缘，只有对传统医学的热爱和终生不渝的学术追求。一生平平淡淡、默默无闻地工作于基层，如盲人摸象，一本书一本书地硬啃，一种病一种病地探索。从16岁学医伊始，日工作，夜读书，刻苦攻读中医高校教材。暑往寒来，历经十余载，将本科全套教材掌握得滚瓜烂熟。满指望将所学用于临床，应付农村常见病会手到擒来，没想到经数年临床历练，理论虽明了透彻而疗效却难如人意。联想到中医教材理论与临床之脱节，令十数年辛苦努力付诸东流，我感到茫然不知所措。历经了失落、彷徨之苦，遂查阅记载名医成功的有关资料，为自己调整学术方向寻找借鉴，成都中医药大学杨殿兴教授一段话道出了我的心声：中医学的生命在于临床，而临床之际在于疗效，如何提高临床疗效，成为中医临床妙手，中医界已有共识：一是要熟读中医经典，经典著作是中医的灵魂和根基，在临床上要想有所作为，必须要对中医经典著作深入钻研；二是要有名师指点；三是要勤于临床，躬身实践。受此启发，我决定转变思路，从经典入手。1985年有幸赴本省云阳中医学校进修，聆听梁化龙老师讲《伤寒论》，史兴善老师讲《金匮要略》，经典条文中朴实的文字、精准的症状描述、清晰的证候指征、严谨的配方结构一一展现在眼前，我心中激动不已，似乎从经典的字里行间隐约看到一线希望的曙光。理论是灰色的，选择学医的核心目标是实践而不是理论；经方之树长青，疗效才是医学的生命！因此，经方学术才是我后半生的学习目标。为体验经方的确切疗效，寒暑假中将课堂所学付诸实践，曾用吴茱萸汤治头痛而获捷效、小柴胡汤退高热应手成功、麻附细辛汤治老弱感冒2剂痊愈、小半夏汤治妊娠恶阻1剂呕止……经方"一剂知、二剂已"的疗效使我折服，从此我便全身心地学习《伤寒论》《金匮要略》，决心要闯一闯经方这块古老而神秘的领地。

学习经方的四个阶段和三次学术认识转变

《伤寒论》《金匮要略》分别是东汉张仲景所著《伤寒杂病论》的外感和杂病部分，《伤寒论》以外感病为例，讲的是疾病辨治纲要；《金匮要略》以内科杂病为例，讲的是的杂病诊治规范。二书理论联系实践，理法方药俱备。所载配方，承载着中华民族几千年运用天然药物防病治病的宝贵经验，为学习中医的必读经典。因成书年代久远，字古文简，加之历经战乱损毁，脱失、错简等因素，有的有方无证，有的有证无方，有的前后颠倒，文序混乱等，使经方的应用经验散乱丢失，应用指征深隐不显。如无扎实的中医临床知识和古汉语基础，要想学有所成，相当困难。笔者学习经方是从背诵《伤寒论》《金匮要略》原文开始，曾历经四个阶段、三次学术认知的转变。

1. 死记硬背原文——经方知识的原始积累阶段

因初学时古汉语知识贫乏，不理解经典原文，只能先记原文、方剂。我每天利用早、晚各1.5小时的时间，先学《伤寒论》，后读《金匮要略》，对原文死记硬背，坚持一年多时间，终将二书原文记忆到顺流倒背的熟练程度。通过这段时间对经方条文和方剂的原始积累，为以后经方的学习和提高奠定了坚实的基础。

2. 以理类证，重视病机——理解、认识经方的启蒙阶段

1985年我赴云阳中医学校进修，在梁化龙、史兴善二老师的教导指引下，开始学习《伤寒论》《金匮要略》两门课程。当时教学蓝本是本科教材，两位老师教学经验丰富，学识渊博。讲课生动活泼，深入浅出。短短一年，老师引导我迈进经方的门槛，为以后的经方之路奠定了基础。短短一年，是恩师的教导，为我的经方目标指明了方向；是他们的奉献，为我的经方理想铺平了道路！谢谢两位恩师！一年所学，收获颇丰，经方的学术魅力，影响我一生！

当前经方的主流学术方向，即学院派的经方学术理论体系如下：

学术特点：①认为经方的学术渊源来自于《黄帝内经》和《八十一难经》；②指出伤寒六经是继承《素问》六经分证的概念和由表入里的传变规律。

理论支点：《伤寒论》是以理类证；《金匮要略》是脏腑经络、五行理论。

核心内容：①重视病机、重视方证；②杂病病机用的是脏腑经络和五行理论；③将《黄帝内经》观点引入《伤寒》《金匮》，用《黄帝内经》理论解释经方。

这个阶段，是我学习经方的启蒙时期，为以后经方学术思想的形成打下了基础。

3. 以方类证，重视方证辨证——经方学术认识的形成阶段

2010年一次偶然的机会，得到了《胡希恕金匮要略讲座》《胡希恕伤寒论讲座》这两本书，不想一读便引起了极大的兴趣，遂将这两本书连读三遍，后又陆续读了《胡希恕病位类方解》《中国汤液经方——伤寒论传真、金匮要略传真》及《胡希恕经方理论与实践》等著作。胡老学风淳朴、治学严谨，临床经验丰富，疗效卓著。其著作注重临床，对经方的拓展和应用做出了巨大的贡献。其学术特点可总结为以下两个方面：

（1）认为《伤寒杂病论》属古中医的经方医学体系，起源于神农时代的方证用药经验，理论基础是八纲，与《黄帝内经》的医经学说各自形成独立的体系，二者没有传承关系[1]。

（2）《伤寒杂病论》的主要构成内容是方证，方证不但是《伤寒杂病论》成书的基础，而且是经方医学的理论基础。方证概念有三层含义：①经方是最早起源

于神农时代的方证；②经方的理论体系，是以八纲为基础形成的辨八纲、辨六经、辨方证的理论体系；③辨证论治的程序是，采集证候反应，用八纲分析病情，以六经作病位归类，得出治疗方证，最后给予适方。胡老强调，"方证是六经八纲的继续，即辨证的尖端"[1]。

2013年秋，笔者在南阳"仲景论坛"学术会上，有幸结识了"汉传中医"刘志杰先生的亲传弟子朱培府先生，朱先生向我介绍了汉传的学术观点，并赠送了刘先生著作《伤寒论类编补遗》《金匮要略类编增补》，此后我又在网上购买了《刘志杰师徒经方医案集》，从此我又将精力投入刘先生汉传经方学术的学习。汉传学术与胡老观点大同小异：①考证仲景学术渊源的结论与胡老的观点不谋而合；②将传统"六经"更名为"六纲"，以示仲景六经与经络有别；③更正并规范了"合病""并病""系病""属病"的定义，完善了"系病""属病"的临床实用性[2]；④引进汉唐以前中风病的治疗经验，将续命汤系列方用于临床治疗脑血管病疗效卓著；⑤临床上善用经方合方，指出经方临床应"先辨六纲，次辨五证，再辨方证、药证"。将经方合方、方证结合药证应用于临床。

汉传学术是胡老学术的继续，二者异曲而同工。

本阶段是我对经方学术由模糊到明晰、由感性到理性的升华，更是对《伤寒杂病论》中心思想认识的深化。通过这段时间的学习，我的经方学术认识已基本形成。

4. 方证与体质辨证并重，兼顾药证——经方学术认识的成熟阶段

我接触黄煌教授的学术是在2014年3月，在同学家看到黄煌所著的《中医十大类方》，后又陆续读到《张仲景50味药证》《经方一百首》《经方的魅力》及各期的《黄煌经方沙龙》。黄教授的学术有别于传统的经方著作，从立足实证、着眼疗效出发，独辟蹊径从辨体质、辨方人、药人着手，特点如下。

（1）提出"证—方—人"的三角关系：将不同体质与具体的方、药相结合，破译出古方与"人"之间的对应关系。①如，方（泻心汤）—证（上部实热）—人（体质健壮伴阳热亢盛）[3]。②经方中，有的是对病的方，只要病对，就用是方；有的是对人的方，也就是调理体质的方，只要是这种体质，就用这张经方[3]。③总结出"麻黄体质""桂枝体质""大黄体质"及"干姜

舌""附子脉""黄连舌""芍药腹"等具体指征。④重视腹征、腿征等临床参考指征的观察。黄煌教授的体质观及"证—方—人"的三角关系使经方"方证"概念更为直观，其客观性、可重复性更强，对临床辨证选方用药的精确性具有指导作用。

（2）强调方证辨证，指出方证就是应用经方的指征和证据。

（3）重视经方药证：①经方用药精练，不要随意加减；②若需加减，要严格遵循仲景药证的用药规范；③强调经方药证是严谨的，有是证，则用是药，临床上见往来寒热、胸胁苦满者方能用柴胡；见无汗而喘、身肿小便不利者方能用麻黄。加药或减药，都依临床指征的变化而变化，决不能随意加减。经方依据药证加减方能更适合临床病情的需要，从而发挥最佳疗效。黄煌教授的学术思想视角独特，观点新颖，为经方的临床应用提供了新思路、新方法，为经方方证增补了新的含义。

通过对黄煌经方学术的学习，我对方证的理解和认识产生了质的转变，临床辨证选方用药既参照"证"的特点，更重视"人"的感受。诊病时，辨"方证"与辨"体质"相结合，增加了方证辨证的精确性；用药时，"方证"与"药证"相结合，避免了经方加减的随意性，从而使我对经方学术认识渐趋成熟。

剂量、煎服法及注意事项

古人认为，中医的不传之秘在于剂量。对于经方的剂量问题，笔者赞同老中医李可的观点："方剂能否治病，除了恰中病机，配伍精当，便是特定的剂量。""剂量问题是方剂治病的核心，没有特定的量，便不能突破特定的质。"为掌握仲景用药剂量及法度，在整理本书时，依据1981年考古发现汉代度量衡"大司农铜权"为准，即汉之一两，为今之15.625克，按古今折算法厘定剂量，作为经方剂量的临床参考指标。由于汉代处方多为原药，与现代的中药饮片之纯净显然不同，因此，古方用药剂量显然偏大。故笔者将汉代剂量与现代剂量折算实际按一两10克计，作为临床用药指导指标。

凡用经方治急症、重症、危症时，可遵仲景法，以原方原量（基础有效量）为准，一次用足，大剂频投，日夜连服，方能阻断病势，解救危亡。

由于当前患者自我保护意识的增强，医疗安全非常重要，临证时对有毒峻烈药应用要谨慎，如使用附子、乌头、巴豆、大黄、甘遂、大戟、麻黄、马钱子等药时，一要把握好用药指征；二要从安全剂量开始，逐渐递加；三要注意原著的煎法、服法、服药后的注意事项，严格按要求用药；四要注意用药后的病情观察，遇有不良反应，及时处理（笔者曾遇到一例类风湿病人服用马钱子制剂时，出现脖颈强直，口噤不开，轻度抽搐，及时予甘草绿豆汤冷服后迅速缓解）；五是不能死守《药典》安全用量，力求探索出既能愈病，又保安全用药的临床指导剂量。因每个人对某药的耐受量、敏感度不一，临证时宜灵活掌握用量，以药后病人感到舒服、病情好转为目的。如麻黄是一味解表发汗平喘药，大量服用后有心悸、血压升高、失眠烦躁等不良反应，笔者以往用量不突破15克，在治疗一例因药物中毒致双下肢麻痹不能行走的年轻女患者时，选用《古今录验》续命汤，麻黄从15克起步，每3天加一次量（3克），用到服后有汗为止，服药后随着药量增加，病情逐渐缓解，但病人一直无汗，直到加至每剂药70克时，始见汗出，随着汗出后病人感觉通身舒服，腿脚有力，病情也大为好转，不久就能弃杖行走。

从案例中学习经方的临床应用技巧

医生研究学术的最终目的是提高临床疗效，治好疾病。在众多的中医流派中，最受学术界重视和肯定的是经方派。在汗牛充栋的医学典籍中，对临床指导最直观、最实用的是医案。通过学习医案，可还原医生诊治疾病的原始场景，体味经方应用于临床时，患者的具体感受，以便临证更好地把握经方；通过医案，可获取经方针对具体方证临床应用的详细信息，以便于探索经方的临床应用规律。故读医案，研究医案，不失为学习经方的一种最佳手段。

结语：笔者因未读过大学，古汉语功底薄，经典解读能力差，三十多岁接触经方，从不懂、不识，到半懂半识，历经二十余年。初学的是《医宗金鉴•伤寒心法要诀》，后又学过成无己的《注解伤寒论》，本科教材《伤寒论讲义》《金匮要略讲义》，邢锡波《伤寒论临床实验录》等。这些著作均是以《黄帝内经》解《伤寒论》《金匮要略》。对六经的认识、方证的理解比较含糊，甚至有"风伤卫，寒伤营"及伤寒传经"一日太阳、二日阳明、三日少阳"之说，令人读之如雾里看花，始终含混不清；对《伤寒杂病论》"方证辨证"的核心思想也不明确，对经方的方证指征定位不全面，影响方证辨证的精确性。而这些正是我前二十年学经方时不得要领的缘故。

几十年学习经方的历程告诉我，学习经方医学，首先要弄清它的源流，经方医学与《黄帝内经》不属于同一个中医流派，而是传承于神农时代的方证用药经验，是实证医学；其次要了解经方的核心理念是"方证"；六经的实质是代表疾病由表及里的六个不同层次，与"经络"含义有别。故用《黄帝内经》的理论观点解读仲景学说只会越解越乱，越解离真相越远。

参考文献

［1］冯世纶，张长恩. 中国汤液经方：金匮要略传真. 北京：人民军医出版
　　社，2010

［2］刘志杰.《金匮要略增补》师承课堂实录. 北京：人民军医出版社，2009

［3］黄煌. 黄煌经方沙龙（第三期）. 北京：中国中医药出版社，2010

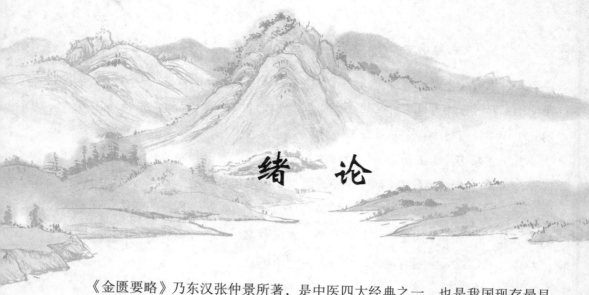

绪　论

　　《金匮要略》乃东汉张仲景所著，是中医四大经典之一，也是我国现存最早的一部诊治内科杂病的专著。该书理法方药俱备，开创辨证论治之先河，素为历代医家所推崇，被誉称为"方书之祖，医方之经，治疗杂病之典范"。

 ## 《金匮要略》的作者和沿革

　　《金匮要略》是张仲景所著《伤寒杂病论》的杂病部分，为论述杂病证治要领极为珍贵的典籍，本书在理论和临床实践上都有很高的指导意义和实用价值，对后世临床医学的发展有着重大的贡献和深远影响。因此本书是学习中医的必读经典之一。

　　张仲景，生于公元152年，卒于公元219年，东汉南郡涅阳（今河南南阳邓州）人，曾官至长沙太守。年轻时，师从同郡名医张伯祖，得其真传。并"勤求古训，博采众方"，精于临床，重于实践，善于总结辨证施治规律，在汉末疫病流行时，活人甚众。于公元205年完成确立中医辨证论治理论体系的重要著作——《伤寒杂病论》。

　　仲景于公元三世纪初写成《伤寒杂病论》十六卷，十卷论伤寒，六卷论杂病，因三国战乱，原书散佚，后经晋·王叔和搜集，仅编成伤寒而未编杂病。至北宋仁宗时，翰林学士王洙从翰林院残旧书中发现《伤寒杂病论》的节略本，叫

《金匮玉函要略方》，共三卷。上卷讲伤寒，中卷讲杂病，下卷记载方剂及妇科病。至宋神宗熙宁时，国家召集林亿等对此节略本进行校订。因《伤寒论》已有较完整的王叔和版本，于是删去了上卷的伤寒部分，只保留了中卷杂病和下卷方剂及妇科，仍编为上、中、下三卷。后称为《金匮要略方论》，即《伤寒杂病论》杂病部分的节略本。

《伤寒杂病论》的源流和传承

　　要想学好《伤寒杂病论》，首先要考证《伤寒杂病论》一书的源流和传承，厘清其理论渊源，捋顺其辨证论治的思路和脉络，才能真正读懂《伤寒杂病论》这部旷世经典巨作。

　　在《伤寒论》原序中有"撰用《素问》《九卷》《八十一难》《阴阳大论》《胎胪药录》并《平脉辨证》为《伤寒杂病论》十六卷"，使后世医家认为《伤寒杂病论》传承于《黄帝内经》和《八十一难经》，造成后世医家以《黄帝内经》观点解读《伤寒杂病论》，并成为主流[1]。二十世纪三十年代杨绍伊及其后来的胡希恕、钱超尘等的考证资料均说明《伤寒论》原序并非张仲景所写，而是整理者王叔和的作品。而生于仲景同时期稍晚的皇甫谧在其著作《针灸甲乙经·序》中说"伊尹以元圣之才，撰用《神农本草经》以为《汤液》，汉张仲景论广汤液为十数卷，用之多验"。指出了《伤寒杂病论》与《神农本草经》《汤液经法》是一脉相承的，《伤寒杂病论》是仲景由《汤液经法》论广而来，而不是继承《黄帝内经》理论撰写的[1]。

　　这里要说明的是，《伤寒杂病论》（即《伤寒论》和《金匮要略》）属古中医体系中的经方派，与《黄帝内经》所属的医经派不属一个理论体系，二者没有传承关系。故用《黄帝内经》的理论观点去看待、解释、评价经方体系的《伤寒论》或《金匮要略》是不妥的。

　　所谓"古中医体系"是指仲景所处的汉朝以前的中医学术体系而言。刘志杰先生曾在其著作《金匮要略增补》一书中形象地将汉以前的中医学术体系从"两大派别""三大体系""四大辨证"三方面来概括，既中肯又贴切。

1. 两大派别

即医经派和经方派。

医经派：《汉书·艺文志》记载"医经者，原人血脉、经络、骨髓、阴阳、表里，以起百病之本，死生之分，而用度箴石汤火所施，调百药齐和之所宜，至齐之得，犹磁石取铁以物相使。"

医经派包含中医基础理论，内容含阴阳、五行学说及气血、经络、脏腑的解剖、生理、病理等。其理论也是三大学术体系的共同基石。

《汉书·艺文志》记载医经七家包括《黄帝内经》《黄帝外经》《扁鹊内经》《扁鹊外经》《白氏内经》《白氏外经》《白氏旁经》。在后来的历史演变中，医经体系中只有一本《黄帝内经》保存下来，且已错简、脱失严重。

医经派以《黄帝内经》和《辅行诀》为代表。《黄帝内经》讲述中医基础理论，《辅行诀》讲述中药方剂及配伍。

经方派：广义的经方派，泛指运用药物治病的学术体系，包括医经派的五脏五纲辨证体系。狭义的经方派，单指六经辨证体系。经方派又分两个体系，一个是仲景的阴阳六经辨证体系；一个是以扁鹊华佗为代表的五行五藏辨证体系。其中的五行五藏体系的理论，又是方剂配伍学的始祖，仲景所用方剂，是在其基础上的论广发挥。

《汉书·艺文志》记载"经方者，本草石之寒温，量疾病之浅深，假药味之滋，因气感之宜，辨五苦六辛，致水火之齐，以通闭解结，反之于平"。

《汉书·艺文志》记载经方十一家包括《五脏六腑痹十二病方》《五脏六腑疝十六病方》《风寒热十六病方》《金创瘛疭方》《五脏六腑瘅十二病方》《泰始黄帝扁鹊俞跗方》《五藏伤中十一病方》《客疾五藏狂癫病方》《妇人婴儿方》《神农黄帝食禁》《汤液经法》等。

经方派，顾名思义，就是运用汤液药物治疗疾病的学术派别。以汉代医圣张仲景的《伤寒杂病论》和秦朝以前的《神农本草经》、殷商时代的《汤液经法》为代表。该学派以八纲为理论基础，逐渐发展为"三阴三阳"的理论模型，用六经（纲）框架为基本辨证工具，结合阴阳、卫气营血，采用汗、吐、下、温、清、和等方法，辨证清晰灵活，方剂配伍严谨，强调方证对应，效如桴鼓。

故经方派是起源于《神农本草经》，发展于《汤液经法》，成熟并完善于张仲景的《伤寒杂病论》。

2. 三大体系

即五行理论体系、阴阳理论体系、经络理论体系。

3. 四大辨证

即五脏五纲辨证、三阴三阳六经（纲）辨证、经络十二纲（包括奇经八脉）辨证、经络六纲辨证[2]。

这两大古中医流派，三大学术体系，四个辨证系统，各有其独特的理论体系，不能彼此混淆掺杂。当代学院派经方泰斗刘渡舟教授在其晚年曾说："我从'仲景本伊尹之法，伊尹本神农之经'两个'本'字，悟出了中医是有学派之分的，仲景乃神农学派的传人"[1]。王叔和虽对仲景经方学术的保存和传播做出了巨大贡献，但其自整理《伤寒杂病论》起，就没厘清各流派的理论渊源，误将医经系《内经》的理论掺杂进经方系《伤寒杂病论》的"伤寒序""伤寒例""平脉法""辨脉法"，及《金匮要略》的"杂病例""脏腑经络先后病篇"中，使后人误认为《伤寒杂病论》是从《黄帝内经》理论继承而来，从而产生了对《伤寒论》《金匮要略》源流和传承的误解，出现了后世对经方理论上的认识偏差。

《伤寒杂病论》属古中医的经方体系，起源于神农时代的方证用药经验，理论基础是八纲。读过《神农本草经》者都知道，古人最早时用单味药治病而积累了单方方证经验，由此逐渐认识到，临床疾病复杂多变，单味药已不能适应千变万化的病情需要，往往需要二味、三味，甚至更多药味组成方剂，才能达到满意的疗效，从而积累了用什么复方，治疗什么证，即复方方证经验，反映这一发展历程的著作是殷商时代的《汤液经法》。那时的经方复方是利用药物的寒、热、温、凉，治疗疾病的寒、热、虚、实，并明确了疾病症状的反应是在表还是在里，应用相对应的解表、攻里等治疗方法，以恢复阴阳平衡从而治愈疾病。至汉代张仲景从临床实践出发"论广汤液经"，系统并完善了六经辨证及辨方证的经方医学理论，使经方方证与临床病情完美结合，形成了完整的辨证论治之经方临床诊疗系统[1]。

《金匮要略》与《伤寒论》原本为一部完整的医学全书，是《伤寒杂病论》中的外感病和杂病两部分。《伤寒论》以外感病为例，讲的是疾病辨证纲要，以三阴三阳六经（纲）辨证立法；而《金匮要略》是仲景论治各科杂病诊治规律的著作，其辨证方法与《伤寒论》的理论是一脉相承的，均是采用的三阴三阳六经辨证法，并非后世所说的以脏腑五行、经络辨证解《金匮》的局面，使一部完整的经典形成了截然不同的两种理论体系而自相矛盾。

汉传中医创始人刘志杰先生，通过对大量古中医文献的考证后发现，仲景学术的原始资料，最早被收载于西晋·王叔和所著的《脉经》卷七、八、九当中。严格地说，《金匮要略》一书的初步整理，是在南北朝至唐朝之间的时期。南北朝·陈延之所著《小品方》记载有《张仲景辨伤寒并方》八卷和《张仲景杂方》（即后世《金匮》的内容）八卷，可以看出，这两部书应是后世经过初步整理的《伤寒论》和《金匮要略》的原始版本。二书所用的辨证方法，是纯粹的经方体系之八纲和六经辨证，而并非后世所说的五行五脏辨证法[2]。

学习经方，要从仲景原著原文中前后对照参考分析，才能理解仲景的原意。研究《金匮要略》，要与《伤寒论》结合互相参考，要用仲景的立场、观点、方法，而不是用我们现代人的思维去研究或臆想。笔者认为，学习《伤寒杂病论》最好的方法就是把《金匮要略》（或《伤寒论》）还原到当时的历史背景及医疗学术理论的大环境下，从原文中得出正确结论。对此，刘志杰先生在其所著《金匮要略增补》一书中提出了对经典解读的具体要求：

（1）分清体系，泾渭分明，抓住全书的内涵，厘清中心思想，绝不先入为主，避免臆测武断。

（2）提取理论框架，一线贯通首尾，不夹杂乱解。

（3）用原书内容互释疑难，不于书外求解。

（4）原汁原味，不妄加发挥[2]。

《伤寒杂病论》的核心理念是"方证相应"

　　《伤寒杂病论》的核心理念是"方证相应"，疗效是其追求的终极目标。学习、研究经方，要紧紧抓住"方证相应"这个核心理念，从辨方证、辨病机入手，深刻领悟其辨治规律，掌握扎实的方证辨别基本功，对不同病症的辨证、选方、遣药诸程序都要了然于胸，临证时才能取得理想的疗效。

经方的辨证程序

　　刘志杰先生说，经方的辨证方法就是先辨病，再辨证，最后辨方证而定方。

　　病：在杂病中是指有特定病因、发病形式、病机、发展规律和转归的过程。如症见"身热足寒，颈项强急，恶寒，独头热，面赤目赤，独头动摇，卒口噤，背反张"的"痉病"，临床只要见到此表现的都可称之为"痉病"。

　　经方所说的"病"，是指六经特定的提纲病。如"太阳之为病，脉浮，头项强痛而恶寒"。临床上只要见到脉浮，头痛或项强，恶寒发热的，都可称之为"太阳病"。

　　以此类推。

　　证：是指疾病某一阶段病因、病位、病性和邪正关系的病理概括。

　　经方的证是指在一经病（或杂病某一病）中，又根据不同的系列病情表现，分出数种类型，这种细分出来的疾病类型叫作"证"。如"太阳病，发热、汗出、恶风、脉缓者"名为"太阳中风证"。或杂病中既有"痉病"表现，又见"发热无汗，反恶寒"的，名为"刚痉证"等。

　　症：是一个证的系列症状。如组成太阳中风的发热症、恶风症、汗出症等，或杂病"刚痉"的系列症状，如项强抽搐症、无汗症、恶寒症等。

　　反过来说，即若干个"症"组成一个特定的症候群叫"证"。

一个病人，可有一个"证"或多个"证"，按照六经病的总纲或杂病某一病的证型分类明确的归属区分开来，最后按"方证相应"关系来敲定处方。

何谓方证

何谓方证？证，是证据。黄煌教授认为，方证就是有效而且安全的使用该方的证据。方证可以看作是由症状和体征构成的诊断单元，方证显示的是人体在疾病过程中的反应状态。桂枝汤、麻黄汤等经典古方方证，就是古代医家在长期医疗实践中总结出来的疾病反应模式。方证概念应包含三个问题，即①某方的治疗靶点针对哪些疾病（病）？②适应哪些症状体征或症候群（证）？③针对何种体质？黄煌教授指出，经方中，有的是对病的方，只要病对，就用是方；有的是针对人的方，也就是调理体质的方，只要是这种体质，就用这张经方[3]。所以，弄清经方的方证，特别是弄清该方方证是哪一种疾病或哪一类疾病，还是哪一种体质状态，十分关键。用经方，关键是找准靶点，对证了，四两能拨千斤！

也就是说，你开的处方和选用的药物必须与你所对治的疾病证候相对应，才能达到显著的疗效。这和现代医学的对症治疗是一个道理，细菌感染要用抗生素，血糖高要用降糖药，结核病要用抗结核药。

先按辨证程序辨清证候后，再使用对证的方剂去治疗。所谓对证方剂，说的就是"方证"。如麻黄汤证的"头痛、发热、身痛，腰痛，骨节疼痛，恶风无汗而喘，脉浮紧"，就是麻黄汤对治的证；柴胡汤证"口苦、咽干、目眩、寒热往来、胸胁苦满、默默不欲饮食、心烦喜呕"，就是小柴胡汤的对治证；胸痹病"喘息咳唾，胸背痛，短气，寸脉沉迟，关脉小紧弦"就是栝楼薤白白酒汤对治的证。体质证，如久病之人，形体消瘦干枯，动辄气喘心慌，大便干结，就是炙甘草汤的体质证；体壮面潮红而油光，腹部充实，易鼻衄、烦躁便秘，舌质暗苔黄燥，血脂、血黏、血压偏高，就是三黄泻心汤的体质证等。每一个特定的方剂，都对应着一个特定的证候或特定的体质状态。如此，"方证相应"效果就会立竿见影。反之，"方证不相应"就会无效，甚至使病情加重。

中医所辨的"证"，是病人在病程中反映在临床上的症候群或体质状态。不管是"肺炎""哮喘"或"类风湿"，任何疾病，都因病人的个体差异而反映出相应的症候表现，中医把这些全部症状搜集起来，用"证"的概念去系统归纳，每一个特定的"证"，必然要由系列的"症状"所组成，也就是说，一个"证"是一个特定的症候群或特定的体质状态。每个"证"有严格的判断依据和标准，一旦这个"证"得到成立和确认，根据方证相应原则，其主治的有效方剂也就得到足够的证据予以确认，从而完成一个严谨而科学规范的辨证施治全过程[1]。方证是中医的规范，是中医学的灵魂！学习《伤寒杂病论》重在掌握各个方证。辨方证是六经辨证、八纲辨证的继续，是更具体、更进一步的辨证，中医治病有无疗效，其关键就在于方证的辨别是否正确。故近代经方大家胡希恕说："辨方证，是辨证的尖端"[1]。

何谓"方证相应"

所谓"方证相应"，包含有"方证"和"相应"两个含义。黄煌教授认为，方证有主证、兼证、类证之分。主证即反映方证本质的特异性症状和体征，如桂枝汤证的自汗、脉缓弱；麻黄汤证的无汗、脉浮紧等。临床上无论何种病，都有其核心主证，辨清主"证"，有针对性的选方用药。先贤喻嘉言曾说过："治病必先识病，识病然后议药"，并强调"有是病即用是药，病千变药亦千变"。选方用药有着明确的指征与目的，而这个指征就是"证"。"相应"指相互呼应之义。方与证的关系是相对应的，正如张志明先生所说：有是证，用是方，证以方名，方为证立，方随证转，两者浑然一体[1]。"方证相应"是探讨临床处方用药规律的学问，是提高中医临床疗效最基本的原则和方法。黄煌教授认为，方证，是古代识人与识病的抓手，也是临床认证选方的金标准。一个方剂，有严格的治疗范围，仲景称之为"脉证"。就是说，必须要见到相应的症状或症候群，以及相应的脉象，才能用相对应的方剂去治疗。用仲景的话是"观其脉症，知犯何逆，随证治之"，这就是"方证相应"。方证相应是取效的前提和条件，也是经方派中医所要追求的最高境界。

"方证相应"所包含的另一层含义是"同病异治"和"异病同治"。所谓"异病同治"，是指不同的疾病发生同样的证候（方证），可采用相同的方药去治疗。即两种截然不同的疾病，症候反映的方证相同，其治疗所选方药就会相同。"同病异治"是指同一种疾病在不同的发展阶段，或由于不同的体质状态，出现的证候（方证）不同，就要用不同的方药去治疗。临床上采用"同病异治"和"异病同治"所凭借的依据是仍然是方证。由此可见，中医辨证论治选方遣药所凭借的依据和靶点都是"证"而不是"病"。也就是说，不管什么病，只要出现相同的方证，就可用相同的方药去治疗；反之，疾病相同，其表现的方证不相同，就要选用不同的方药去治疗。所以，"同病异治"和"异病同治"所反映的真实内涵依然是"方证相应"。

掌握经方药证

何谓药证？黄煌教授认为，药证是经方的用药指征和证据，是用药经验的概括与提炼，药证对应是取效的关键。经方的药证是严谨的，有是证，则用是药，临床上见往来寒热、胸胁苦满者方能用柴胡；见无汗而喘、身肿小便不利者才能用麻黄。加药或减药，都依临床指征的变化而变化，决不能随意加减。以桂枝汤为例，症见汗出、恶风、脉浮者用之。若汗多不止、伴恶寒关节痛者加附子；兼喘者加厚朴杏仁；兼项背强者加葛根；汗后身疼痛脉沉迟者重芍药生姜加人参；有气从少腹上冲心者桂加量等。每味药的所加所减皆有根有据，经方依据药证加减方能更适合临床病情的需要，从而发挥最佳疗效。正如徐灵胎所说"方之治病有定，而病之变迁无定，知其一定之治，随其病之千变万化，而应用不爽"（《伤寒论类方》自序）。喻嘉言说"有是病则用是药，证千变，药亦千变"。不管是千变万化，药证始终是应变的准绳[4]。

从以上"方证相应"的核心理念看出，仲景临证时运用直观形象的传统思维方法，依据八纲、六经理论，注重总结经方方证的辨治规律，制订规范而严格的辨证法则，方剂配伍严谨，临床采用"方证相应"的手段，"有是证，用是方"，方剂加减要与药证相应，一般不超过两味，应用准确得当，可达到"一剂知，二剂已"的显著效果，且经得起重复验证。

当代经方大家冯世纶说："经方之源，始于方证，它既属基础理论，亦属临床证治[1]。因此，认识方证，是学好《伤寒》《金匮》、认清六经实质的关键"。

近现代对《金匮要略》的研究

原著研究与校勘

1. 研究原著

秦伯未的《金匮要略浅释》、任应秋的《金匮要略语译》、何任的《金匮要略新解》、陶葆荪的《金匮要略易解》[5]。

2. 校勘

何任的《金匮要略校注》，为当今《金匮要略》的最佳版本。

3. 讲义

胡希恕《金匮要略讲义》、全国高校统编教材《金匮要略讲义》等。

理论考证与完善

贡献最大的则以下几人为代表。

1. 首倡《伤寒杂病论》与《内经》无关的当代经方泰斗——胡希恕教授

自王叔和将《黄帝内经》内容掺入到《伤寒例》《伤寒序》中，后世医家误认为，《伤寒论》的理论源于《黄帝内经》。国内最早对经方的澄本求源做出巨大贡献者首推已故经方教育家胡希恕教授，胡老在讲述《伤寒论》和《金匮要略》时，首先旗帜鲜明地提出：①《伤寒杂病论》属经方体系，与《内经》没有传承关系，不能用《内经》的理论观点解释《伤寒杂病论》；②经方方证是《伤寒杂病论》的核心内容，仲景学说的核心理念是"方证对应"，只有用疗效才能彰显出中医不可代替的地位；③六经实质与"经络"含义有别，是代表疾病由表及里的六个不同层次，太阳是阳中之表，阳明是阳中之里，少阳是阳中之半表半里，少阴是阴中之表，太阴是阴中之里，厥阴是阴中之半表半里；④经方医学是传承于神农时代的方证用药经验，是实证医学。其弟子冯世纶先生更是不遗余力地对经方进行考究和传播，对经方的传承和发扬做出巨大贡献。

2.澄清经方源流、完善经方理论的汉传中医创始人——刘志杰先生

"汉传中医"学术传承人刘志杰先生通过对《汉书·艺文志》《神农本草经》《汤液经法》《脉经》《针灸甲乙经》《小品方》《千金方》《外台秘要》等汉唐古文献的研究考证后指出，《伤寒杂病论》属经方体系，与《黄帝内经》的医经体系为两个不同的古医学流派，二者自成体系，没有传承关系。他认为，《伤寒论》与《金匮要略》同属一部著作的两个部分，核心理论均是三阴三阳六纲辨证，与脏腑五行辨证及经络辨证、五行气化、运气理论无关，并修复完善了《伤寒杂病论》的经方学术框架理论：①将传统"六经"更名为"六纲"，以示仲景六经与经络有别；②更正了"合病""并病""系病""属病"的定义，完善了"系病""属病"的临床实用性；③嫁接并融入了"痞、烦、燥、滞、饮"五证病机。

临床遵循"先辨六纲，次辨五证，再辨方证"的辨证程序。

刘志杰老师的努力，为捍卫经方理论的完整和完善，做出了贡献。

3.经方创新理论的拓荒者——南京中医药大学教授黄煌先生

从立足实证、着眼疗效出发，独辟蹊径从辨体质、辨方人、药人着手。

（1）提出"证—方—人"的三角关系：将不同体质与具体的方、药相结合，破译出古方与"人"之间的对应关系，并总结出"麻黄体质""桂枝体质""大黄体质"及"干姜舌""附子脉""黄连舌"等具体指征，对临床辨证选方用药的精确性发挥出重要作用。指出经方中，有的是对病的方，只要病对，就用是方；有的是对人的方，也就是调理体质的方，只要是这种体质，就用这张经方。

举例：三黄泻心汤方（清热泻火，苦寒直折）——上部实热，阳热亢盛证（高血压、出血性疾病、动脉硬化等）——身体健壮之人（上部阳热亢盛即营养状态良好，面部暗红，腹部充实有力，食欲较好，大便干结或便秘，多有出血倾向，咽喉多充血，唇色或舌质红或暗红，脉象滑数等的体型体貌特征）。

方（泻心汤）——治证（上部实热）——针对的人（体质健壮伴阳热

亢盛）。

（2）重视方证辨证：指出方证就是应用经方的指征和证据。学习、研究经方的着眼点，在于掌握每张经方对"证"的辨别和对"方"的应用等，即这张方治疗何种人的何种疾病？强调"有是病即用是药，病千变药亦千变"。选方用药有着明确的指征与目的，而这个指征就是"证"。

（3）重视经方药证：因经方用药精练，一般不要随意加减，若需加减，要严格遵循仲景药证的用药规范。强调，经方的药证是严谨的，有是证，则用是药，临床上见往来寒热、胸胁苦满者方能用柴胡；见无汗而喘、身肿小便不利者才能用麻黄。加药或减药，都依临床指征的变化而变化，决不能随意加减。经方依据药证加减方能更适合临床病情的需要，从而发挥最佳疗效。赋予了经方方证及药证以新的含义，使人有规可依、有矩可循。

黄煌教授的创新研究经临床反复应用，效果卓著，经得起重复，值得推广应用。其为经方的临床应用提供了新思路、新方法，为经方方证增补了新的概念，使其成为开拓经方创新理论的第一人。

参考文献

［1］冯世纶，张长恩．中国汤液经方：金匮要略传真．北京：人民军医出版社，2010

［2］刘志杰．《金匮要略增补》师承课堂实录．北京：人民军医出版社，2009

［3］黄煌．黄煌经方沙龙（第三期）．北京：中国中医药出版社，2010

［4］李可．李可老中医急危重症疑难病经验专辑．太原：山西科学技术出版社，2006

［5］范永升．金匮要略．北京：中国中医药出版社，2002

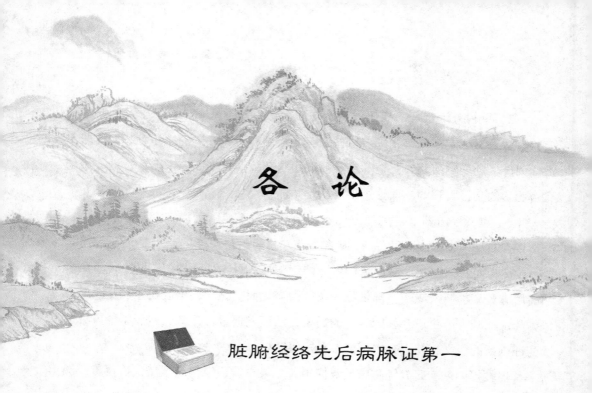

各 论

脏腑经络先后病脉证第一

脏腑经络先后病不是一个具体病名，而是杂病的总称。提示一切杂病的产生，都是脏腑经络病理变化的反应。

本篇相当于全书的总论，对杂病的病因病机、预防、诊治都做了原则性的启示，故本篇也是全书基础。

从篇中内容看，与仲景的六经辨证理论、核心思想及写作风格均不相符，可以肯定，本篇不是仲景之作，胡希恕先生认为应是整理者王叔和添加的内容。

由于本篇非仲景所作，仅作为了解内容，笔者按进修时史兴善老师所讲的课堂笔记稍作整理，内容略显粗略，望读者见谅。

一、发病、病因病机及预防

（一）发病及预防

原文2 夫人禀五常，因风气而生长，风气虽能生万物，亦能害万物，如水能浮舟，亦能覆舟。若五脏元真通畅，人即安和，客气邪风，中人多死。千般疢难，不越三条：一者，经络受邪，入脏腑，为内所因也；二者，四肢九窍，血脉相传，壅塞不通，为外皮肤所中也；三者，房室金刃、虫兽所伤，以此详之，病由都尽。

若人能养慎，不令邪风干忤经络；适中经络，未流传脏腑，即医治之；四肢才觉重滞，即导引、吐纳、针灸、膏摩，勿令九窍闭塞；更能勿犯王法、禽兽灾伤；房事勿令竭乏，服食节其冷热苦酸辛甘，不遗形体有衰，病则无由入其腠理。腠者，是三焦通会元真之处，为血气所注，理者，是皮肤脏腑之纹理也。

解词 ①五常，即五行。②风气，指自然界的气候。③元真，即真气或元气，也就是人体的正气。④疢难，指疾病。⑤客气邪风，指能令人致病的不正常气候。⑥导引，是古代的呼吸运动（导）与肢体运动（引）相结合的养生术。相当于现代的保健体操。⑦吐纳，指调整呼吸。

原文解读 论述发病原因、病因分类、疾病的预防和早期治疗。本条分为三段理解。①"人禀五常……中人多死"，说明人与自然的密切关系及预防疾病的重要性。指出：自然界的正常气候，能生长万物；异常气候，能伤害万物，对人体亦不例外。但人对自然不是无能为力的，疾病可预防。只要五脏元真充实，营卫通畅，抗病力强，则"正气存内，邪不可干"。反之，正气不足，邪毒乘虚而入，危害人体，就成疾病，甚至导致死亡。②"千般疢难……病由都尽"，本段以脏腑经络为内外，客气邪风为主因，将病因归纳为三类：一者，经络受邪，入脏腑，为内所因也，即病在内；二者，皮肤受邪，仅在血脉传注，使四肢九窍壅塞不通，即病在外；三者，房室、金刃、虫兽所伤，此为其他因素。③"若人能养慎……是皮肤脏腑之纹理也"，阐明养生防病和既病防变的措施。④养生防病，内养正气外慎风寒，不令邪风干忤经络，更能勿犯王法，禽兽灾伤（意外伤害），则形气不衰，邪不可干（健康）。⑤既病防变：外邪初犯人体即积极治疗，勿使传变。⑥腠理：是一种组织，为三焦所主，与皮肤脏腑关系密切，既是元真相会之处，又是血气流注的地方，能防御外邪入侵。

按语 《金匮要略》病因分类与陈无择三因分类的不同点。

《金匮要略》：①立论点，以脏腑经络为内外，客气邪风为主因。②内容，脏腑虚弱，病由经络入脏腑（为深为内）；脏腑不虚，邪由皮肤传注血脉（为浅为外）；房室、金刃、虫兽伤（其他因素）。以邪的部位定内外。

陈无择：①立论点，以内伤外感为内外。②内容，六淫外感为外因，七情内伤为内因；房室、金刃、虫兽伤为不内外因；以邪生之由定内外。总之，陈无择的病因学说是在仲景的病因学说基础上发展而来。

（二）病因

原文8 问曰：有未至而至，有至而不至，有至而不去，有至而太过，何谓也？师曰：冬至之后，甲子夜半少阳起，少阳之时阳始生，天得温和。以未得甲子，天因温和，此为未至而至也；以得甲子而天未温和，此为至而不至也；以得甲子而天大寒不解，此为至而不去也；以得甲子而天温和如盛夏五、六月时，此为至而太过也。

解词 ①未至而至，第一个至指时令，第二个至指气候，下同。②甲子，是古代用天干、地支配合起来计算年月日的方法。十天干、十二地支互配，至甲子始，癸亥止，共六十个。此处甲子指冬至后六十日的雨水节。③少阳，古人将一年分为三阴三阳六个阶段，各六十天，自少阳始，至厥阴至。少阳起，指冬至后六十日（雨水节）为少阳当令之时。

原文解读 指出时令不符反常气候的四种类型。①一般情况下，节令与气候相适应，如春温、夏热、秋凉、冬寒。冬至之后，甲子（雨水节）夜半少阳起，阳始生，天得温和，为时、气同至（生万物），正常气候（至而至）。②特殊情况下，节令与气候不适应。如冬至之后，未得甲子，天因温合（未至而至）；已得甲子，天未温合（至而不至）；已得甲子，天大寒不解（至而不去）；已得甲子，天热如盛夏（至而太过）。反常气候（害万物），令人致病。

注：本条应与前"风气虽能生万物，亦能害万物"合参，其理更明。

按语 本条启示我们，临床防治疾病，既要看到时令，注意其常；又不拘于时令，注意其变。

二、诊断举例

（一）望诊

原文3 问曰：病人有气色见于面部，愿闻其说。师曰：鼻头色青，腹中痛，苦冷者死。鼻头色微黑者，有水气；色黄者，胸上有寒；色白者，亡血也，设微赤，非时者死；其目正圆者，痉，不治。又色青为痛，色黑为劳，色赤为风，色黄者便难，色鲜明者有留饮。

解词 ①气色，脏腑之精华藏于内的叫"气"，反映于外的叫"色"。②苦冷，指极度怕冷。③胸上有寒，指水饮。④留饮，指体内留有痰饮。

原文解读 论述面部望诊测知疾病和判断预后。本条望诊以五行学说为基础，五脏配五色为依据。①望鼻。《灵枢·五色篇》曰："鼻为面王，内应于脾"。色青者，腹中痛，为木乘土，苦冷者死（病重）。阳气衰败，鼻头色微黑，有水气，为水侮土。②望面。面部色泽是脏腑气血外荣。色黄者，胸上有寒饮，脾病失运，水湿停留，便难，脾病失运，乏津；色白者，亡血，血少不荣，微赤非时（与时令无关），阴伤阳越，病重；色黑：为劳，劳伤肾精，其色外露；色青：为痛，气血凝滞不畅；色赤者，为风（热或内风），上部充血；色鲜明者，留饮（水饮充斥组织之间）。③望目。目正圆（瞪目直视），痉病，风气强盛，精气亡绝，病危。

按语 临床上一定要四诊合参才能全面。

原文6 师曰：吸而微数，其病在中焦，实也，当下之即愈，虚者不治。在上焦者，其吸促；在下焦者，其吸远，此皆难治。呼吸动摇振振者，不治。

解词 ①吸而微数，指呼吸短促不利。②吸促，指呼吸短促困难。③吸远，指吸气深长困难。④振振，指病人呼吸困难，身体抖动的样子。

原文解读 论述察呼吸的形态来测知疾病，判断预后。①吸而微数（指吸气短促，次数增加）：中焦邪实，影响肺气宣降，下其实，则病愈。若正虚难任攻下，则不治。②在上焦者，其吸促（呼吸短促困难）：上焦肺气大虚，肃降无力，则难治。③在下焦者，其吸远（吸气深长困难）：下焦肾气虚衰，摄纳无权，则难治。④呼吸时全身振振动摇：虚弱至极，元气将脱（形气不相保），则不治。

（二）闻诊

原文4 师曰：病人语声寂然，喜惊呼者，骨节间病；语声喑喑然不彻者，心膈间病；语声啾啾然细而长者，头中病。

解词 ①寂然，指病人安静无声。②喑喑然，指病人语声低微而不清彻。③啾啾然，指病人语声细小而长。

原文解读 论述通过听声音以辨病位。①语声寂然喜惊呼：病位，骨节间；

病理，病在关节，转动不便，动则作痛，寂然；动则痛甚，喜惊呼。②语声喑喑然不彻：病位，胸膈间（结胸、懊侬、胸痹），多为阳气不足；病理，痰饮诸邪阻塞气道，发音不利。③语声啾啾然细长：病位，头中；病理，痛在头中，大声则振动头部，其痛愈甚，细。④胸膈无病，长。

（三）切诊

原文9 师曰：病人脉浮者在前，其病在表；浮者在后，其病在里，腰痛背强不能行，必短气而极也。

解词 脉浮者在前、在后，指浮脉见关前寸部、关后尺部。

原文解读 论述脉象主病随部位不同而有所差异。同一浮脉，见于寸、尺不同部位，主病亦不同。浮脉见于寸，属阳主表，邪在表，外感实证（必浮而有力）；浮脉见于尺，属阴主里，病在里，内伤虚证（肾阴不足，阴不敛阳，虚阳浮越），必浮而无力。腰痛背强不能行，必短气而极，肾虚之证。

按语 将肾虚证列于肾虚脉下，提示临床诊病要四诊合参。

（四）四诊合参

原文5 师曰：息摇肩者，心中坚；息引胸中上气者，咳；息张口短气者，肺痿唾沫。

解词 ①息摇肩，指呼吸困难，张口抬肩。②心中坚，指胸中坚满，多由痰饮实邪阻于胸膈所致。

原文解读 论述望、闻结合诊病的方法。息摇肩，心中坚，实邪窒胸，肺气不利，呼吸困难。息摇肩又有肾不纳气导致者，虚证。息引胸中上气，咳，肺气上逆导致。息张口短气，肺痿唾沫，肺叶枯萎，布息难，张口短气。肺气痿弱，不能布津，多唾沫。

原文7 师曰：寸口脉动者，因其王时而动，假令肝王色青，四时各随其色。肝色青而反色白，非其时色脉，皆当病。

解词 王时，指一年四季中五脏所主的当令之时，此时五脏的色、脉有相应的特征。如春为肝之令，色青、脉弦；夏为心之令，色赤、脉洪；秋为肺之令，色白、脉浮；冬为肾之令，色黑、脉沉；四季之末十八日为脾之令，色黄，脉缓。

原文解读　论述脉、色与四时相结合的诊病方法。从脉、色与四时气候变化相应与否诊断疾病。如春季肝旺，脉弦、色青；夏季心旺，脉洪、色赤；秋季肺旺，脉浮、色白；冬季肾旺，脉沉、色黑。色脉应四时，生理现象。若色脉与四时气候不相应，"皆当病"。如春季反见脉浮（毛）、色白，"非其时色脉"，则为病理状态。

按语　临床诊病，注意天时，色脉相参。

（五）预后

原文11　问曰：寸口脉沉大而滑，沉则为实，滑则为气，实气相搏，血气入藏即死，入府即愈，此为卒厥，何谓也？师曰：唇口青、身冷，为入藏即死；如身和、汗自出，为入府即愈。

解词　卒厥，指突然昏倒的一种病证。

原文解读　论述卒厥的病机及预后。①从脉象论述卒厥。证的病机，寸脉沉大则血实，滑则气实；二实相并，闭塞窍机，昏仆无知，发为卒厥。②从卒厥发生后的表现判断预后。卒厥，唇口青，身冷，则血液凝滞，阳气涣散，为入脏即死；身和，汗自出，则血液恢复，正常运行，为入府即愈。

按语　以血脉是否流畅以判断预后。

原文12　问曰：脉脱入藏即死，入府即愈，何谓也？师曰：非为一病，百病皆然。譬如浸淫疮，从口起流向四肢者，可治；从四肢流来入口者，不可治。病在外者可治，入里者即死。

解词　脉脱，指一时性的脉象乍伏不见，多由邪气阻遏，脉中气血一时不通所致。

原文解读　承上条再论卒厥证的脉象和预后，并推求诸病预后的一般规律。①"问曰：脉脱入藏即死，入府即愈何谓也？"承上条进一步论述卒厥的脉象及预后。卒厥，脉象有沉大而滑，或乍伏不见之不同，预后却相同（入藏即死，入府即愈）。②以浸淫疮为例，论述病由内传外者可治，由外传内者难治。浸淫疮，病势由内传外，可治；病势由外传内，不可治；非为一病，百病皆然。

按语　以上两条的主要精神是：①同病可见异脉，必须四诊合参；②百病皆有"入藏即死，入府即愈"的一般规律。

三、论治

（一）已病防传、虚实异治

原文1 问曰：上工治未病，何也？师曰：夫治未病者，见肝之病，知肝传脾，当先实脾。四季脾旺不受邪，即勿补之。中工不晓相传，见肝之病，不解实脾，惟治肝也。

夫肝之病，补用酸，助用焦苦，益用甘味之药调之……肝虚则用此法，实则不再用之。

经曰："虚虚实实，补不足，损有余"，是其意也。余脏准此。

解词 ①治未病，指治未病的脏腑。②实脾，指调补脾脏。③四季脾旺，四季的最后一月叫季月，脾旺于四季之末的各十八天，故曰"四季脾旺"。④虚虚实实，虚证用泻法叫"虚虚"；实证用补法叫"实实"。

原文解读 从五脏一体的整体观出发，论述杂病的治疗原则。本条分三段论述：①"问曰：上工治未病……惟治肝也"，根据五行学说，以肝实证的治疗为例，论述治未病的理论和方法。肝实证（木乘土）易传脾。主治已病之肝，兼顾未病之脾（脾旺不受邪，即勿补之）。实脾，在于先安未受邪之地。②"夫肝之病，补用酸……实则不再用之。"与肝实证对比，论述肝虚证的具体治法。肝虚证，补用酸，酸入肝，补之以本味，以益其体。助用焦苦，焦苦入心，治子以实母。益用甘味调之，甘能缓，调和中气。《难经》"损其肝者，缓其中"。举例，叶天士治肝虚动风，用白芍、牡蛎（酸咸补肝）；枣仁、炙甘草（甘缓调中）；炒菊花、炒生地（焦苦入心）。即在此理论指导下的案例。③"经曰：虚虚实实……余脏准此"。引据经旨，论述虚实异治的法则。即不能虚证用泻法（虚虚），实证用补法（实实）。必须虚则补之，实则泻之。补其不足，损其有余，才是正确的治法。

（二）表里同病

原文14 问曰：病有急当救里救表者，何谓也？师曰：病，医下之，续得下利清谷不止，身体疼痛者，急当救里；后身体疼痛，清便自调者，急当救表也。

解词 清便自调，指大便已恢复正常。

原文解读 论述表里同病的先后缓急治则。表里同病时，首应分清证候的先后缓急，急者先治，缓者后治。病人正气的强弱，是判定缓急的关键。表里同病治则：①正不甚虚，先表后里或表里同治，治疗之常法。②正气虚极，先里后表或表里同治，治疗之变法。本条内容应与《伤寒论》有关内容互参。

（三）痼疾加卒病

原文15 夫病痼疾，加以卒病，当先治其卒病，后乃治其痼疾也。

解词 ①痼疾，指原有的旧病。②卒病，指后发的新病。

原文解读 新久同病的先后缓急治则。①新久同病的治则：痼疾加以卒病，先治其卒病，势急而易去，缓之则生变，更助痼疾；后治其痼疾，势缓而难拔，非旦夕可愈，不宜速攻。②新久同病治则运用注意点：根据病人具体情况，灵活应用。如新病与痼疾互相影响，治新病又需照顾痼疾。如喘家（痼疾）病伤寒（卒病），用桂枝汤（治卒病之伤寒）加厚朴、杏仁（照顾痼疾之喘）等。临床上此类情况很多。

（四）审因论治

原文17 夫诸病在脏欲攻之，当随其所得而攻之，如渴者，与猪苓汤。余皆仿此。

解词 ①在脏，指在里。②所得，指所依附之义。③攻，作"治"解。

原文解读 指出治疗杂病应掌握疾病的症结所在而审因论治。本条阐述了以下两个问题：①诸病在脏痼结不解，必有所得。病邪多是无形的，其侵入人体之所以痼结于里不解，必须有所依附，才能归聚。体内的有害物质如痰水、瘀血、宿食等，都是病邪归聚之所在。②诸病在脏的治疗要随其所得而攻之。如猪苓汤证，病机是热与水结，阴分受伤。出现口渴、小便不利，用猪苓汤以育阴利水，水去热除，渴自止。同理，水与热结可用陷胸汤，热与食结用大、小承气汤，热与血结用桃核承气汤等。

按语 本条实质精神是审因论治。

（五）饮食与调护

原文16 师曰：五藏病各有所得者愈，五藏病各有所恶，各随其所不喜者为病。病者素不应食，而反暴思之，必发热也。

解词 ①所得，适合病人的饮食居处（适合病人病情的药物）。②所恶，指病人所厌恶的饮食居处（即不适合病人病情的药物）。

原文解读　临床当根据病人的喜恶进行治疗和护理。本条分两段解释。①"师曰：五藏病各有所得……所不喜者为病"。说明由于五脏的生理特点不同，病变性质方面也有差异，五脏病是有其所得所恶的。在治疗和护理上，能从其所得，避其所恶，是治愈疾病的重要环节。②从"病者素不应食……必发热也"。说明病人突然想吃平素不喜欢吃的食物，是脏气为邪气所改变而致的食欲反常现象，食后可助长病气，导致发热（也有人认为此种情况类似"除中"）。

痉湿暍病脉证并治第二

病名含义

痉　《说文》有云，"痉，强急也"，即痉挛抽搐。痉病以项背强急，口噤不开，抽搐、角弓反张为主症。病在筋脉。多由外感风寒，津液不足，筋脉失养所致。

湿　以发热身重，骨节痛烦为主症。病在肌肉关节。湿有内湿、外湿之分。本篇讨论主要是外湿及其兼症。

暍　《说文》有云，"暍，伤暑也"。以发热、汗出、烦渴、溺赤、少气脉虚为主症。暑多挟湿，易兼见身重乏力等。本篇所论暍病与后世所谓烈日下远行，猝然昏倒之中暑有别。

一、痉病

（一）诊断依据

凡颈项强直，牙关紧闭，背反张，脉紧急等筋脉拘急不利者，均可诊为痉病。

刘志杰先生指出，本病的病机主要是津液问题。有两种情况：一是津液不足不能濡养，而出现痉挛；二是津液外越，随热气上冲头目，而出现抽搐[1]。

（二）病因病机

原文4 太阳病，发汗太多，因致痉。

原文5 夫风病，下之则痉，复发汗，必拘急。

原文6 疮家，虽身疼痛，不可发汗，汗出则痉。

解词 ①风病，指太阳中风病证。②疮家，指久患疮疡或金创不愈的病人。

原文解读 上三条论述误治伤津致痉及痉病的病因病机。误治伤津致痉方式，一为过汗，外感表证过汗，或因久患疮疡兼有表证误汗；二为误下，中风应汗反下。

病因病机 误汗或误下，营血津液受伤，筋脉失养而致痉。故治痉禁汗、下。

（三）主要脉证

原文9 夫痉脉，按之紧如弦，直上下行。

原文7 病者身热足寒，颈项强急，恶寒，时头热，面赤目赤，独头动摇，卒口噤，背反张者，痉病也。

解词 ①直上下行，指寸关尺三部脉均因张力过高而出现弦紧之象。②口噤，即牙关紧闭。③背反张，指背部筋脉拘急，出现角弓反张。

原文解读 上两条论述痉病的主症及主脉。①痉病的主脉：按之紧而弦，直上下行。即脉象沉紧弦劲有力，重按不减，筋脉强急之象。②痉病的主症有二：一是邪闭经脉，经脉失养，筋伤动风表现，颈项强急，独头动摇，卒口噤，背反张（即颈项强直拘急，头部摇动，颈背部肌肉强硬反张，牙关紧闭不开）；二是风寒客表，邪郁化热，阳热上攻表现，身热恶寒，面目赤，时头热，足寒（即发热恶寒，面红目赤，足冷，头部时时发热）。

辨证要点 颈项强急，口噤不开，抽搐，角弓反张。

按语 从条文内容看，本病相当于现代的破伤风及病毒性脑炎类病。

（四）刚痉与柔痉的鉴别

原文1 太阳病，发热无汗，反恶寒者，名曰刚痉。

原文2 太阳病，发热汗出，而不恶寒，名曰柔痉。

原文解读 上两条论述刚痉与柔痉的证候及鉴别。刚痉与柔痉的鉴别，二者同有痉病主症的症状，颈项强急，独头动摇，卒口噤，背反张。兼无汗，恶寒为刚痉，刚痉肌肉强直，剧烈痉挛，为表实，寒邪偏盛；汗出，不恶寒为柔痉，柔痉肌强直轻，轻度痉挛，为表虚，风邪偏盛。

按语　刚、柔二痉的区别不在恶寒与不恶寒，而在汗出与不汗出。

（五）痉病的证治

1. 柔痉

原文11　太阳病，其证备，身体强，几几然，脉反沉迟，此为痉，栝楼桂枝汤主之。

栝楼桂枝汤方：栝楼根二两，桂枝三两，芍药三两，甘草二两，生姜三两，大枣十二枚。

上六味，以水九升，煮取三升，分温三服，取微汗。汗不出，食顷，啜热粥发之。

参考量　花粉20克，桂枝30克，芍药30克，甘草20克，生姜30克，大枣8枚。水1800毫升，煮取600毫升，分温三服，取微汗。汗不出，待服完栝楼桂枝汤后约一顿饭工夫，服热稀粥一碗以帮助发汗。

使用注意　①服药要温服，使患者微微汗出，才能祛除风邪，调和营卫。②服药后汗不出者，可以"啜热粥"以助发汗。

解词　①几几然，几几（音紧），指项背拘急，俯仰不能自如。②食顷，大约一顿饭工夫。

原文解读　论述柔痉的证治。太阳病，其证备（头痛，发热，汗出，恶风）具备，为风邪束表，营卫不调；身体强，几几然，因风邪在表外，内在津液不足，不能濡养筋脉，筋脉强急。脉（应浮缓）反沉迟（有力）示：风邪化燥，津液不足。

本方证即桂枝汤证又兼痉挛拘急，且伴口渴、脉沉者。

辨证要点及方证指征　①有痉病的表现：颈项强直或四肢强直拘急；②有太阳中风表虚汗出的症状；③舌质淡，苔薄少津，脉沉迟（有力）。

病机　卫强营弱，阴津不足，筋脉失养。属太阳痉病。

治法　解表祛邪，生津舒筋。方用栝楼桂枝汤。

方解　桂枝汤，调和营卫，解散表邪；栝楼根能清热生津，柔润筋脉，有缓解肌肉紧张的作用。

名医解方　胡希恕教授说，以桂枝汤加滋枯润燥的栝楼根，故治桂枝汤证津液枯燥而痉者[2]。

临床应用　可用于产后发痉，小儿抽搐症。若有项背转侧不利，可加葛根。

鉴别　①柔痉与中风都有发热、恶寒，汗出；柔痉脉沉迟，有痉证表现；中风脉浮缓，无痉证表现。②柔痉与里虚寒证都见脉沉迟；柔痉，脉沉迟有力，兼弦紧；里虚寒证，脉沉迟无力。

2. 欲作刚痉

原文12　太阳病，无汗而小便反少，气上冲胸，口噤不得语，欲作刚痉，葛根汤主之。

葛根汤方　葛根四两，麻黄（去节）三两，桂枝（去皮）二两，生姜（切）三两，甘草（炙）二两，芍药二两，大枣十二枚。

上七味，以水七升，先煮麻黄、葛根，减二升，去沫，内诸药，煮取三升，去滓。温服一升。覆取微似汗。不须啜粥，余如桂枝法将息及禁忌。

参考量　葛根40克，麻黄30克，桂枝20克，生姜30克，炙甘草20克，芍药20克，大枣8枚。水1400毫升，先煮麻黄、葛根减400毫升，去沫，纳诸药，煮取600毫升，去滓，每服200毫升，日三次。不须啜粥，余如桂枝汤法调养及禁忌。

使用注意　①先煎麻黄、葛根，后下余药。葛根需要较久煎煮方能煎透。②仲景于栝楼桂枝汤、葛根汤后均示"微似汗出"。治痉不可过汗。

原文解读　论述刚痉欲作的证治。太阳病，无汗、恶寒，为风寒束表，卫气闭塞；小便反少为在里的津液已伤。气上冲胸，口噤不得语，是风寒湿邪与卫气相持，既不能向外透达，又不能向下通行，逆而上冲。

辨证要点及方证指征　①恶寒无汗身痛等太阳风寒表实证症状；②颈、项、背部强直拘急不利的特征；③有气上冲胸，张口说话困难、口干津少，小便少等津伤液损、筋脉强急上冲的表现；④舌质淡苔薄少津，脉浮有力或弦紧。

体质特点　身体强壮，肌肉结实。脉浮紧有力而按之搏指。

病机　风寒束表，卫闭营郁，筋脉拘急不利。属太阳痉病。

治法　发汗祛邪，升津舒筋。方用葛根汤。

方解 葛根，辛甘解表祛邪，生津液，濡润筋脉；麻黄，辛温发汗散寒解表；桂枝汤，解肌祛风，调和营卫。合用则发汗解表，生津舒筋。

注： 本方的应用指征为从颈至背部的强硬感，伴见头痛、恶寒发热无汗、脉浮有力的宜葛根汤。受本条启发，笔者用葛根汤治下颌关节炎所致的口张不开有效。也适用于胃肠型感冒有恶寒发热无汗和里急后重的腹泻，脉浮数有力者。

名医解方 胡希恕教授说，葛根汤是一个解表剂，应用时特别重视其证恶风、恶寒严重。且葛根为解肌药，对肌不和的项背痉挛有特效。并认为本方与大青龙汤均属太阳病的发汗剂，这两个方证都特别恶寒，对无汗、恶寒的太阳病，两个方证要好好辨。若无烦躁，就用葛根汤；有烦躁，口舌再干，就用大青龙汤，因大青龙汤中有石膏。日本大塚敬节在《汉方诊疗三十年》中指出："葛根汤能提神"。黄煌教授把它作为一张提神抗疲倦良方。对于那些开出租车的"的哥""的姐"们出现的思睡、注意力不集中、经常哈欠连天，精神不振，面部似有浮肿貌者，施予此方，可使精力充沛。台湾名中医张步桃在其著作《小中药大功效》一书中用葛根汤加秦艽、钩藤治疗面肌痉挛，临床应用时可加蝉蜕、全虫、蜈蚣，治疗眼睑及面肌痉挛有效。

鉴别 栝楼桂枝汤与葛根汤鉴别。①栝楼桂枝汤、葛根汤均用桂枝汤以解肌祛风。②栝楼桂枝汤加天花粉以清润，调和营卫，清热滋润。治柔痉已发；葛根汤加麻黄葛根以升散，发汗解肌，升发津液。治刚痉欲作。

病案举例1：身倦乏力（疲劳综合征）

朱某，男，27岁，2014年6月8日来诊。主诉身倦乏力半月余。患者半月前出现困倦乏力，肢软思睡，食欲、二便正常，在镇医院治疗无效，特来就诊。患者体肥胖，舌、脉正常。

诊断：疲劳综合征。方选葛根汤合三仙汤。粉葛根30克，麻黄10克，桂枝15克，白芍15克，炙甘草15克，生姜15克，大枣10枚，五味子30克，仙茅10克，淫羊藿15克，仙鹤草100克，石菖蒲12克，红参10克，黄芪60克，茯苓60克。3剂，水煎服。

二诊：上药服完，困倦思睡乏力感消失，干活已不累，请求再服3剂以防复发。原方继服3剂而愈。

按语：本患者素体肥胖，乃脾虚失运，痰湿内生。脾主四肢肌肉，脾虚肌肉失养，痰湿阻滞清阳，故现本证。方用参、芪、茯苓益气健脾化痰，以助运化；日本学者大塚敬节在《汉方诊疗三十年》中说："葛根汤能提神"，故用葛根汤提神治疲劳；仙茅、仙灵脾（淫羊藿）、仙鹤草合称"三仙汤"，老中医干祖望戏称为"中药小激素"，能扶正补虚，益气安神；加五味子、石菖蒲醒神健脑，药仅6剂而疲劳得痊。笔者曾多次用葛根汤合三仙汤加减化裁治疗疲劳综合征，屡用屡效。故本方可作为醒神治疲劳的专方使用。

病案举例2：项背强痛（颈椎病）

王某，男，41岁，2012年7月5日来诊。颈痛项强半年余，经他医按颈椎病用中西药治疗3月余效不明显，又在镇医院及县医院治疗3月余仍无效，遂到我处就诊。

刻诊：项部疼痛，活动后减轻，休息后痛重，转侧不利，得病于感冒后，查舌红苔薄黄，脉浮稍紧。此冬季感冒，寒邪客于太阳之经，未得汗解，经输不利也。治宜散寒解表，以解太阳寒客之邪，则经自畅利，用葛根汤主之。粉葛根60克，麻黄12克，羌活15克，姜黄15克，木瓜15克，威灵仙20克，桂枝20克，赤、白芍各20克，炙甘草15克，生姜20克，大枣8个，生石膏20克，天花粉15克，鸡血藤30克，桑枝30克。水煎服，2剂。

7月10日二诊：服药后微出小汗，感颈部稍轻松，但活动后仍有疼痛，此药量过小，汗出不彻所致。仍遵前法巩固治疗。

前方加麻黄至15克，2剂，水煎服。服后出畅汗，颈痛遂愈。

病案举例3：感冒

余某，男，38岁，2017年2月2日来诊。患者身体壮实，面色黝黑，肌肉强健，因感冒而经静脉输液、口服西药十数日不解。诉身酸痛，颈项牵及后背强痛不适，恶寒发热，口干渴，咽痒咳嗽，痰色黏白，要求用中药治疗，诊其脉浮紧有力，苔薄白微黄。此风寒客表，寒饮犯肺，太阳经输不利，兼夹阳明郁热。属太阳、阳明、太阴合病。用葛根汤加石膏合半夏厚朴汤。葛根60克，麻黄15克，桂枝15克，白芍15克，炙甘草10克，生姜15克，大枣10枚，生石膏30克，半夏15克，茯苓15克，厚朴20克，炒苏子15克。

一剂汗出症减，二剂痊愈。

按语：葛根汤的应用指征为从颈至背部强硬感。感冒恶寒较重伴无汗，兼见上症的，可用葛根汤。本案临床特征有四：一是体格壮实，面色黝黑，肌肉强健，符合葛根汤之体貌特征；二是恶寒发热，身酸痛，颈项牵及后背强痛不适，脉浮紧有力，对应葛根汤证的临床特征；三是伴见咽痒咳嗽，痰色黏白，颇合太阴寒饮上逆之半夏厚朴汤证；四是兼见口干渴，苔薄黄，对应寒郁化热，邪入阳明的石膏症。经方临症选方遣药的原则为有是证用是方，兼是症加是药，故本案选用葛根合半夏厚朴汤加石膏，取得捷效亦意料中事。

3. 阳明痉病

原文13 痉为病，胸满口噤，卧不着席，脚挛急，必齘齿，可与大承气汤。

大承气汤方 大黄（酒洗）四两，厚朴（炙，去皮）半斤，枳实（炙）五枚，芒硝三合。

上四味，以水一斗，先煮二物，取五升，去滓，内大黄，更煮取二升，去滓，内芒硝，更上微火一两沸，分温再服，得下止服。

参考量 大黄40克，厚朴80克，枳实60克，芒硝20克。水2000毫升，先煎厚朴枳实取1000毫升，去滓，入大黄再煎取400毫升，入芒硝烊消尽，分温作2次服，得下余勿服。

使用注意 ①先煎枳实、厚朴，后下大黄，最后纳芒硝。②得大便下，余勿服；若不下，可再服。③仲景以"可与""得下止服"示之，一旦腑气通后，仍当和其筋脉为治。

解词 ①卧不着席，指手足向后伸仰，卧时腰背不能着席，即角弓反张。②齘齿，即上下牙齿相摩切磋有声。

原文解读 论述阳明痉病的证治。痉病（破伤风、病毒性脑病）发作，见胸腹胀满，口噤不开，大便闭结，仰卧时背肌痉挛反张而不能着席，下肢痉挛抽搐，咬牙齿的，为阳明腑实热结，热灼津伤，筋脉强急，可用大承气汤急下存阴以止痉。胸（腹）满因阳明燥热成实，里热壅盛，气机郁滞。口噤卧不着席，脚挛急，必齿，因热邪耗灼阴津，阳明筋脉失养所致。

辨证要点及方证指征　①有刚痉病情重发作剧的特点：项强口噤、咬牙龂齿，背反张不能着席，下肢痉挛抽搐；②有阳明腑实热结表现：便闭腹满，潮热谵语，烦躁神昏、手足濈然汗出；③舌质红苔黄干或苔黑燥裂，脉沉实弦劲有力。

病机　腑实热结，伤津化燥，筋脉失养。属阳明痉证。

治法　通腑泄热，急下存阴。方用大承气汤。

方解　大黄，苦寒泄热去实，荡涤肠胃；芒硝，咸寒润燥软坚，泻热导滞；枳实，辛微寒破结导滞，理气消痞；厚朴，苦温行气导滞，利气除满。四味相合，共为攻下实热，荡涤燥结之峻剂。

大塚敬节认为，大承气汤有缓解肌肉紧张的作用，可用于治疗破伤风。

临床应用　用本方的目的在于急下存阴，无论阳明腑实、宿食、痿证、痉病、热性昏迷等，只要有腑实证，即可用之。

名家医案（江鸿儒医案）：大承气汤治疗痉（破伤风）症

余20年前在农村开诊所时，有一男患者，年56岁，耕地时被犁头刮破足部，初不介意，用青草包敷，半月后竟发热不降，遂请笔者出诊。诊见全身肌肉板硬，头项强，发热，面呈苦笑容，确诊为破伤风，嘱其立即送专区医院，经抢救1周，症情日渐加剧，1周后其妻回本地借钱又来余诊所，知医院已多次发病危通知，嘱家属准备后事。余问其主要症状为高热不退，昏迷，痉挛抽筋，全身仍然僵硬如板。余问其大便情况，曰入院后多日未大便。余立即配3剂大承气汤，嘱其立即赶回医院，急煎一剂中药从鼻饲管灌下，当夜大便通，体温下降，诸症大减。次日又进一剂，又泻下多次，症状逐渐好转。后配合西医支持治疗至痊愈出院。

鉴别　痉病三证鉴别如下表。

	病机	症状	治法	方剂
柔痉	风寒表虚，津液不足	太阳病，发热，不恶寒，汗出，身体强，几几然，脉沉迟	调和营卫，兼以生津	栝楼桂枝汤
欲作刚痉	风寒表实，筋脉失养	太阳病发热恶寒无汗，小便少，气上冲胸，口噤不得语	温散表邪，通达经隧	葛根汤
阳明痉病	阳明里实，热伤津液	胸满，口噤龂齿，脚挛急，卧不着席	泻其实热，急下存阴	大承气汤

（六）痉病的预后

原文3 太阳病，发热，脉沉而细者，名曰痉，为难治。

原文解读 从脉象上论述痉病的预后。痉病应见浮而弦紧有力之脉，若见脉沉而且细，为病在表而里气已虚，邪盛正衰，正不胜邪，故曰"难治"。

二、湿病

（一）诊断依据

湿病分外湿、内湿。

外湿指湿邪侵及肌肉、关节，以发热、身重、身体及骨节烦痛为主症。

内湿以小便不利，大便溏泄为主症。

（二）临床表现

原文15 湿家之为病，一身尽疼，发热，身色如熏黄也。

解词 湿家，久患湿病的人。

原文解读 论述湿邪发黄的证候表现。久患湿病的人，因湿邪蕴于肌表，气血受阻，可见一身尽痛；湿留肌表，阻遏阳气不能外发，则发热（低热）；湿邪久留体内，阻遏阳气，土虚木郁，血气受阻，则身色熏黄。

湿病的临床表现：全身沉重疼痛，发热，身黄色暗而不鲜明（属寒湿发黄）。

（三）基本治法

1.发汗

原文18 风湿相搏，一身尽疼痛，法当汗出而解，值天阴雨不止，医云此可发汗。汗之病不愈者，何也？盖发其汗，汗大出者，但风气去，湿气在，是故不愈也。若治风湿者，发其汗，但微微似欲出汗者，风湿俱去也。

原文解读 论述风湿在表的正确发汗法。①风湿在表汗后不解的原因：一是阴雨连绵，外湿较盛，影响体内湿邪排泄；二是发汗不得法，使大汗出：风为阳邪，性轻扬，易于表散，故得去湿为阴邪，性黏腻，难以骤除，故仍在此外，大汗易伤阳，阳虚卫表不固，更易感外邪。故病不愈。②风湿在表的正确治法：当用微汗除湿法，使阳气内蒸而不骤泄，充满流溢于肌肉关节之间，营卫畅通，湿邪自无容留之地，风湿缓缓俱去。风湿在表的汗法要点：微微发汗，使阳气周流全身，缓缓蒸发，营卫畅通，则风邪和湿邪同时随汗而排出体外，即微汗除湿法。

2. 利小便

原文14 太阳病，关节疼痛而烦，脉沉而细者，此名湿痹。湿痹之候，小便不利，大便反快，但当利其小便。

解词 ①湿痹，指湿邪流注关节，痹阻经脉气血，致关节疼痛的病证。②大便反快，指大便溏或泻泄。

原文解读 论述内湿外湿相合湿痹的证候及治法。①湿痹的脉症与病机：湿痹的临床表现是关节烦痛沉重不舒，脉沉细。因水湿在里故脉沉，湿阻脉道故脉细，湿着关节故关节痛，水湿阻遏阳气，气化不利则小便不利而大便溏泄。关节疼痛而烦，因湿邪流注关节，痹阻不通。脉沉细，是因湿性重着，易痹阻气机。可用微汗除湿法治疗。②湿痹里湿偏盛的治则：湿痹之候，小便不利，因湿阻中阳，气化受阻；大便反快，为外湿困脾，脾失健运所致。里湿偏盛，治当利小便，使里湿去而阳通痹减。即利小便所以实大便。③关于具体方剂：有人主张用甘草附子汤，有人主张用五苓散。曹颖甫《金匮发微》提出用五苓散倍桂枝，可做参考。

注：利小便是治疗内湿的基本法，但若内湿、外湿相合时，则应根据内湿、外湿的孰轻孰重来决定发汗、利小便的先后缓急。利小便法既可单独使用，也可同时并用发汗法。

（四）证治

1. 头中寒湿

原文19 湿家病，身疼发热，面黄而喘，头痛，鼻塞而烦，其脉大，自能饮食，腹中和无病，病在头中寒湿，故鼻塞，内药鼻中则愈。

原文解读 论述寒湿中于头部的证治。胡希恕教授认为，头痛鼻塞以下，为常见伤风末疾，内药鼻中或可能治，但身痛发热，面黄而喘，乃外邪内湿的发黄大症，恐非内药鼻中所能治，前后文义不属，其中必有错简，故不释。

按语 后世对本条注解多是随文衍义，不严谨，易误导后学。笔者赞成胡老实事求是的治学态度，对条文内容与临床病情不符者，乱解不如不解，应存疑待考。笔者认为，后世有用瓜蒂散纳鼻退高黄疸者，此法是运用虹吸之原理，将血液体液内蓄积过多的胆红素，通过鼻腔黏膜中药粉的吸附作用使组织液外渗而将胆红素带至体外，以达到退黄之作用。其法与本条之文理颇为吻合，值得研究。

附：瓜蒂散搐鼻退黄法（见古道瘦马转载）

本法适用于体质健壮的病人患高黄疸。

急黄，疫黄，病势危急，每时每刻肝细胞都在大量坏死，时不可待，肝癌、胆癌、胰癌及其他癌症出现黄疸时，黄疸不除，泛恶呕吐，饮食俱废，药不入口，医唯搓手。当此之时，速以退黄，刻不容缓。什么办法？一味瓜蒂散主之。

生甜瓜蒂，剪成半厘米小段，干透，打粉，每次取0.2~0.3克即可，纸一字吹鼻，不要用太大力，估计至中鼻甲即可，1~2小时黄从鼻中出，也有更早或迟些。任之流出，不要擤鼻子，以免流失药面，1~3天疸尽，以棉签蘸水清除药物即可。先一鼻孔，再另一鼻孔，据体质情况，可中间休息数天再吹。疸去，再按阴阳虚实寒热补泻，可以奏功矣。理化检验证实，此法能快速消除肝细胞炎症等，使之恢复。或问，丁点瓜蒂，何以如此神力，此中原理，如虹吸之法，放一盆水，置一毛线，一端入水，一端盆外，水出不止，导邪外出是也。此物也可用于慢性鼻窦炎，胸膈之间痰涎难除者。

对于纳鼻药的探讨：后世认为是瓜蒂散。亦有用辛夷散（辛夷、细辛、藁本、白芷、川芎、升麻、防风、甘草、木通）的。

刘志杰先生说："单纯的鼻塞，就是现代的鼻炎，鼻子不通气，流清涕，还伴有头痛的。可以用细辛、麻黄、皂角、冰片，一起研末用就可以。流黄涕的，那是有阳明热了，可配合辨证内服汤药。"又说："寒喘的人，用药吸入鼻腔，之后咳吐大量痰涎，随着几声喷嚏，病症立马缓解。方按白芥子3、麻黄1、细辛1这个比例，研为细粉，鼻腔吸入，每次加一点红矾（即信石），用牙签蘸一下的量。信石，最能劫寒喘。"

2. 寒湿在表

原文20 湿家身烦疼，可与麻黄加术汤发其汗为宜，慎不可以火攻之。

麻黄加术汤方 麻黄（去节）三两，桂枝（去皮）二两，甘草（炙）一两，杏仁（去皮尖）七十个，白术四两。

上五味，以水九升，先煮麻黄，减二升，去上沫，内诸药，煮取二升半，去滓，温服八合。覆取微似汗。

参考量 麻黄30克，桂枝20克，炙甘草10克，杏仁15克，白术40克。水1800毫升，先煮麻黄减400毫升，去沫，纳诸药，煎取500毫升，分3次服。并温覆取微汗。

解词 火攻，指烧针、艾灸、熨、熏一类外治法。

原文解读 论述寒湿在表的证治。湿家身烦痛，恶寒无汗：寒湿困阻肌肉，郁阻阳气。

辨证要点及方证指征 ①是有外感风寒表证表现：恶寒发热无汗，苔白或腻，脉浮或浮紧；②是有风湿痛的症状：肌肉、关节疼痛或酸重等。

病机 寒湿在表，阳气被郁。属太阳、太阴合病证。

治法 发汗解表，散寒除湿。用麻黄加术汤。

方解 麻黄汤，发汗散寒；加白术，健脾祛湿。发汗不太过，并行表里之湿，使内外相得而风湿俱去。

治禁 "慎不可以火攻之"。火攻可致大汗淋漓，正伤而病不除。程云来说："若以火攻之，则湿热相搏，血气流溢，郁而为黄，迫而为衄"。

临床应用 用治湿疹、荨麻疹、外感发热等，有外寒夹湿者。日人大塚敬节用本方治疗腱鞘炎，两三日可好转。并用其治疗急性关节炎属风寒夹湿者。

3. 风湿在表

原文21 病者一身尽疼，发热，日晡所剧者，名风湿。此病伤于汗出当风，或久伤取冷所致也，可与麻黄杏仁薏苡甘草汤。

麻黄杏仁薏苡甘草汤方 麻黄（去节）半两（汤泡），甘草（炙）一两，薏苡仁半两，杏仁（去皮尖，炒）十个。

上锉麻豆大，每服四钱匕，水盏半，煮八分，去滓，温服。有微汗，避风。

参考量 麻黄5克，炙甘草10克，薏苡仁5克，杏仁5克。上药碾粗末，每用8克，水一杯半煮取大半杯，去滓温服。取微汗，避风。

解词 日晡，指下午3—5点。

原文解读 论述风湿在表的成因和证治。患者周身关节游走性疼痛，身重或四肢关节肿，午后3—5点发热明显，口中和或黏腻，舌苔白腻，脉沉弦滑。病因为汗出后又受风吹，或长期接触阴冷潮湿，风湿着于经络关节所致，可用麻杏苡甘汤治疗。成因使汗出当风，腠理疏松而风邪外侵；久伤取冷，湿邪从肌表而外入，致风湿留着肌表而发为本证。一身尽痛，为风湿在表；发热日晡剧，是风湿欲化热。

辨证要点及方证指征 ①周身关节或肌肉游走性疼痛，身重或肿；②发热下午至傍晚加重，恶风少汗；③舌质淡苔微黄或白腻，脉濡缓或弦滑。刘志杰先生说："这个风湿证，是由于身上热，汗出的多，就吹风扇，开空调，凉风把汗吹回去了，这个汗液发不出来，蕴结肌表关节筋骨，就成了这个症状……发热，是本内有热，欲随汗发而不得发的原因。'日晡所剧者'不要错解为阳明病，阳明病的潮热，是这时候发作的。风湿的症状，日晡所加重，是因为这时候一直到半夜，一天的寒湿之气开始加重了，感之而加重。不单是这时候，到了半夜更重，不要错误理解就是傍晚这时候加重，过了傍晚就转轻了。这个证是风寒湿热并在，是太阳太阴阳明合病。太阳有风寒并在，太阴有湿，阳明有热"[1]。

病机 风湿着表，欲化热。属太阳、太阴、阳明合病证。

治法 轻清宣化，解表祛湿。方用麻杏苡甘汤。

方解　麻黄配杏仁，宣肺祛风；薏苡仁，渗湿清热；炙甘草，和中。诸药合用，清宣风湿。

名医解方　刘志杰先生指出，麻黄出汗解表去风和寒，杏仁有通瘀作用，甘草护胃气，尤其是薏苡仁用的妙，薏苡仁味甘微寒，能化湿为津液，又能去热，是太阳阳明并通，一手托两家。全方取甘味来治水饮水湿，苦味涌泄发散病邪。甘苦同用，意在水湿。杏仁和麻黄是有辛味的，微微发散病邪。用量不大，一次四钱，药味轻灵，为的就是去风去湿，不大发汗。药用的轻，味淡，可以有发越的作用。半两，入中而外达，内外轻灵通彻。病很重，药却轻灵的离谱，这在经方里是个代表。对于需要发汗的，病在表的，还不能多发汗的病情，都要守这个方子的规矩。

鉴别　麻黄加术汤与麻杏苡甘汤鉴别。①麻黄加术汤和麻杏苡甘汤都能治风寒湿在表的表实证。②麻黄加术汤见一身烦痛，无汗，脉浮紧。为寒湿在表（表实）。麻杏苡甘汤见一身尽痛，发热，日晡所剧。为风湿在表（化热）。

临床应用　外感风湿身重而疼痛发热；不明原因发热，午后加重者；鼻炎、鼻窦炎见鼻塞流黄稠涕，苔腻，脉滑数者可加桔梗、石膏；支气管炎急性发作，见咳痰黄稠，苔黄腻等；大塚敬节用本方治疗神经痛、类风湿关节炎、疣、脚气等病，对于俗称为脚气的汗疱状白癣轻症者效好，而对感染化脓者效差，对儿童的水疣、寻常疣、青年扁平疣均有效。

病案举例4（朱培府医案）：风湿关节痛

李某，女，21岁。2011年10月17日诊。素有风湿病史，又因饮酒后汗出当风，第二天开始发热，浑身窜痛，在某风湿病研究所用中西药治疗十余日，效未果，今经熟人介绍，找我诊治。

刻诊：恶寒发热（体温38.7℃），头昏身重，四肢痛，游走不定，双肩至手腕发热发红，关节微肿，下午及夜晚觉面部发热，疼痛剧烈，上午痛势缓而尚可忍受，伴咳嗽黄白痰，口干微渴，喜饮凉水，饮食不多，小便不利，大便尚可，月经正常。舌质淡，苔白腻稍黄，脉寸浮紧偏数，关弦数，尺沉弦。

辨证为太阳阳明太阴合病。辨方证为麻杏苡甘汤证。麻黄15克，杏仁10

克，生苡米15克，炙甘草30克。2剂。水煎分2次服，1日内连服2剂。取微汗，避风。

18日二诊：药后汗出较多，体温退至37.7℃，痛减，关节红肿未消，食欲增加，小便略通，咳嗽、头重身困、下午面热及夜间疼痛如故。前方再进2剂。

20日三诊：发热、咳嗽已愈，疼痛减半，关节红肿稍减，面热、头身困重不减，下午及夜间依然加重。我反复思考，方证对应，当效如桴鼓，而今已经两诊用药四剂，缘何夜间痛、热不减？踌躇再三，无奈翻看麻杏仁甘汤煎服法："上锉麻豆大，每服四钱，水一盏半，煮八分，去滓，温服，有微汗避风"。恍然而悟，药不效者，用法不当也！于是改为一诊方研粗末，取药末15克布包，加水120毫升，煮取100毫升，1次顿服，取微汗，避风。每日下午、晚上各服1次。

23日四诊：上药用完，面热、头身困重、全身关节痛已除，诸症均愈。患者竖起大拇指，连夸三诊方神奇！我自己却感慨万分，是自己学艺不精，只知开方，不知用法，以致临床走弯路，影响疗效。既惭愧，又汗颜！

4. 风湿兼气虚

原文22 风湿，脉浮，身重，汗出恶风者，防己黄芪汤主之。

防己黄芪汤方 防己一两，甘草（炒）半两，白术七钱半，黄芪一两一分。

上锉麻豆大，每抄五钱匕，生姜四片，大枣一枚，水盏半，煎八分，去滓，温服，良久再服。

本方剂量及方后加减不似仲景原意，疑是后人修改的。刘志杰先生将其重新做了修订，修订后的处方如下。汉防己1两，炙甘草1两，白术2两，黄芪3两，生姜3两，大枣12枚。水6升，煮取3升，每服1升，不愈再服[1]。

加减：腹痛者加芍药。若腰以下冷甚，也可加附子、干姜、桂枝等。

参考量 （按刘志杰先生拟订方折算）防己10克，炙甘草10克，白术20克，黄芪30克，生姜30克，大枣8枚。水煎后，微量频服，微发汗，病去停药。

原文解读 论述风湿兼气虚的证治。特点是脉浮，身体特别重，恶风特别明显，易出汗，汗出后恶风更重。脉浮，身重，为风湿在表的表现；汗出，恶风，是表虚不固。本证为风湿表虚证。

辨证要点及方证指征 ①身体沉重、短气、反复感冒，多汗、恶风、汗后恶风更甚；②全身关节酸痛，肌肉痛、膝关节肿痛、下肢浮肿，尿量减少；③脉浮无力或浮缓，舌淡苔白或腻。

黄煌教授认为，本证突出黄芪证，以自汗、盗汗、恶风而浮肿为特征。其恶风、自汗程度较重，进餐时出汗甚多，以上半身为著，并常伴夜间盗汗，一觉醒来，如浸在水中，常衣被尽湿，汗后特别恶风，虽居密室亦有风寒来袭之感。

病机 风湿表虚。属太阳、太阴合病。

治法 益气行湿。方用防己黄芪汤。

方解 防己、白术，祛肌表风湿；黄芪、甘草，益气固表补中；生姜、大枣，调和营卫。诸药合用，使气充表固而风湿除。

名医解方 日本大塚敬节认为本方对皮肤白而肥胖的妇人，夏天汗出如流，大腿内侧出满汗疹或糜烂者有显效；五十岁以上肥胖妇人的膝关节痛有效，对膝关节积液也有良效；亦可用于肥胖而具易疲劳、气短、多汗、盗汗患者[3]。

临床应用 特发性、功能性水肿，急慢性肾小球肾炎、慢性风心病、慢性肺心病、肝硬化等以浮肿为主要表现时；变形性膝关节炎、风湿、类风湿关节炎、腰椎间盘突出症等以关节疼痛、沉重、活动不利、动作不灵活为主症时；痛风、糖尿病、高血脂、单纯性肥胖等；高血压、脑血管病、荨麻疹、妇女更年期综合征等都可辨证使用本方。

5.风湿兼阳虚

（1）风湿兼表阳虚

原文23 伤寒八九日，风湿相搏，身体疼烦，不能自转侧，不呕不渴，脉浮虚而涩者，桂枝附子汤主之；若大便坚，小便自利者，去桂加白术汤主之。

桂枝附子汤方 桂枝（去皮）四两，生姜（切）三两，附子（炮，去皮，破八片）三枚，炙甘草二两，大枣（擘）十二枚。

上五味，以水六升，煮取二升，去滓，分温三服。

参考量 桂枝40克，生姜30克，炮附子30克，炙甘草20克，大枣8枚。水1200毫升，煎取400毫升，分温三服。

白术附子汤方：白术二两，附子（炮，去皮）一枚半，炙甘草一两，生姜（切）一两半，大枣十二枚。

上五味，以水三升，煮取一升，去滓，分温三服。一服觉身痹，半日许再服，三服都尽，其人如冒状，勿怪，即是术、附并走皮中逐水气，未得除故耳。

参考量　白术20克，炮附子15克，炙甘草10克，生姜15克，大枣8枚。水600毫升，煎取200毫升，分温三服。

使用注意　"一服觉身痹，半日许再服，三服都尽，其人如冒状，勿怪，即是术、附并走皮中逐水气，未得除故耳"。是用附子后的瞑眩反应（即附子的毒性反应）。附子的有效量，接近轻度中毒量，若要保证用药安全，可从小量（炮附子10克，生附子5克）用起，逐渐递加，至有效为止。

解词　①身痹，指身体麻木。②冒状，指瞑眩、头晕眼花，是服附子类药后的反应。

原文解读　论述风湿在表兼表阳虚的证治。

桂枝附子汤：伤寒八九日，不呕不渴，是外感风湿未解，但未传里（指少阳阳明）身体痛烦，不能自转侧，为风湿相搏，痹着肌表；脉浮虚（表阳虚）而涩（湿痹），是表阳虚，风湿滞。此条为风湿始终在表而不内传，表阳已虚。

辨证要点及方证指征　①痹证表现：身体疼痛，关节屈伸不利（肌肉拘挛痛），转动痛剧，不能自转侧；②全身症状：上冲感、心烦、恶风、自汗；③脉沉细或浮虚而涩，舌淡红，苔白润滑。

胡希恕教授说："本来有湿，又被风邪，因谓风湿相搏。太阳伤寒已八九日，又续发风湿相搏证，身体疼烦，为全身疼剧，以至烦躁不宁。不能自转侧，为由于肢体痛剧，而不能以自力转侧的意思。因未传少阳故不呕，未传阳明故不渴。病虽还在外，但已虚极入阴，故脉浮虚而涩，因以桂枝附子汤主之。辨证要点是，表虚寒，关节疼痛，脉浮虚而涩者，用桂枝附子汤主之"[4]。

病机　表阳虚而风寒湿邪在表，风寒偏重。属太阳、少阴合病证。

治法　温经助阳，祛风除湿。桂枝附子汤主之。

方解　桂枝辛温，祛在表之风邪；附子温阳，逐在经之寒湿；炙甘草、生姜、大枣辛甘化阳调营卫。

辨证要点及方证指征　即桂枝附子汤证而无气上冲，更见小便频数量多、大便偏干。

病机　表阳虚而风寒湿邪在表，寒湿偏重，脾虚津液不足，肠道失润。

治法　温经助阳，除湿润肠。白术附子汤主之。即上方去桂枝，加白术二两。

名医解方　胡希恕教授说："若其人大便硬而小便频利者，则津液绝于里，不宜再行汗解，应去桂加白术汤主之。"并认为："小便自利，宜作小便频数解，苓术等利尿药与附子为伍反治虚衰性的小便失禁。本条所述，即由于小便失于收摄而自利，水分被夺，大便因硬，水湿在表之证"[4]。

临床应用　常用于风湿痹证，低血压，心动过缓，雷诺病，白术附子汤还可用于阳虚型的功能性便秘。

（2）风湿表里阳虚

原文24　风湿相搏，骨节疼烦，掣痛不得屈伸，近之则痛剧，汗出短气，小便不利，恶风不欲去衣，或身微肿者，甘草附子汤主之。

甘草附子汤方　炙甘草二两，附子（炮，去皮）二枚，白术二两，桂枝四两。

上四味，以水六升，煮取三升，去滓，温服一升，日三服。初服得微汗则解，能食，汗出复烦者，服五合，恐一升多者，服六七合为妙。

参考量　炙甘草20克，炮附子20克，白术20克，桂枝40克。水1200毫升，煎取600毫升，分温三服。

使用注意　恐一升多者，服六七合为宜，提示中病即止。

解词　近，指触、按的意思。

原文解读　论述风湿表里阳虚的证治。本条关节拘挛不能屈伸，触碰关节则疼痛更剧，并兼自汗出、呼吸急促，小便量少，恶风不欲去衣等，为病情更重。具有风湿并重，表里阳气皆虚的特点。骨节烦痛，掣痛不得屈伸，近之则痛剧，风湿并重，由肌表侵入关节。关节拘挛疼痛剧烈，不敢让人靠近，故"近之则痛剧"。汗出，恶风不欲去衣，是表阳虚，卫外不固，温煦失职；小便不利，身微肿，因里阳虚，不能化湿；短气（呼吸急促），为里阳虚，胃中停饮，饮邪上冲。

辨证要点及方证指征　①剧烈的关节疼痛为主，骨节抽掣疼痛，不能屈伸，触碰关节则疼痛更剧，痛处不肿，皮色不变；②有自汗出、恶风不想脱衣服等表阳虚证；③有短气，小便不利，身体虚肿等里阳虚饮停，饮邪上冲证；④舌淡苔白润，脉沉或浮细涩者。

病机　表里阳虚，兼感风湿。属太阳、太阴、少阴合病证。

治法　温经助阳，祛风除湿。方用甘草附子汤。

方解　君以甘草，缓急和中止痛；附子合白术，温里阳逐湿邪；桂枝合白术，振表阳而祛风湿。因本证气上冲较重，水停心下，气不得下行而短气，故用桂枝甘草温阳化气平冲，白术附子散寒除湿止痛。本方可用于慢性关节炎偏寒湿，方中白术可用苍术。

临床应用　用于关节疼痛为主的疾病，如风湿性关节炎、类风湿关节炎、骨质增生、腰椎间盘突出症、肩关节周围炎、肥大性腰椎炎、腰椎管狭窄、流感、过敏性鼻炎、痛风、心脏病等。

鉴别　桂枝附子汤、白术附子汤、甘草附子汤：①三方同治阳虚风湿相搏。②桂枝附子汤，桂附同用，表阳虚，风邪偏盛；温经通阳，速散风湿。白术附子汤，术附同用，里阳虚，湿邪偏盛；温经健脾，除湿润肠。甘草附子汤，术附桂同用，温经助阳，缓散风湿。

三、暍病

（一）诊断依据

暍为夏季特有的疾病，由感暑或伤暑所致。

诊断依据有二：一是特定的季节，即夏季；二是临床表现为发热汗多，烦渴，少气脉虚。

（二）主要脉证

原文25　太阳中暍，发热恶寒，身重而疼痛，其脉弦细芤迟。小便已，洒洒然毛耸，手足逆冷；小有劳，身即热，口开前板齿燥。若发其汗，则恶寒甚；加温针，则发热甚；数下之，则淋甚。

解词　①口开，指暑热内扰，气逆张口作喘。②前板齿，指门齿。

原文解读 论述伤暑的证候及误治后的变证。暑为六淫之邪，自外而入，独见于夏季。暑为阳邪，其性开泄，易耗气伤阴，而见气阴两虚表现；暑多挟湿，而见身重乏力；热盛伤气，阳气不足；汗多伤津，阴津受损。①暑病的症状：暑湿外受，可见发热恶寒，暑湿伤于太阳，束于肌表，正邪交争；身重疼痛，因暑多夹湿，湿困肌表。气阴两伤，则小便已，洒洒然毛耸：热随尿失，阳气虚馁（排尿时打冷战）。手足逆冷，是阳虚四末失温（即脱水津液少）。小有劳，身即热，口开，小劳则阳气（脱水）外浮，故身热气喘。前板齿燥，因阴津内耗（伤津脱水）而失润。②暑病的脉象：由于体质不同，或见弦细，或见芤迟，阴阳两虚之脉。③误治的变证：本证属阴阳均不足，故汗、下、温针均非所宜。因于表证，贸然发汗，阳气外散，恶寒更甚；偏于肢冷，误加温针，必助暑邪，发热更剧；单凭齿燥，数加攻下，津伤液竭，小便淋甚。误治则变证蜂起。④关于本证的治疗，后世多主张用清暑益气汤。清暑益气汤有2个，王孟英和李东垣的，使用时应注意随证选用。李东垣重在升阳除湿，用于元气本虚，又伤暑湿，耗伤阳气；王孟英重在养阴生津，用于暑热耗伤气阴，无兼湿。

（三）证治

1. 伤暑热盛津伤

原文26 太阳中热者，暍是也。汗出恶寒，身热而渴，白虎加人参汤主之。

白虎加人参汤方 知母六两，石膏（碎）一斤，甘草（炙）二两，人参三两，粳米六合。

上五味，以水一斗，煮米熟汤成，去滓，温服一升，日三服。

参考量 知母60克，石膏160克，炙甘草20克，人参30克，粳米50克。水2000毫升，煮米熟汤成，每服200毫升，日三服。

原文解读 论述伤暑热盛伤津的证治。暑热燔炽阳明，热伤气津。暑热内盛，蒸腾于外，则身热；热蒸腠疏，则汗出；热盛伤津，则口渴；表卫空疏，则恶寒。

辨证要点及方证指征 ①在外感热病中见身大热、大汗出、口大渴而气短乏力者；②在内科杂病中见口渴多饮、少气脉虚、精神体力不佳者；③舌质红乏津、苔薄黄，脉洪大无力或虚数。后代温病学家总结白虎汤为阳明四大症，即：身大热、汗大出、大渴、脉洪大，其实是白虎加参汤的适应证。本方适应证包括：热结在里，表里俱热，热势较高（39～40℃）；大汗出，为里热迫津外泄；大烦渴不解，舌上干燥而烦，欲饮水数升；脉洪大；背微恶寒，时时恶风。白虎汤与本方均为热盛伤津，区别在本方有口大渴，为津气损伤程度较重。

病机 暑热燔炽阳明，气津两伤。

治法 清解暑热，益气生津。方用白虎加人参汤。

方解 白虎汤，清热祛暑；加人参，益气生津。

名医解方 胡希恕教授说，许多人认为本方止渴归功于石膏，后世本草亦多谓石膏止渴，这种看法不是十分恰切的，不符合《伤寒论》的本意。试观白虎汤各条，无一渴症。而白虎加人参汤各条，无一不渴者，可见止渴不在石膏而在人参。胃为水谷之海，营卫之源，人参补中益气，为治津枯而渴者的要药。至于石膏，功在除热，口舌干燥即其应用的主要症状[4]。

临床应用 治暑伤气津，可根据症状加入麦冬、沙参、鲜荷叶等；治小儿夏季热，以热渴、尿多为特征的效好；治牙龈肿痛、口干、脉数有力者；糖尿病显阳明经热亢盛，气津两伤者；甲亢见多食易饥、多汗怕热者。

病案举例5：中暍（中暑高热）

王某，男，38岁，厨师，1976年8月2日诊。酷暑盛夏，因帮同事办丧事掌厨3天，突发高热不退，体温40.9℃，半昏迷，无汗，背微恶寒，口大渴，面赤气粗，用氨基比林注射、冷水擦浴仍不退热，切其脉洪大无力，望其舌干红无津，苔黄燥，大便正常。辨为暑热耗伤气阴，正不胜邪。治以辛寒清热，益气生津。用白虎加人参汤加减。生石膏125克，知母30克，粳米30克，炙甘草15克，西洋参15克，青蒿（后下）30克，滑石（包煎）30克。水煎服。2剂。

服一剂汗出，热退至38℃，神志转清，口渴大减；2剂服完，体温正常，惟感乏力肢软，以竹叶石膏汤加山药、石斛、生地调理而安。

按语：本证乃夏月中暑，津伤气耗之证。暑热闭塞毛窍，热不外泄，则高热无汗；热盛津伤气耗，则背微恶寒，口渴而舌干苔燥；热扰心神则神昏。因病急势重，故用大剂白虎汤辛寒清热，宣散表闭；西洋参益气生津；青蒿透暑清热；滑石清热利湿。因方药与证候相对应，故两剂而愈。

2.伤暑湿盛

原文27　太阳中暍，身热疼重而脉微弱，此以夏月伤冷水，水行皮中所致也，一物瓜蒂汤主之。

一物瓜蒂汤方　瓜蒂二七个。上锉，以水一升，煮取五合，去滓，顿服。

原文解读　论述伤暑湿盛的证治。病因为夏月伤暑，贪凉饮冷。症状可见发热，身体疼痛而沉重。中阳不运，水湿逆行皮中，湿困肌表。脉见微弱，是湿阻气机，脉道不利的反应。胡希恕教授认为：此以夏月伤于冷水，使汗不得出，留于皮中所致也。

辨证要点　暑病初起，身热，恶寒，身体疼痛而沉重，脉微弱。

病机　暑湿困阻肌表。

治法　清暑解表兼除湿。用一物瓜蒂汤。胡希恕说：瓜蒂下水逐湿，湿去则热自解，身热、痛重当均治也。

按语　治疗本证也可用香薷饮（香薷、厚朴、白扁豆）。

参考文献

［1］刘志杰.《金匮要略增补》师承课堂实录.北京：人民军医出版社，2009

［2］冯世纶，张长恩.中国汤液经方：金匮要略传真.北京：人民军医出版社，2010

［3］［日］大塚敬节.金匮要略研究.北京：中国中医药出版社，2016

［4］冯世纶.经方传真：胡希恕经方理论与实践.北京：中国中医药出版社，1994

 # 百合狐惑阴阳毒脉证并治第三

病名含义

百合病　是一种以精神恍惚，饮食及行为失常，口苦，小便赤，脉细数为主要临床表现的情志类疾病。

狐惑 是由湿热或虫毒所致，以咽喉、前后阴溃疡为特征。因其狐疑不定的症状而得名。

阴阳毒 是阴毒和阳毒的合称。发病多与感染疫毒有关，临床以发斑咽痛为主症。

一、百合病

（一）脉证与病机

原文1 论曰：百合病者，百脉一宗，悉致其病也。意欲食复不能食，常默默，欲卧不能卧，欲行不能行，饮食或有美时，或有不用闻食臭时，如寒无寒，如热无热，口苦，小便赤，诸药不能治，得药则剧吐利，如有神灵者，身形如和，其脉微数。

每溺时头痛者，六十日乃愈；若溺时头不痛，淅然者，四十日愈；若溺快然，但头眩者，二十日愈。其证或未病而预见，或病四、五日而出，或病二十日，或一月微见者，各随证治之。

解词 ①默默，指精神不振，寂然不语。②淅然，指怕风，寒栗之状，这里指排尿时打冷战。

原文解读 论述百合病的病因病机、脉证预后和治疗原则。①百合病的病因是病后余热未尽、情志不遂，郁久化火，耗损心肺阴液。心主血脉，肺朝百脉，病则百脉受累，症状百出，可见百合病；②百合病的症状可见精神恍惚不定，有时沉默寡言，有时躁动不安，饮食时好时差，有时甚至闻到食物气味都不舒服，想睡又睡不好，想走又走不动，自觉发热，但不是真正的发热，觉阵阵发冷，又不是真的发冷，全身痛楚不适，症状变幻不定。但口苦、小便赤、脉微数等症状比较固定。病情虽复杂多变，却形体外观如常人。

诊断依据 ①反常的精神状态，恍惚来去，捉摸不定的症状。意欲食复不能食，常默默，欲卧不能卧，欲行不能行，饮食或有美时，或有不用闻食臭时，如寒无寒，如热无热，阴血不足，影响神明；②阴虚内热的表现，常见不变之证。口苦，小便赤，脉微数，为心肺阴虚内热；③形体外观如常人，身形如和。

辨证要点及方证指征 ①有热性病史或精神受刺激病史；②精神恍惚，饮食及行为失常，症状多端，客观检查阳性指标少；③有口苦、尿赤、脉微数等阴虚内热症状，且此症状自始至终一直存在。抓住这三个特点即可诊断。

病机　阳明热而津亏血瘀。

发病情况和治则　①本病多发生在热病前或后。发于热病前，多与气郁有关；发于热病后，多属热病伤阴。②在养阴清热的原则下"随证治之"。

预后　本病属津血两虚，阴虚有热，可通过小便情况推断津伤轻重及病程的长短。溺时（兼小便淋涩）头痛，病情较重（津伤较重），六十日愈；溺时头不痛，淅然，（津伤液耗）介于二者之间，四十日愈。

溺时快然（小便通利）伴头眩，病情较轻（津伤较轻），二十日愈。并非定数，不可拘泥。

按语　百合病属情志类疾病，治疗时，要注意语言开导。

（二）证治

1. 百合病正治法

原文5　百合病不经吐、下、发汗，病形如初者，百合地黄汤主之。

百合地黄汤方　百合（擘）七枚，生地黄汁一升。

上以水洗百合，渍一宿，当白沫出，去其水，更以泉水二升，煎取一升，去滓，内地黄汁，煎取一升五合，分温再服。中病勿更服。大便当如漆。

参考量　百合50克，生地黄汁140毫升。将百合掰开洗净，用凉水渍一宿，当白沫出，去其水，用水400毫升煎取200毫升，混入生地黄汁再煎取300毫升，分温作两次服，病愈勿再服。服后大便色黑如漆。

使用注意　中病勿更服，勿使过之。大便当如漆，地黄滑肠，服后易致腹泻，大便色黑。

原文解读　论述百合病的正治法。未经误治，病虽久而证如初，即与总论中的百合病症状相同。

病机　阳明里热兼血虚、津亏、血瘀。

治法　养阴、清热、安神。方用百合地黄汤。

方解　百合，补虚、清热、安神；生地黄，清热、凉血、养阴、祛瘀；泉水，清热、利小便。共使阴复，热退，神安。

名医解方 胡希恕教授认为，百合病，即全身性的血脉病，如上所述，"意欲食复不能食，常默默，欲卧不能卧，欲行不能行"等等，显然是无暂安时的精神失常症。其与桃核承气汤的其人如狂一样，均属瘀血为患，只是证有虚实罢了。方后谓"大便当如漆"，即是服药驱下瘀血的效验。口苦，小便赤，脉微数，亦正是虚热的证候，本方解虚热并兼祛瘀血，故主之[1]。

临床应用 本方与酸枣仁汤或甘麦大枣汤合用可治癔症。合甘麦大枣汤，另加龙牡、琥珀、磁石等可治更年期综合征，自主神经紊乱。

病案举例1：百合病（神经官能症）

唐某，女，60岁，2009年9月24日来诊。因胃脘部不适兼心悸失眠，心烦懊恼十余年，反复发作，久治不愈就诊。每次发作均与情绪波动或感冒有关，且发作时四处求医均无效。此次又因感冒后觉胃脘不适，似饥非饥，似痛非痛，肛门下坠欲便却解不下，欲进食却不能食，昏昏欲睡却睡不着，心慌心跳，莫可名状。余初按神经官能症调节神经无效，后按脏躁给以甘麦大枣汤效仍不显，无奈辗转反思，经反复询问，得知患者发病十数年来，虽病情变化百出，唯口干、尿黄始终存在。余恍然而悟曰："此百合病也"。遂书一方：百合30克，生地黄50克。水煎服，2剂。第三天，患者丈夫来门诊说，此药疗效很好，已能吃能睡，请再开三剂，服完后上述症状消失。

按语：此患者患病十余年，更医几十人，未见良效，甚为棘手！患者虽病情变化百出，唯口干、尿黄始终存在，辨其病机为心肺阴虚内热，诊为百合病，投百合地黄汤5剂而解。

病案举例2：阵发性潮热汗出（更年期综合征）

王某，女，52岁，2016年3月11日来诊。主诉阵发性轰热、汗出、伴失眠、焦躁不安半年余。患者平时性情开朗活泼，爱说爱笑，说话生动，表情丰富，眉目传情。进入50岁后，常感心烦不安，睡眠较少，睡不稳，近半年来感阵发性潮热，热后大汗如水洗，频换内衣，月经量时多时少，脾气暴躁，常与爱人争吵，总觉坐立不安，手足心常感炽热如火，每夜只能睡3小时左右，经多处治疗无效，今来求治。

刻诊：患者身材高挑，长方形脸，皮肤细腻，白里泛红，诉潮热汗出，睡眠不好，烦躁易怒，话不投机，即暴跳如雷，平时胆小易惊，晕车晕船，口干口苦，尿黄，脉弦数，舌质暗红，苔白腻。

　　诊断为更年期综合征，属百合病。用百合地黄汤合二仙汤、酸枣仁汤、温胆汤。

　　百合30克，生地黄50克，仙茅15克，淫羊藿20克，巴戟天12克，知母15克，黄柏15克，当归15克，炒酸枣仁20克，川芎12克，茯苓30克，陈皮15克，半夏30克，甘草10克，枳壳15克，竹茹15克，龙骨30克，牡蛎30克，水牛角丝60克。4付，水煎服。

　　服用后，汗出、潮热减，睡眠好转，每夜能睡5小时，继服5剂愈。

　　按语：本案有四个特点，一是阵发性潮热，为肝肾阴亏、虚火内扰，用二仙汤以滋补肝肾精血，滋阴降火，水牛角凉血清热；二是脾气暴躁、精神不安、口苦口干、小便赤，属心肺阴虚内热的百合病，用百合地黄汤养心肺之阴以安神；三是睡眠不安、汗出如洗，属心肝阴血不足，虚热扰神，用酸枣仁汤养心肝之阴以安神，龙骨、牡蛎镇潜以安神；四是患者感情丰富而细腻，胆小易惊，晕车晕船，属半夏体质，用温胆汤以化痰安神。虽说经方不宜随便加减，但多重病机相合，有针对性的合方（包括经方与时方合、经方与经方合），也合仲景"观其脉证，知犯何逆，以法治之"之宗旨。

2. 百合病救治法

（1）误汗后救治

原文2　百合病发汗后者，百合知母汤主之。

　　百合知母汤方　百合（擘）七枚，知母（切）三两。

　　上以水洗百合，渍一宿，当白沫出，去其水，更以泉水二升，煎取一升，去滓，别以泉水二升煎知母，取一升，去滓，合和再煎，取一升五合，分温再服。

　　参考量　百合50克，知母30克。将百合掰开洗净，用凉水渍一宿，当白沫出，去其水，用水400毫升煎取200毫升，另以水400毫升煎知母取200毫升，将二药混合煎取300毫升，分温作两次服。

　　原文解读　论述百合病误汗后的救治法。百合病的病机是阳明燥热而津亏血瘀，禁用汗法。若误汗则津液损伤，虚热加重，出现心烦、口渴等津伤液耗表现。

辨证要点及方证指征　百合病，发汗后，出现口渴，烦躁，舌红少苔，脉细数。

病机　阳明津亏燥热。属阳明里证。

治法　养阴、清热。方用百合知母汤。

方解　百合，补虚、清热、安神；知母，清热、润燥、除烦；泉水，清热、利小便。百合病有小便赤涩，百合能通利二便，故能治之；加知母以清虚热。

（2）误下后救治

原文3　百合病下之后者，滑石代赭汤主之。

滑石代赭汤方　百合（擘）七枚，滑石（碎，绵裹）三两，代赭石如弹丸大（碎，绵裹）一枚。

上以水洗百合，渍一宿，当白沫出，去其水，更以泉水二升，煎取一升，去滓；别以泉水二升煎滑石、代赭，取一升，去滓，合和再煎，取一升五合，分温服。

参考量　百合50克，滑石（包煎）30克，代赭石30克。将百合掰开洗净，用凉水渍一宿，当白沫出，去其水，用水400毫升煎取200毫升，另以水400毫升煎滑石、赭石取200毫升，将二药混合煎取300毫升，分温作两次服。

原文解读　论述百合病误用下法后的救治法。百合病本为阴虚内热，理当清润，禁用下法。若误下使津液更伤，胃气上逆，可见小便短赤，干呕。

辨证要点及方证指征　百合病误下后，小便短赤，干呕呃逆，舌红少苔。

病机　阴亏津伤内热，胃气上逆。

治法　养阴清热，利尿降逆。方用滑石代赭汤。

方解　百合，补虚、清热、安神；滑石，清热利尿；代赭石，重镇降逆、和胃。

名医解方　胡希恕教授认为，本证是百合病下之后见大便溏泄，小便不利，故用百合养阴清热，加滑石清热利水，赭石收敛降胃。

病案举例3（朱培府医案）：百合病（排尿性晕厥）

杨某，男，41岁。2012年5月14日来诊。4年前经车祸后，有时自言怕冷，需穿厚衣；有时自觉身热，欲脱衣裸睡。饮食不对口味则呕吐，服药亦吐，甚至下利，多方医治无效，后经某中医诊断为"百合病"服中药1个月而愈。去年患阑尾炎做手术，术后不久出现小便时突然眩晕，经西医诊断为"一过性眩晕，脑供血不足"，经人介绍找我诊治。

刻诊：精神可，口干渴而略苦，微微自汗，时有心烦，食少寐少。小便黄赤，每次小便时眼前发黑，头晕目眩，甚至小便后一头栽倒，须臾则一如常人。平素大便硬而不爽，有低血压、颈椎病史。舌体瘦，舌质红，苔黄稍腻，脉沉滑微数，左寸尺滑数甚于右部。

诊断：百合病，辨为太阴阳明合病属阳明。用滑石代赭汤。百合70克，滑石（包煎）30克，代赭石（包煎）30克，矿泉水800毫升。2剂。

矿泉水800毫升先煎百合减100毫升，去白沫，纳诸药，煮取400毫升，去滓，分温三服。

17日二诊：家属陪同来诊，言药服完，小便时眼前已不发黑，小便后仍眩晕，但晕势已减，余症均有减轻。守上方再进3剂。

21日三诊：患者面带喜色来诊，竖起大拇指说：大夫，这药中，现在好多了，解小便后稍微有点晕，能吃饭，能睡觉了，大便暗红色，但解时顺畅了。只是饭后稍感心烦，口不苦但干渴，渴时能喝两碗凉水，而后全身出汗。

我告诉患者，大便红是药中赭石染色，渴是里热津亏。不必担心，调理一下就行了。予滑石代赭汤合栝楼牡蛎散。百合70克，滑石（包煎）30克，代赭石（包煎）30克，花粉40克，牡蛎40克，矿泉水1000毫升。3剂。矿泉水1000毫升先煎百合减200毫升，去白沫，纳诸药，煮取600毫升，去滓，分温三服。

6月初，患者来电，言诸症均愈，全身舒适，一再致谢。

（3）误吐后救治

原文4 百合病吐之后者，百合鸡子汤主之。

百合鸡子汤方　百合（擘）七枚，鸡子黄一枚。

上以水洗百合，渍一宿，当白沫出，去其水，更以泉水二升，煎取一升，去滓，内鸡子黄，搅匀，煎五分，温服。

参考量 百合50克，鸡子黄1枚。将百合掰开洗净，用凉水渍一宿，当白沫出，去其水，用水400毫升煎取200毫升，入鸡蛋黄，搅匀，加热至药欲沸，温服。

原文解读 论述百合病误用吐法的救治。百合病本为阴津不足，当养阴生津，禁用吐法。若误吐使津液更伤，肺胃之气受扰，而见虚烦不安。

辨证要点及方证指征 百合病误吐后，心烦不安，口干，失眠。

病机 阴虚内热，虚热扰神。

治法 养阴除烦。方用百合鸡子汤。

方解 百合，养阴清热；鸡子黄，滋养肺胃。

临床应用 百合病误吐不能食者，以本方加玉竹、石斛、粳米；吐后惊悸不安者，本方加龙骨、牡蛎，炒配枣仁，柏子仁；若手足蠕动，肢体颤动者，本方加龟甲、阿胶等。

3. 百合病变治法

（1）百合病变渴

原文6 百合病一月不解，变成渴者，百合洗方主之。

百合洗方 百合一升，以水一斗，渍之一宿，以洗身。洗已，食煮饼，勿以盐豉也。

百合病渴不差者，栝楼牡蛎散主之。

栝楼牡蛎散方：栝楼根、牡蛎（熬），等份。

上为细末，饮服方寸匕，日三服。

参考量 栝楼根、牡蛎各等份，为粉。每服3克，日三服。

解词 ①煮饼，即面条。②盐豉，即咸的豆豉。

原文解读 论述百合病出现口渴的证治。百合病久延变渴，是肺胃阴虚、水津不布所致。治宜内服百合地黄汤，外用百合洗方洗身以通利百脉。洗后食淡面条，勿食咸物。若不愈，以栝楼牡蛎散内服。

辨证要点及方证指征 百合病迁延时间过久，以阴津不足，口渴一症突出者。

病机　阳明有热，津亏饮停。用栝楼牡蛎散，每服3克，日三服。并配合百合地黄汤内服。

方解　栝楼根，清解阳明之热，生津止渴；牡蛎，引热下行，化饮止渴。

临床应用　本方清肺胃之热而生津化饮止渴，凡肺胃阴伤口渴，皆可用之。对糖尿病口渴可配合白虎加人参汤用之。

病案举例4：口鼻眼干燥（干燥综合征？）

张某，女，54岁，2015年5月20日来诊。主诉：口、鼻及双目干燥2年余。患者于2年前感口咽干燥，喜饮凉水润口，但口渴不甚，后渐感鼻腔干燥、双目干涩不适，曾在本县医院检查未发现异常，多处求医，未查出病因，治疗亦无效果，甚感迷茫痛苦。

刻诊：患者面色青黄而消瘦，缺乏光泽，皮肤干燥而肌肉坚紧，心情抑郁不舒，胸胁胀闷，常无故烦躁，喜叹息。双目、鼻腔及口咽干燥难忍，常用眼药水点眼、滴鼻，并用凉水润口，口渴不甚，口苦，大便干燥，少气乏力，不耐疲劳，尿量稍减，余无不适，舌体瘦薄，质暗，苔薄白而乏津，脉弦细数。

诊断：干燥综合征？

辨证：少阳阳明合病，气虚津亏。用小柴胡汤合栝楼牡蛎散加石膏、麦冬。

柴胡20克，黄芩15克，旱半夏12克，党参30克，北沙参30克，甘草12克，生姜12克，大枣10枚，生石膏60克，栝楼根40克，生牡蛎20克，麦冬60克。7剂，煎服。

5月30日二诊：上药用完，口鼻眼干燥缓解，诸症消失。后用上方继服7剂，病愈。随访至今，未再复发。

按语：本案患者属柴胡体质，其病程长且久治不愈，病机有二：一为少阳枢机不利，气机失调，水津不布，不能濡润孔窍；二是阳明经热亢盛，化燥伤津，气津双亏，肌肤孔窍失润所致。用小柴胡汤和解少阳，枢机利则气化正常，水津自可输布孔窍；加石膏清阳明亢盛之热，经热解则津液自复；栝楼牡蛎散、麦冬生津润燥。诸药合用使枢机利，亢热解，津液复则诸证自愈。

（2）百合病变发热

原文8 百合病变发热者，百合滑石散主之。

百合滑石散方　百合（炙）一两，滑石三两。

上为散，饮服方寸匕，日三服。当微利者，止服。热则除。

参考量　百合10克，滑石30克。上药为散，每服3克，日三服。服至小便通利，可停药。

解词　微利，指小便通利，尿量适度。

原文解读　论述百合病出现发热的证治。百合病本"如热无热"，久延可见发热，是阴虚热盛、蒸达于外。

辨证要点及方证指征　除百合主症外，同时伴有发热，口渴，小便短涩不利。

病机　阴虚津亏，水热互结。

治法　滋养肺阴，清热利水。方用百合滑石散。

方解　百合，滋养肺阴；滑石，清热利水，使热从小便出。

临床应用　本方不但治百合病变发热，对热病后期复发热，而见本方证者，亦可应用。发热重者可加青蒿、白薇、地骨皮、玄参、麦冬等。

二、狐惑病

（一）临床表现及内服方

原文10　狐惑之为病，状如伤寒，默默欲眠，目不得闭，卧起不安，蚀□为惑，蚀于阴为狐。不欲饮食，恶闻食臭。其面目乍赤、乍黑、乍白。蚀于上部则声喝，一作嗄。甘草泻心汤主之。

甘草泻心汤方　甘草（炙）四两，半夏半升，黄芩、干姜、人参各三两，黄连一两，大枣十二枚。

上七味，水一斗，煮取六升，去滓，再煎，温服一升，日三服。

参考量　炙甘草40克，半夏40克，黄芩、干姜、人参各30克，黄连10克，大枣8枚。水2000毫升，煎取1200毫升，去滓再煎取600毫升，温服200毫升，日三服。

解词 ①蚀，指腐蚀、虫蛀之义。②阴，指肛门、生殖器前后二阴。③上部，指咽喉。④声喝，指说话声音嘶哑。

原文解读 论述狐惑病的临床表现和内服方。本病由感染虫毒，湿热不化所导致。"状如伤寒"指初起见恶寒发热，"默默欲眠"指精神不佳，"目不得闭"是睡眠不好，"卧起不安"指烦躁不宁。湿热虫毒，上蚀咽喉，下蚀二阴，可见病处溃烂，咽干声喝；郁蒸侵扰，外达血分，可见发热，"状如伤寒"；内扰心神，神志恍惚，可见默默欲眠，面目乍赤、乍黑、乍白；困阻脾胃，仓廪受扰，可见欲饮食，恶闻食臭。

辨证要点及方证指征 有全身症状和局部症状两种表现。全身症状有五：①状如外感热病，恶寒，发热，身痛；②精神不佳，默默欲眠却又睡不着；③烦躁不宁，卧起不安；④不想吃东西，厌恶饭味；⑤面色一会儿红，一会儿黑，一会儿白。局部症状：①蚀于上部咽喉，表现为咽喉和口腔溃疡伴声音嘶哑；②蚀于下部有咽干的感觉，并有前、后阴溃疡。

病机 感染虫毒，湿热不化。为阳明、太阴合病证。

治法 清热燥湿，和中解毒。方用甘草泻心汤。

方解 甘草，解毒清热；黄芩、黄连，清热燥湿解毒；干姜、半夏，辛燥化湿；人参、大枣，和胃扶正。诸药合用，杀虫，解毒，化湿。日本人和田东郭用本方治疗强中病（阴茎长举不痿）有效。

名医解方 胡希恕教授说，狐惑病是很容易辨明的，中医叫关口的地方，即孔窍之处，上面有口腔、咽喉、眼睛，下面有前后阴，这些孔窍的黏膜发炎了，这就是白塞病，中医叫狐惑病。就算不是白塞综合征，真正的口腔溃疡，前后阴溃疡，用这种法子，也很适合，这些我都试验过。偏于热加石膏，心烦的加生地黄。1970年夏，有一位女军人患白塞综合征，口腔及前阴均有蚀疮，久治不愈，予其内服甘草泻心汤，外用苦参汤熏洗下阴，不久治愈[1]。

名家医案（胡希恕医案）：口舌糜烂（口腔溃疡）

患者是一位有5个孩子的母亲，36岁，家住北铁匠营。患口舌糜烂已2个月不愈，多处投医无效。视其方皆为山栀子、黄芩、黄连、知母等苦寒清热泻火之品。近日口舌糜烂痛剧，难以进食，甚则饮水都难。患者见人就哭，缘因饮食不足，奶水已无，难以哺乳双胞胎，时感头晕，心下痞满，腹胀，便溏，咽干不思饮，舌红绛，口腔、舌严重糜烂几乎看不到正常黏膜。脉沉细。胡老予甘草泻心汤加生石膏、阿胶。炙甘草5钱，半夏4钱，党参3钱，黄芩3钱，干姜2钱，黄连2钱，大枣3枚，生石膏1.5两，阿胶3钱。

上药服一剂即能进食，舌痛减，服三剂痊愈。

胡老讲道：本患者来诊时已处危急关头，如投药再错，胃气大败，则危及三条人命，若投药正确，则使患者出现生机。因此辨证用药必十分小心。分析患者症状特点：上火是明显的，但为什么不用三黄泻心汤，而用甘草泻心汤？一是前医已数用苦寒不效；二是有头晕、心下痞满等症，为饮留邪聚，已示胃气不振，故是上热下寒之证，且是中气显虚而急迫者，恰为甘草泻心汤方证。方中以半夏、干姜驱饮和胃，以党参、大枣补中健胃除痞满，用黄芩、黄连清上热，并用大量甘草缓急安中。因其标热也重，故加入生石膏以清热，因其阴伤而虚，故加入阿胶养阴生津。因方药对证，故见效也迅速。

（二）外治法

原文11　蚀于下部则咽干，苦参汤洗之。

苦参汤方　苦参一升。以水一斗，煎取七升，去滓，熏洗，日三次。

原文12　蚀于肛者，雄黄熏之。

雄黄，上一味为末，筒瓦二枚合之，烧，向肛熏之。

原文解读　论述狐惑病前后二阴蚀烂的外治法。前阴蚀烂，苦参汤洗，清热燥湿杀虫，属阳明病证。肛门蚀烂，雄黄外熏，解毒燥湿杀虫，并配合内服甘草泻心汤。

方解　胡希恕教授说："苦参苦寒，除湿痹，治痈肿，熏洗患处，以治蚀疮"。

苦参有消炎、收敛的功效，可用于急性乳腺炎、湿疹、淋巴结炎等。对褥疮，用苦参汤外洗，涂以紫云膏，可迅速治愈。肛门部的溃疡，可用雄黄烧烟对患部熏之。即将雄黄粉成末，用四个瓦合在一起直立成筒状，于瓦的下面烧雄黄，取坐势于瓦的上方，使烟对向肛门熏之。本法也可以治疗蛲虫病，一日熏两次，一次五分钟，熏后涂以马应龙痔疮膏，以防肛门口干燥不适。

（三）狐惑酿脓的证治

原文13 病者脉数，无热，微烦，默默但欲卧，汗出，初得之三四日，目赤如鸠眼；七八日，目四眦黑。若能食者，脓已成也，赤小豆当归散主之。

赤小豆当归散方 赤小豆（浸令芽出，曝干）三升，当归三两。

上二味，杵为散，浆水服方寸匕，日三服。

参考量 赤小豆（浸令芽出，曝干）180克，当归45克。上药为散，每服3克，用酢浆水冲服，日3次。

解词 ①鸠眼，即斑鸠眼，其色赤。②目四眦，即两眼的内外眦。③浆水，即酢浆水。炊粟米熟，投冷水中，浸五六日，味酸，生白花，色类浆，故名酢浆水。大塚敬节认为浆水是用粟、米等酿造的醋。

原文解读 论述狐惑酿脓的证治。本条叙述的是狐惑病眼部病变。脉数是因疮疡所致；初得病三四天，眼睛是红的，到七八天，四个眼角发黑，是化脓的表现，这时如果食欲旺盛，是有热、脓成之象。脉数，微烦，默默但欲卧，是里热炽盛之象；无热，汗出，为病不在表而血分有热；热邪内炽入血，上攻于目，初得，目赤如鸠眼，是欲成脓；久延，目四眦黑，是已成脓。若能食者，脓已成也：脓成之后，病变局限，全身反应减轻。

辨证要点及方证指征 本证为眼部症状，引起虹膜睫状体炎，前房积脓。①全身症状：脉数，不发热，轻微烦躁，沉默不语只是欲睡，汗出；②眼部症状：得病三四天时，眼睛发红疼痛，视物模糊；到七八天时，眼睛周边出现黑黄色，若病人食欲旺盛，说明眼睛里面化脓了。

病机 狐惑病后期，湿热虫毒酿腐成脓，属太阴病证。

治法 清热利湿，行瘀排脓，用赤小豆当归散。

方解 赤小豆，湿清热，解毒排脓；当归，活血祛瘀生新；浆水，清凉解毒。治疮毒有痈脓恶血诸证及皮肤湿疹、脓疱疮等病。

临床应用 本方不仅对白塞综合征眼部化脓有效，且对肛门及其附近的痈肿成脓或伴有便血者，也有较好的疗效，但宜与甘草泻心汤配合使用。也可用本方内服兼外洗治疗渗出性皮肤病，如湿疹、接触性皮炎、生漆过敏、脓疱疮等。

按语　白塞综合征，又称"眼、口、生殖器综合征"。先出现口腔和二阴溃疡，1~2年后出现眼部症状，引起虹膜睫状体炎，前房积脓。多反复发作，甚至引起失明。本条所论即是前房积脓。

三、阴阳毒

原文14　阳毒之为病，面赤斑斑如锦文，咽喉痛，唾脓血，五日可治，七日不可治，升麻鳖甲汤主之。

原文15　阴毒之为病，面目青，身疼如被杖，咽喉痛，五日可治，七日不可治，升麻鳖甲汤去雄黄、蜀椒主之。

升麻鳖甲汤方　升麻二两，当归一两，蜀椒（炒去汗）一两，甘草二两，鳖甲（炙）手指大一片，雄黄（研）半两。

上六味，以水四升，煮取一升，顿服之，老小再服取汗。

参考量　升麻20克，当归10克，蜀椒（炒出汗）10克，甘草20克，鳖甲10克，雄黄5克。水800毫升，煎取200毫升，顿服。老年人、小孩子分2次服，服后令出汗。

解词　①锦文，丝织品上的彩色花纹，此处指病人脸部有赤色斑块，如同锦纹；②身疼如被杖，指身体疼痛，如同受过杖刑而难以忍受。

原文解读　论述阴阳毒的证治及预后。阴阳毒系感染疫毒所导致的一种发斑性疾病。秦伯未先生说："阴毒和阳毒的阴阳含义，不是指寒热，也不是表里，而是从证候的表现上定出的。"①阳毒：面赤斑斑如锦纹，为疫毒侵扰，血热炽盛；咽喉痛，是疫毒侵犯咽喉；唾脓血，为热盛肉腐成脓所致。②阴毒：面目青，身痛如被杖，因疫毒入血，血滞不通；咽喉痛，为疫毒侵犯咽喉。阳毒较阴毒轻。

辨证要点及方证指征　阳毒可见面部有红色斑块如锦纹状；咽喉疼痛，咳吐脓血的。阴毒可见面色发青发黑；身疼如被刑杖打伤而难以忍受；咽喉疼痛。胡希恕、冯世纶等学者认为，阴阳毒是一种急性凶险的咽喉肿痛症，均以咽喉肿痛为主症，以毒名，言其凶暴杀人至速也。阳毒面色赤，为阳气怫郁在外；毒邪尚浅；阴毒面色青，则毒邪已深[1]。

治法　阳毒属太阳、阳明合病证。治宜解毒活血，用升麻鳖甲汤。阴毒属阳明证。用升麻鳖甲汤去雄黄、蜀椒。

方解　升麻、甘草，清热解毒；鳖甲、当归，滋阴散瘀；雄黄、蜀椒，解除疫毒。诸药合用，清热、解毒、散瘀，而治阳毒发斑。

名医解方　胡希恕教授说，升麻杀菌解毒为主药。用蜀椒以致汗，用甘草治咽痛，鳖甲当归活血化瘀，雄黄攻肿毒痈脓，故治咽喉肿痛唾脓血而宜汗者。并指出：面色赤为阳气怫郁在外，毒邪较浅，故名阳毒；面色青则毒已深，故名阴毒。不唾脓血，故去雄黄；不可使汗，故去蜀椒也[2]。

附：治带状疱疹良方（升麻鳖甲汤去雄黄加瓜蒌红花汤）

升麻60克，鳖甲30克，当归30克，甘草30克，花椒6～10克，全瓜蒌30克，红花10克。水煎服，每日1剂，一般6剂愈。

病案举例5（余传广医案）：阴阳毒

张某，女，59岁，农家妇女，2013年8月24日来诊。主诉：全身多处出现紫红色斑块伴全身困痛4天。患者全身多处出现紫红色斑块，尤以四肢及背部为多，并伴有全身困痛，今天急来门诊求治。

刻诊：患者中等身材，面色黑黄，既往有胃痛、腰腿痛史。全身多处出现紫红色斑块，以四肢及背部为多，斑块大者如鸡蛋，小者如拇指，不高出于皮肤，压之不褪色，无痛痒感，伴全身困痛。饮食、二便正常，舌质暗红，苔薄，脉沉紧。

诊断：阴阳毒病。

辨证：毒邪瘀滞肌肤。方选《金匮要略》升麻鳖甲汤。升麻30克，当归15克，花椒6克，甘草30克，鳖甲30克。3剂，水煎服。

二诊：上药服完，斑块变小变黄，身痛消失，患者自诉症状减轻70%。嘱上方再取2剂以善后。3天后患者来述：斑块全部消失，临床痊愈。

按语　《金匮要略·百合狐惑阴阳毒篇》说："阳毒之为病，面赤斑斑如锦纹……升麻鳖甲汤主之……阴毒之为病，面目青，身痛如被杖"。本案患者见全身斑块紫红，符合"面赤斑斑如锦纹；身困痛，类似身痛如被杖"，由于症状与阴阳毒病相吻合，故诊为阴阳毒而选用升麻鳖甲汤，用药5剂而迅速痊愈。本案之所以取得捷效，是因打破了一般"辨证论治"的常规用药思路，选用了仲景"有是证，用是方"的"方证对应法"。

预后："五日可治，七日不可治"，主要是指早期治疗的重要性。早期治疗可预防疾病的传播，亦可防止病进一步发展和加重。早期治疗，邪未盛，正未衰，易治；延误日久，邪未解，正已衰，难治。

本病属疫毒所致的发斑性疾病。现代医学的猩红热、红斑狼疮、紫癜病、流行性出血热、丙肝并发出血性紫癜等，均可见到此证。

参考文献

[1]冯世纶．经方传真：胡希恕经方理论与实践．北京：中国中医药出版社，1994

[2]段治钧，冯世纶，廖立行．胡希恕医论医案集粹．北京：中国中医药出版社，2014

疟病脉证并治第四

病名含义

疟疾　以寒战壮热，休作有时，脉弦为特征的一种疾病。一日发作一次者称一日疟；两日发作一次者称间日疟；三日发作一次者称三日疟。本病若治疗不及时或治疗不当，反复发作，邪气深入与痰饮、瘀血互结则可成为疟母。本篇按脉证和寒热多少的不同，分为瘅疟、温疟、牝疟、疟母四类。

一、脉象与基本治法

原文1　师曰：疟脉自弦，弦数者多热，弦迟者多寒，弦小紧者下之差，弦迟者可温之，弦紧者可发汗、针灸也。浮大者可吐之，弦数者风发也，以饮食消息止之。

解词 ①风发，指感受风邪而发热。②饮食消息止之，指适当的饮食调理。

原文解读 论述疟病的脉证与基本治法。①疟脉自弦：疟脉固弦，但据临床观察，弦脉多见于寒战期，高热期则多转为洪大或滑数。临床当依据证候特点，脉证合参。②脉象与治法：疟症寒热休作有时，病在少阳，故脉自弦。弦而数，属热，如温疟、瘅疟，宜清法；弦而迟，多寒，如牝疟，宜温法；弦小紧，多兼食滞，宜下法；弦而紧，偏于表寒，宜发汗或针灸；兼浮大，病在上，可用吐法；弦数多热，必耗胃津，用甘寒饮料养胃津。

二、证治

（一）瘅疟

原文3 师曰：阴气孤绝，阳气独发，则热而少气烦冤，手足热而欲呕，名曰瘅疟。若但热不寒者，邪气内藏于心，外舍分肉之间，令人消铄肌肉。

解词 ①烦冤，指烦闷不舒，难以言状。②瘅（dàn）疟，瘅，热也。指表现为但热不寒的疟疾。③分肉，指肌肉外层（皮下脂肪）与内层（肌肉组织）之间。④消铄肌肉，指阳热之邪灼伤阴液，耗损肌肉。

原文解读 论述瘅疟的病机及证候。这条疑非仲景之作。"若但热不寒者，邪气内藏于心，外舍分肉之间，令人消铄肌肉"是《内经》条文。胡希恕教授认为是王叔和添加的内容。①证候与病机：因素体阳盛阴虚，邪热耗灼，阴气更竭，但热不寒；热盛伤气，少气烦冤；热盛伤胃，胃气上逆，恶心欲呕；四末为诸阳本，热盛，手足热；内外俱热，阴液愈伤，肌肉消损；内外热炽，阴亏阳盛，瘅疟。②本证的治法：以清热生津为主，可酌用白虎加参、竹叶石膏类方。

（二）温疟

原文4 温疟者，其脉如平，身无寒但热，骨节疼烦，时呕，白虎加桂枝汤主之。

白虎加桂枝汤方　知母六两，石膏（碎）一斤，甘草（炙）二两，粳米二合，桂枝三两。

上锉，每五钱，水一盏半，煎至八分，去滓，温服，汗出愈。

参考量　知母60克，石膏160克，炙甘草20克，粳米100克，桂枝30克。上药为粗末，每次15克，水一杯半，煎至大半杯，温服，令汗出则愈。

原文解读　论述温疟的证治。本证属温疟，见脉浮滑略弦，发热，关节疼痛，有时呕吐。温疟为里热炽盛，表有寒邪，热多寒少其脉如平（不弦而滑数）内热炽盛，挟有表寒，则但热无寒（微恶寒）；外邪束表，经气不利，见骨节疼烦；气冲热壅，胃失和降，则见时呕。

本证实际上具备了白虎汤证和桂枝汤证。"身无寒但热"是白虎汤证，可兼烦躁、口渴、高热等；"骨节疼烦"为桂枝汤证，应兼恶风、汗出而不透等。

辨证要点及方证指征　①发热较高、身无寒但热、口渴；②骨节烦疼、恶风、汗出不彻、有时呕吐；③舌质暗红，脉浮滑略弦或浮洪。

病机　里热炽盛，挟有表寒，热多寒少。属阳明太阳合病证。

治法　清热生津兼解肌发表。用白虎桂枝汤。

方解　白虎汤，清热生津；桂枝，解肌发表。

名医解方　胡希恕教授指出，身无寒但热，为热在里；骨节疼烦，时呕，为邪在表。本方两解表里，故主之。

临床应用　本方临床多用于风湿、类风湿关节炎属风湿热痹；外感热病邪热入里，表邪未解，而见本方证者。

鉴别　瘅疟、温疟均属疟证偏热。①瘅疟是表里皆热，但热不寒，兼少气烦冤，手足热而欲呕，气阴两伤（重），用白虎加人参汤。②温疟为里热表寒，热多寒少，身热微寒，骨节疼烦，时呕，挟有表寒（轻），用白虎加桂枝汤。

（三）牝疟

原文5　疟多寒者，名曰牝疟，蜀漆散主之。

蜀漆散方　蜀漆（烧去腥）、云母（烧二日夜）、龙骨，等份。

上三味，杵为散，未发前，以浆水服半钱。

解词　牝疟，牝者，阴也。故多寒名曰牝疟。

原文解读　论述牝疟的证治。牝疟为素体阳虚，复因疟邪痰阻所致。素体阳虚，阳不外达，则邪留阴分多素有痰饮，阳为饮阻，故牝疟见寒多热少。

辨证要点及方证指征 寒冷多，发热少，寒冷发作时，冷得发抖，冷后发热时，热象不剧。

病机 素体阳虚，痰饮阻滞。

治法 祛痰截疟，助阳安神。方用蜀漆散。

方解 蜀漆，祛痰截疟；云母、龙骨，助阳镇逆、安神。发病前1～2小时服。

注：牝疟寒多热少或但寒不热者，用柴胡桂枝干姜汤要比蜀漆散好，故用柴胡桂枝干姜汤的机会更多。本方是厥阴病方，治寒热错杂、厥热往复效果好。

名医解方 胡希恕教授说，《金匮要略·疟病脉证并治》附《外台秘要》柴胡桂枝干姜汤方曰"治疟寒多有微热，或但寒不热，服一剂如神"。这个"多寒少热"或"或但寒不热"都现的是柴胡证。本方治疟只要符合柴胡桂枝干姜汤的病机，的确是其用如神。我有个朋友在江西行医，跟我说，"我就用这个方子治疟疾，真好使，就用这么一个方子加加减减就可以了"。本方针对的是身无力，胸胁满，心下这个地方觉得堵，有结滞，但是不厉害，还有一点拒按，但不像阳明病实结那个样子，身上没有汗，光脑袋出汗，这就是气上冲、表不解的情况。凡此用它就可以。吃这个药要注意，头一次吃会发烦，烦是因汗出不彻的缘故，再吃汗就出来了，病也就好了。这个方子，在治疟疾时，用的机会挺多[1]。

（四）疟母

原文2 病疟，以月一日发，当以十五日愈；设不差，当月尽解；如其不差，当如何？师曰：此结为癥瘕，名曰疟母，急治之，宜鳖甲煎丸。

鳖甲煎丸方 炙鳖甲十二分，乌扇三分，黄芩三分，柴胡六分，鼠妇（熬）三分，干姜三分，大黄三分，芍药五分，桂枝三分，葶苈（熬）一分，石韦（去毛）三分，厚朴三分，牡丹五分，瞿麦二分，紫葳三分，半夏一分，人参一分，䗪虫（熬）五分，炙阿胶三分，蜂房四分，赤硝十二分，蜣螂（熬）六分，桃仁二分。

上二十三味为末，取锻灶下灰一斗，清酒一斛五斗，浸灰，候酒一盏半，着鳖甲于中，煮令泛烂如胶漆，绞取汁，内诸药，煎为丸，如梧子大，空心服七丸，日三服。

原文解读 论述疟母的形成及证治。疟疾经过一定时日，可能正胜邪却而自愈。但正虚者迁延日久，反复发作，可发展为疟母。疟疾发作日久，正衰，疟邪与痰血互结，形成痞块，居于胁下，发为疟母。

辨证要点及方证指征 疟疾日久，胁下或上腹部出现肿块癥积（肝脾肿大），按之不移，有压痛或无压痛。

病机 气滞血瘀、痰阻。

治法 软坚消癥、化痰散结。方用鳖甲煎丸。

临床应用 鳖甲煎丸具有软坚活血，消癥化积之效，凡血瘀气滞所致的癥瘕痞块均可用。临床上用其治肝脾肿大属气滞血瘀者疗效可靠。

参考文献

［1］段治钧，冯世纶，廖立行. 胡希恕医论医案集粹. 北京：中国中医药出版社，2014

中风历节病脉证并治第五

病名含义

中风 因人体气血亏虚，感受风邪引起。以猝然昏倒，不省人事，伴口眼㖞斜，半身不遂，或不经昏仆而㖞僻不遂为主症。本证与伤寒太阳中风名同实异，不可混淆。

历节 由正气虚弱，外邪侵入所致，以疼痛遍历关节为主症。

一、中风病

（一）脉证与鉴别

原文1 夫风之为病，当半身不遂；或但臂不遂者，此为痹。脉微而数，中风使然。

原文解读 论述中风的脉证及与痹证的鉴别。①中风的主症以猝然昏倒，不省人事，伴口眼歪斜，半身不遂，或不经昏仆而喎痹不遂为主症。②中风与痹证的鉴别：肢体运动障碍方面，中风为半身不遂（半身偏废，不知痛痒），重；痹证但痹不遂（肢体局部，疼痛难伸），轻。尤在泾说："风彻于上下，故半身不遂；痹闭于一处，故但臂不遂。"神志、语言、五官方面：中风为神昏或不昏，语言不利，口眼歪斜；痹证则神志如常，语言流利，五官端正。③中风的脉象：中风属内虚邪中。脉微，提示气血不足；脉数，为邪气有余。

（二）成因与辨证

原文2 寸口脉浮而紧，紧则为寒，浮则为虚，寒虚相搏，邪在皮肤；浮者血虚，络脉空虚，贼邪不泻，或左或右，邪气反缓，正气即急，正气引邪，喎僻不遂。邪在于络，肌肤不仁；邪在于经，即重不胜；邪入于腑，即不识人；邪入于脏，舌即难言，口吐涎。

解词 ①喎僻，指口眼喎斜。②重不胜，指肢体重滞，不易举动。

原文解读 论述中风病的病机及在经络脏腑的不同见症，为中风病的总纲。本条分为两段讨论。①"寸口脉浮而紧……喎僻不遂"，从脉象说明中风的病因病机。寸口脉浮，正气虚于内；脉紧，风寒中于外。风邪乘虚入内，受邪侧，经脉为邪气所闭而松弛不用；无邪侧，血气仍畅行，故相对拘急。缓为急引，喎僻不遂。所以，口眼歪斜，邪在左，向右歪；邪在右，向左歪。②"邪在于络……口吐涎"，说明中络、中经、中腑、中脏的症状。邪在于络，营气被阻，不达肌表，肌肤不仁（轻）；邪在于经，气血受阻，肢体失荣，即重不胜（重）；邪入脏腑，脏腑功能失常，神气被闭，不识人，难言，口吐涎（最重）。以上只能表明中风病情的轻重浅深，并不能说明风邪中人有一定规律可循。

注：本书论述中风有论无方，可能因年代久远，传抄遗失。

1. 防己地黄汤

原文 防己地黄汤，治病如狂状，妄行，独语不休，无寒热，其脉浮。

防己一分，桂枝三分，防风三分，甘草二分。

上四味，以酒一杯，渍之一宿，绞取汁，生地黄二斤，切碎，蒸之如斗米饭久，以铜器盛其汁，更绞地黄汁，和分再服。

参考量　防己10克，桂枝30克，防风30克，甘草20克。上药用酒一杯，浸泡一宿，滤取药汁；另用生地黄340克切碎，蒸约3～4小时，轧榨并滤取地黄汁，与上药汁混合，分2次服。现在多用上方比例水煎分2次服。

解词　①妄行，指行为反常。②独语，独自一人胡言乱语。

原文解读　论述血虚火盛，精神行为失常的证治。本证由于阴血虚而火盛，不能滋潜风阳，风阳上扰所致。血虚火盛，风阳上扰，见神志错乱，病如狂状；

气涌痰逆，痰浊迷心，则精神错乱，独语不休；没有表证，故身无寒热；阳气外盛，则脉浮有力。

辨证要点及方证指征　①精神行为失常，认知、运动功能障碍，独自一人胡言乱语，肢体舞动，震颤；②不发冷,发热；③舌红少苔，脉浮大无力或弦细数。

病机　阴血虚而风热上扰。属血虚里热重，表热轻的太阳、阳明合病兼血虚血瘀之癫狂、精神神经障碍。

治法　养血清热，息风。方用防己地黄汤。

方解　重用生地黄，滋阴降火，养血息风；桂枝、防风、防己，透表散热，通络去滞；甘草，养胃益阴泻火。

名医解方　黄仕沛老中医认为，防己地黄汤治"病如狂，妄行，独语不休"，可治中风患者的认知、运动功能障碍及精神症状，由此引起的谵妄、乱语、肢体舞动、嘴巴抖动均有效。并提出，百合地黄汤、防己地黄汤均治精神异常，均重用生地黄，说明生地黄对阴津亏耗所致的精神神经障碍有效[1]。

临床应用　本方有滋阴养血祛风作用，可用于阴血虚之人感受风邪，邪热上扰心神引起的神志错乱，独语不休，肢体抖动、震颤及癫狂痫、脏躁等精神行为失常等疾病。

名家医案1（黄仕沛医案）：皮疹痴呆双手舞动

利某，女，84岁。有高血压、糖尿病史，数年前开始出现近事遗忘，但对答尚切题。CT示多发腔梗、动脉硬化。一年前不慎跌倒致左股骨髁上骨折长期卧床；3个月前因护理不当出现骶尾部褥疮，褥疮逐渐增大；一月前开始出现双手不自主舞动。

2009年12月17日因褥疮来我院住院，当时见其全身皮肤干燥开裂，两额及双手潮红，全身散在红色皮疹，以下腹及骶尾、腹股沟内为主，骶尾部褥疮。

予甘草泻心汤治之，处方：甘草30克，黄芩15克，黄连6克，党参30克，大枣15克，干姜6克。

4剂无效，皮疹有增无减，两颧及双手通红。

12月20日查房，见其双手十指型似兰花，撮空舞动而无休止，结合本患者高龄，长期卧床，既往CT示多发腔梗、动脉硬化，近年有认知功能下降，一个月前开始出现双手不自主舞动的病史，考虑此乃血管性痴呆引起的行为异常。患者虽有褥疮、皮疹，无明显渗液，非甘草泻心汤证也。全身皮肤干燥开裂，双颧及双手潮红，一派阴津亏耗之象，故当以大剂生地黄治之。

以百合地黄汤，更加苦参。处方：百合45克，生地黄90克，甘草30克，苦参15克。

4剂，两颧及双手潮红减轻，双手舞动有所减少。

12月25日考虑皮疹已明显减少，遂专任防己地黄汤：防己24克，生地黄90克，甘草30克，防风24克，桂枝12克。

4剂，两颧及双手已无潮红，双手无不自主舞动，皮疹亦明显减少。

仲景治疗精神异常多使用大剂量的鲜地黄，百合地黄汤用生地黄汁一升，防己地黄汤用生地黄2斤就是其中的代表方。患者一派阴津亏耗之象，使用鲜地黄更为合适。

按语　百合地黄汤出自《金匮要略》。百合病的精神症状表现复杂多变，"如有神灵"。该方由百合七枚，生地黄汁一升组成。

防己地黄汤出自《金匮要略·中风历节病脉证并治》，"治病如狂，妄行，独语不休，无寒热，其脉浮"。组方：防己一分，桂枝三分，防风三分，甘草一分。上四味，以酒一盏，浸之一宿，绞取汁，生地黄二斤，切碎，蒸之如斗米饭久，以铜器盛其汁，更绞地黄汁，和分再服。

两方均主治精神异常之证，均用生（鲜）地黄。故黄师认为防己地黄汤可治中风患者的认知功能障碍及精神症状。

2. 风引汤

原文 除热瘫痫。

风引汤方 大黄、干姜、龙骨各四两，桂枝三两，甘草、牡蛎各二两，寒水石、滑石、赤石脂、白石脂、紫石英、石膏各六两。

上十二味，杵，粗筛，以韦囊盛之，取三指撮，井花水三升，煮三沸，温服一升。大人风引，小儿惊痫瘈疭，日数十发，医所不疗，除热方。

参考量及用法 本方目前用法分散剂与汤剂两种。①散剂：按原方比例制成散剂，成人每次冲服5～10克，每日2～3次。②汤剂：大黄、干姜、龙骨各40克，桂枝30克，甘草、牡蛎各20克，寒水石、滑石、赤石脂、白石脂、紫石英、石膏各60克。上药碾为粗末，每次取30～40克，水600毫升煎至200毫升，顿服，每天2次。

解词 ①瘫痫，瘫指半身不遂；痫指癫痫病。②井花水，指清晨最先抽取的井泉水。

原文解读 论述阳热内盛，风邪内动的证治。大人风引（面红目赤，神志昏迷），由于风热内侵，或盛怒不止，阳热亢甚，上逆于头。小儿惊痫瘈疭，是热伤阴血，不能滋养筋脉，故抽搐；热盛炼液成痰，故见惊风癫痫。热瘫痫，因气血不行于四肢，则瘫痪不能运动。凡阳热炽盛，血热上升，引起中风瘫痪、癫痫、小儿惊风等，皆可用风引汤。

辨证要点及方证指征 本条应抓住热、风、动三字。①面红，大便干结；②头痛眩晕，半身不遂，惊痫、抽搐、狂症、小儿躁动症等；③舌红苔黄，脉滑或滑数。

病机 阳热内盛，风邪内动。属太阳、阳明合病证。

治法 清热降火，镇惊息风。方用风引汤。

方解 龙骨、牡蛎、赤石脂、白石脂、紫石英，平肝息风，重镇潜阳；石膏、寒水石、滑石，辛寒清热，泻火降逆；大黄、桂枝，泻血分实热，降冲逆；干姜、甘草，暖胃和中，制诸石之寒。

注：寒水石有两种，盐的苦水凝固之物，称凝水石，效好；另一种为方解石，无效。

名医解方 胡希恕说，本方可治疗破伤风等引起的实热性痉挛、瘛疭[2]。刘志杰先生说："这个病情，就是该升的不升，该降的不降，都逆到上面了，所以他用了大量的石类药重镇，配合桂枝干姜来提升。经方都有个特点，就是反佐。这个方子是以清热降逆为主，又照顾到太阴的寒饮不化。同时用龙牡来镇精神魂魄，龙骨涩中有散，牡蛎散中有降。总之，是重降阳明，温化水饮，交通阴阳营卫，通彻表里。"并认为，"用这个方子，只要抓住顽固，发作频繁，有阳明实证，夹杂太阴虚寒。寒水石可用磁石代"[3]。姜宗瑞先生认为，乙脑及各种原因引起的脑炎，以发热、呕吐抽搐、昏迷、病死率高为特点，纵观《伤寒论》全篇，找不到相应的记载，但《金匮要略》和《外台秘要》中倒有相关论述。风引汤：除热瘫痫。方后小注："治大人风引，小儿惊痫瘛疭，日数十发，医所不疗，除热方。"

单据上述记载，断为脑炎似有些牵强，因上述症状也可能是热惊风。在结合《外台秘要》，除发热、抽搐外，尚有发病率高、死亡率高等特点，就不是一般热惊风所能解释。《外台秘要》卷十五："崔氏疗大人风引，少小惊痫瘛疭，日数十发，医者不疗，除热镇心紫石英汤方：紫石英、滑石、白石脂、石膏、寒水石、赤石脂各八两，大黄、龙骨、干姜各四两，炙甘草、桂心、牡蛎各三两，右十二味捣筛，盛以韦囊，置于高凉处，大人欲服乃取水二升，先煮两沸，内药方寸匕，又煮取一升二合，滤去滓，顿服之。少小未满百日服一合，热多者，日二三服，每以意消息之。无紫石英，或紫石英贵者可除。永嘉二年，大人小儿频行风痫之疾，得发例不能言，或发热，半身掣缩，或五六日，或七八日死。张思惟合此散，所疗皆愈。忌海藻、菘菜、生葱。"

据以上记载，我们基本认定，风引汤证就是脑炎[4]。

临床应用 凡痰火引起的癫痫症、中风、癔症、痉症、抽搐、狂症、小儿惊风、小儿躁动症等，皆可用本方加减。

注：本方对小而癫痫偏热者疗效较好，尤其是难治性癫痫有效。对小儿高热惊厥屡发者，可口服羚羊勾藤汤，冲服风引汤制散，疗效肯定。

名家医案2（赵正俨医案）：风引汤加味治癫症

1958年3月13日，一名3岁女孩来诊，其母述：女孩患癫痫一年余，屡治不愈，现发作已十余天，日发5、6次，发时昏不知人，口吐涎沫，二目上视，手足抽搐，时呼叫。舌质红、苔黄腻，面部潮红，指纹青紫，脉滑数。诊为阳痫，用风引汤加味。大黄3克，龙牡各10克，生石膏、滑石、寒水石、赤石脂、白石脂、紫石英各10克，干姜、桂枝各3克，石菖蒲、远志、天竺黄各5克，胆南星4克，郁金5克，朱砂（分冲）0.5克，布包水煎服。3剂后，发作停止，继服3剂，研粉，每日20克，布包水煎，分2次服。随访一年未复发。

注：本方对小儿癫痫偏热者效好，成人者效差。

病案举例1（朱培府医案）：脑震荡

金某，男，31岁，2013年10月26日来诊。半月前出车祸，伤及头部、腰部，当即昏迷，送某医院急救，诊为"脑挫伤"并脑震荡，半月后出院，遗留头痛眩晕，因患者在南方打工，只得电话问诊。

自诉半月来头晕恶心，只能静卧，稍一活动即天旋地转，饮食、二便均需人伺候，口不渴，汗出不多，无明显怕冷怕热，饮食可，大便成形，但解之困难，小便稍黄，血压140/90mmHg。

处以风引汤原方2剂，加代赭石150克，共为细末，每次10克，日3次，黄酒加温开水送服。

2日后起效，一周后能自行翻身，半月独自起床如厕，一月后恢复正常。并且以前喝酒就头痛之旧疾也随之痊愈。

按语　风引汤的作用是"除热、瘫、痫"，现代多用其治中风、癫痫等痉挛性疾病，用于治疗脑震荡的报道不多。邹孟城《三十年临证探研录》曾谈及单味赭石粉重用治疗脑震荡效果好，先生用本方合重用赭石治疗脑震荡的经验值得借鉴和学习。

3. 头风摩散

原文　头风摩散方：大附子（炮）一枚，盐等分。

上二味，为散，沐了，以方寸匕，已摩疾上，令药力行。

原文解读　论述头风的外治法，本方适用于头痛脉滑者，中风，风脉虚弱也。

辨证要点及方证指征　本方对寒性发作性头痛，如血管性头痛，见头痛恶风或遇冷更甚，伴头汗。此外，对肢体麻木，中风偏瘫等都有效。属太阴病证。

注：本方对头部疼痛，轻轻触摸到疼痛处的头发也会出现疼痛者效果较好。

用法：炮附子、青盐各30克，共为细末。嘱剪去头发，先用热水洗头，或毛巾热敷局部，然后置药末于手心，在患部反复搓摩，5分钟后，局部肌肤有热辣疼痛感，继续搓摩少许，疼痛消失，仅感局部发热，甚感舒服，数次即愈。本方对肩周麻凉、下肢麻凉均有效。

二、历节病

诊断依据：即现代医学的类风湿关节炎，诊断依据有三。

一是四肢多个小关节或大关节对称性肿痛，甚则变形，活动障碍；二是病情顽固，不易恢复，有晨僵现象；三是中期以后多见肌肉消瘦，关节肿大等。

（一）病因病机

1. 肝肾不足，水湿内侵

原文4　寸口脉沉而弱，沉即主骨，弱即主筋，沉即为肾，弱即为肝。汗出入水中，如水伤心，历节黄汗出，故名历节。

解词　①如水伤心，指水湿伤及血脉。②黄汗，指历节病的关节痛处汗出色黄，故曰"历节黄汗出"。与黄汗病的汗出色黄，遍及全身者不同。

原文解读　论述肝肾不足、水湿内侵是历节病的一种成因。内因，寸口脉沉，为肾气不足；弱，是肝血不足；外因，汗出入水中，寒湿外侵。内因肝肾不足，外因寒湿外侵，郁久化热，伤血脉，侵骨节，关节疼痛出黄汗，即历节病。

2. 阴血不足，风邪外袭

原文6　少阴脉浮而弱，弱则血不足，浮则为风，风血相搏，即疼痛如掣。

解词　少阴脉，指肾脉，在足内踝后跟骨上动脉陷中的太溪穴。

原文解读　论述阴血不足，外受风邪是历节病的成因之一。少阴为心、肾，脉弱是气血不足；浮为风邪外袭；风血相搏，经脉闭阻，关节掣痛，发为历节病。

3.气虚湿盛，汗出当风

原文6 盛人脉涩小，短气自汗出，历节疼不可屈伸，此皆饮酒汗出当风所致。

解词 盛人，指体虚肥胖之人。

原文解读 论述气虚湿盛，酒后汗出当风导致历节病。盛人脉涩小，短气自汗出，形盛气衰之体，腠理不固，风邪外袭，加之酒后汗出当风，风与湿内外相搏，留于肌肉关节，阻滞气血运行，则历节不可屈伸。总之，历节病内因肝肾气血不足；外因汗出入水、风邪外袭。外因决定于内因。

注：本病相当于现代的类风湿关节炎，治疗时注重内因，在抗风湿药的基础上，注意补肝肾气血（如鹿胶、龟胶等）。

（二）证治

1.风湿历节

原文8 诸肢节疼痛，身体魁羸，脚肿如脱，头眩短气，温温欲吐，桂枝芍药知母汤主之。

桂枝芍药知母汤方 桂枝四两，芍药三两，甘草二两，麻黄二两，生姜五两，白术五两，知母四两，防风四两，附子（炮）二枚。

上九味，以水七升，煮取二升，温服七合，日三服。

参考量 桂枝40克，芍药30克，甘草20克，麻黄20克，生姜50克，白术50克，知母40克，防风40克，炮附子20克。水1400毫升煎取400毫升，每服140毫升，日3服。

解词 ①身体魁羸，指关节肿大，身体瘦弱。②脚肿如脱，指两脚肿胀，像要和身体脱离一样。③温温，指心中郁郁不舒。

原文解读 论述风湿历节的证治。诸肢节疼痛（全身关节疼），因风湿搏结于关节；身体魁羸（虚弱消瘦关节变形），因正虚肌肉失养；脚肿如脱（足部疼痛独脚肿大），是湿邪下注；头眩短气欲吐，因寒湿挟饮邪上冲。本证属历节病风湿偏盛，日久正虚。

辨证要点及方证指征 ①关节症状：全身多个关节剧烈疼痛伴关节肿大、变形、晨僵、下肢及两足浮肿、麻木；　②全身症状：面色暗黄或有浮肿，身体虚弱消瘦，恶风发热、有汗或汗少；　③水气上冲表现：头晕目眩短气，胃中泛泛欲吐。本证常见于风湿性或类风湿关节炎。特点是疼痛较剧，关节肿大明显，常有关节红肿热痛和灼热感，且伴有全身表现虚寒而发热者即可考虑本证。

病机　历节病风湿偏盛，日久正虚。属少阴、太阴合病证。

治法　祛风除湿，温经散寒，佐以滋阴清热。方用桂枝芍药知母汤。

方解　麻黄、桂枝、防风，温散表湿；白术、附子，助阳除湿；知母、芍药，养阴清热；生姜、甘草，和胃调中。

名医解方　胡希恕教授说，桂枝汤增桂姜、去大枣，另加麻黄防风发汗解表，复用术附以逐湿痹，知母以消下肢肿，故以治风湿关节痛肢体肿而气冲呕逆者。并说，慢性关节炎下肢肿痛者，用本方有良验，并以本方加石膏治年余不解的风湿热得奇效。又以本方合桂枝茯苓丸，治疗下肢肿的脉管炎亦验。本方之治验，尚有腿痛水肿，头亦经常痛，多时不愈者；风湿性皮肌炎，下肢在夜间剧痛，不能安眠者；周身关节痛，有水肿，胸胁胀，时嗳气久治不效者等。有时初服此方会出很多小红点，再服则疹消退[2]。

临床应用　本方为风湿和类风湿关节炎的常用方，尤其是反复发作，日久不愈，风湿仍在，且欲化热，更兼正虚者，常用本方加减。

名家医案3（胡希恕医案）：足跟痛

徐某，男，19岁。初诊日期1966年2月15日。左足肿痛已五六年，近两年加重。经拍X光片，证实为跟骨骨质增生。现左足肿痛，怕冷，走路则疼甚，口中和，不思饮，苔薄白，脉沉弦。此风湿属太阳少阴合病，为桂枝芍药知母汤方证：桂枝4钱，麻黄2钱，白芍3钱，知母4钱，生姜4钱，川附子2钱，防风4钱，苍术4钱，炙甘草2钱。

结果：上药服七剂，左足跟痛减，走路后仍痛，休息后较治疗前恢复快。增川附子为三钱继服，一个月后左足跟肿消，疼痛已不明显。

注：桂枝芍药知母汤对下肢肿痛尤其是伴有足肿者效好。

名家医案4（大塚敬节医案）：慢性风湿性关节炎

患者为62岁男性，1936年8月14日来诊。身体瘦弱，皮肤干而粗糙，一种枯燥无光泽的状态。发病在今年的4月，全身关节逐个出现疼痛，终于不能屈伸，甚至到了自己不能翻身的地步。四肢关节肿胀，脉微弱，手指易发冷。针对这样的症状，投予桂枝芍药知母汤治疗，渐渐的手指能够自由的屈伸，到了年底已可以行走了。

2. 寒湿历节

原文10 病历节，不可屈伸，疼痛，乌头汤主之。

乌头汤方 治脚气疼痛不可屈伸。

麻黄、芍药、黄芪、炙甘草各三两，川乌（切碎，以蜜二升，煎取一升，即出乌头）五枚。

上五味，咬咀四味，以水三升，煮取一升，去滓，内蜜煎中，更煎之，服七合，不知，尽服之。

参考量及用法 麻黄、芍药、黄芪、炙甘草各30克，川乌16克。用蜂蜜400毫升，将川乌放入蜜中煎至200毫升，滤出蜜汁；麻黄、芍药、黄芪、炙甘草用水600毫升煎取200毫升，滤出药液；将煎出之药液与蜂蜜液混合后更煎至200毫升。先服140毫升，若服后觉唇舌麻木为"知"。若无此感觉（不知），则"尽服之"即把所剩的1/3的药液全部服下，以"知"为度。

原文解读 论述寒湿历节的证治。历节，不可屈伸疼痛，是寒性收引凝滞，寒湿痹着关节，气血痹阻。以方测证，当有痛处凉，得热减，舌淡苔白，脉沉紧。

注：本条的脚气，非现代的脚气病，而指神经痛、关节炎，即以下肢疼痛、麻木为表现的足部疾病。

辨证要点及方证指征 ①关节疼痛剧烈，不能屈伸，局部皮色不变，痛处凉，得热减；②舌淡苔白，脉沉紧。

病机 寒湿留着经脉关节，痹阻不通，气血运行不畅。属少阴病证。

治法 温经散寒，逐湿止痛。方用乌头汤。

方解　乌头，大热大毒，温经祛寒湿；麻黄，散寒通痹，使邪从表出；黄芪、芍药，补敛固表，防亡阳之变；甘草、蜂蜜，缓急止痛，解乌头之毒。诸药合用，温经散寒止痛，使邪祛而正不伤。用于骨关节病、肿瘤等有全身疼痛，关节屈伸不利、四肢厥冷而脉沉紧者。

名医解方　刘志杰先生说，乌头有两种用法，一种是入汤药，生乌头打碎，用蜂蜜煎，然后去滓，兑入汤药，可以解毒缓药性。一种是入散剂，直接用生乌头粉碎入药，小量服用，逐渐加量，出现嘴麻，病处出汗止痛，就到量了。它是治疗类风湿的唯一选药，你不敢用，就别治类风湿[3]！

临床应用　凡属寒湿性关节炎发作，腰腿痛、胸胁痛、痛经等各种痛证有剧痛、恶寒喜暖或夜间发作者，皆可用本方加减。

鉴别　①桂芍知母汤：风湿，以发热，关节肿痛为主。通阳和阴行痹祛风除湿。②乌头汤：寒湿，关节剧痛，不可屈伸。温经散寒，逐湿止痛。

病案举例2：痹证（腰椎间盘突出症）

张某，男，59岁。2012年9月7日来诊。半月前因背土豆扭伤腰部，后出现腰痛，转侧活动加重，伴左股部外侧沿坐骨神经分部区疼痛，局部发凉，麻木，活动受限，急来就诊。余辨为寒湿痹阻型，用阳和汤合麻附细辛汤5剂，用后症状稍减。复诊时，患者诉："左侧自髂部以下凉麻酸困疼痛，活动后疼痛加剧，局部凉甚"。余查其脉沉紧，舌质淡苔薄。辨为寒湿痹阻经络之重症，用乌头汤合顽痹汤、活络效灵丹化裁。生黄芪30克，赤、白芍各30克，麻黄10克，炙甘草30克，生川乌（加蜜先煎2小时）15克，附片（加蜜先煎2小时）20克，桂枝18克，川牛膝20克，当归15克，丹参30克，乳香12克，没药12克，皂刺30克，山萸肉20克，木瓜15克，鸡血藤15克，灵仙15克，全虫（冲）6克，蜈蚣（研冲）2条。3剂，水煎服。

10日二诊：疼痛发凉消失，仍感局部麻木，上方附子加为30克，仍取2剂。水煎服。上药用完，凉麻疼痛等诸症消失，临床痊愈。随访至今，体健如初。

按语　患者原患腰椎间盘突出症，此次因负重而复发。见髂部以下凉麻酸困疼痛，脉沉紧，舌质淡苔薄，辨为寒湿痹阻经络。方用乌头汤散寒开痹；顽痹汤、活络效灵丹活血通络止痛。由于药合证、机，故5剂而痊。

附：仲景对附子的用法

亡阳急证，用生附子；寒湿疼痛，用炮附子；沉寒剧痛，肢冷汗出，用乌头。

注意：关于乌头附子的用法及中毒的处理：服用乌头附子后，唇舌肢体麻木，甚至昏眩吐泻，应加注意。若脉搏、呼吸、神志无变化，为"暝眩"反应，为有效；若呼吸、脉搏加快，脉搏有间歇，甚至神昏，为中毒，应及时抢救。

李可老中医说："仲景方中，乌、附大多生用，用量之大，古今少有。何以保证无害？全在经方的配伍、炮制与煎服方法上见真谛"。以《金匮》乌头汤为例：方中麻、芍、芪、草各3两，川乌5枚，以大小平均5克计，则为25克许。炙甘草3两，折现代48克，恰为川乌之两倍。其煎服法亦寓有深意。先以蜜2升（折现代400毫升）煎川乌，煎至1升时去川乌，留蜜待用。然后全方五味药，以水三升，煮取一升去滓，与煎妥之川乌蜜混合再煎，进一步中和毒性。再看服法：服7合（140毫升，为全剂的2/3）。服药后的效果要求："不知，尽服之"。服后唇舌微觉麻木为"知"。"不知"如无此感觉，则"尽服之"即把所剩的1/3的药液全部服下，以"知"为度。一般病人，服乌头汤140毫升即有效应。体质异常者，此量不能中病。当把一剂药全部服下，方始奏效。

仲景在1700多年前，已取得了临床应用乌、附剂的成功经验。①凡乌附类方，炙甘草为乌、附之两倍，甘草善解百毒，甘缓以制其辛燥；②蜜制川乌，蜜为百花之精华，芳香甘醇凉润，善解百毒，并制其燥烈；③余药两煎取汁与蜜再煎中和毒性，使乌头之毒性降至最低而疗效不变。

李可老中医应用大剂乌、附剂的经验：①凡用乌头剂，必加两倍量之炙甘草，蜂蜜150克，黑小豆、防风各30克；凡用附子超过30克时，不论原方有无，皆加炙甘草60克，即可有效监制。炙甘草扶正解百毒，杀乌、附毒；蜂蜜补中润燥，止痛解毒。解乌头、附子毒；黑豆活血利水，祛风解毒，解药毒。《本草纲目》："煮汁……解百药之毒"；防风发表去风，胜湿止痛。《本草求原》："解乌头、芫花、野菌诸毒"。②凡剂量超过30克时，乌头剂，加冷水2500毫升，文火煮取500毫升，日分3次服，煎煮时间3小时左右，已可有效破坏乌头碱之剧毒。附子剂用于慢性心衰，加冷水1500毫升，文火煮取500毫升，日分2~3次服。危急濒死心衰病人，使用大剂破格救心汤时，则开水武火急煎，随煎随灌，不循常规，以救生死于顷刻。此时，附子的毒性，正是心衰病人的救命仙丹，不必多虑。③凡用乌头剂，必亲临病家，亲为示范煎药。病人服药后，必守护观察，详询服后唇舌感觉。待病人安然无事，方可离去[5]。

参考文献

[1] 何莉娜，潘林平，杨森荣. 黄仕沛经方亦步亦趋录. 北京：中国中医药出版社，2011

[2] 冯世纶. 经方传真：胡希恕经方理论与实践. 北京：中国中医药出版社，1994

[3] 刘志杰. 《金匮要略增补》师承课堂实录. 北京：人民军医出版社，2009

[4] 姜宗瑞. 经方杂谈. 北京：学苑出版社，2011

[5] 李可. 李可老中医急危重症疑难病经验专辑. 太原：山西科学技术出版社，2006

 # 血痹虚劳病脉证并治第六

病名含义

血痹　黄坤载曰："血痹者，血痹闭而不用也。"本病由气血不足，感受外邪导致，以肢体局部麻木不仁为主症。本病与风寒湿杂感的痹症不同，应予鉴别。

痹证　以筋骨肌肉等组织疼痛为主症（风湿性关节炎或坐骨神经痛）。现代医学的末梢神经炎、肢端静脉痉挛症等都属于本病范围。

虚劳　是虚损劳伤导致的多种慢性衰弱性疾病的总称。范围广泛，但不包括肺结核。

一、血痹

诊断依据：以肢体局部麻木不仁为主症，严重的可兼有疼痛。在四肢及其末端尤为多见。

（一）成因及轻证证治

原文1 问曰：血痹病从何得之？师曰：夫尊荣人，骨弱肌肤盛，重因疲劳汗出，卧不时动摇，加被微风，遂得之。但以脉自微涩，在寸口、关上小紧，宜针引阳气，令脉和紧去则愈。

解词 ①尊荣人，指养尊处优的人，体形肥胖，肌肉松软，容易出汗，动则少气易喘，常伴见怕风等症状。 ②骨弱肌肤盛，指体格肥胖而筋骨脆弱，形盛而体衰。

原文解读 论述血痹的成因与血痹轻症的证治。①血痹病的内因是养尊处优之人，骨弱肌肤盛，体丰少动，气虚血滞，腠理不固；外因是疲劳汗出，睡卧不时动摇，加被微风（感受外来之风邪）；体虚受风，风邪入络，血行涩滞，痹于肌表，局部麻木不仁，发为血痹。②血痹的脉象：微是阳气衰弱；涩为血滞不畅；寸口、关上（候表）小紧，外受风寒，邪气尚微，故仅寸口、关上小紧。脉象说明，本证属气虚血滞，复受风寒。③血痹轻症的针刺治疗：针刺引动阳气，使表气充足，气血畅行，邪去正安。具体针法是对局部经穴浅刺通补，或刺络放血。

按语 治血痹应注意宣通阳气。

（二）重症证治

原文2 血痹阴阳俱微，寸口关上微，尺中小紧，外证身体不仁，如风痹状，黄芪桂枝五物汤主之。

黄芪桂枝五物汤方 黄芪三两，芍药三两，桂枝三两，生姜六两，大枣十二枚。

上五味，以水六升，煮取二升，温服七合，日3服。

参考量 黄芪30克，芍药30克，桂枝30克，生姜60克，大枣8枚。水1200毫升，煎取400毫升，温服140毫升，日3服。

使用注意 ①方中黄芪用量要大，可用至60～100克，效果更好；②生姜在原方中用量独重，无汗时用量要大，可散风寒通血痹。③病在上肢加桑枝、葛根、姜黄；下肢加牛膝。④可加桃仁、红花、川芎、丹参、当归等以增强疗效。

解词 ①阴阳俱微，指营卫气血俱不足，或指脉浮取沉按俱微。②不仁，指肌肤麻木，感觉迟钝。③风痹，指以肌肉麻木和疼痛为主的疾病。

原文解读 论述血痹重症的证治。成因是阴阳俱微，营卫气血俱虚。脉象见寸口、关前候表，浮沉俱微，为阳气不足于表；尺中候里，小紧为风寒入里，伤及血液，阴血涩滞：阳气不足，阴血涩滞。症状见身体不仁，如风痹状，即肢体局部麻木不仁，或微兼酸痛；营卫气血俱虚，感受风邪，血行涩滞。"身体不仁"指肢体酸麻，关节活动不灵活，受风遇冷症状加重；"如风痹状"谓可有疼痛，但较轻微，仍以酸麻为主。本证见于末梢神经疾病和末梢循环障碍，现代用治不安腿综合征有效。

日本人大塚敬节认为本条"寸口关上微，尺中小紧"是衍文，应删去。

辨证要点及方证指征 ①肢体症状：肢体无力、活动不灵、局部麻木不仁或微兼酸痛，或肌肉萎缩；②全身表现：浮肿、自汗、恶风；③舌质暗淡、寸关部脉微弱，尺脉稍紧，或脉浮或细弱；④黄芪体质。

血痹是以肢体局部麻木和感觉迟钝及皮肤有增厚感，伴肢体轻微酸痛，关节不灵活、多汗，汗出后怕冷，遇冷风则症状加重，肤色白而肌肉松软为特点。

注：现代医学的末梢神经炎、颈椎病、糖尿病周围神经炎、雷诺病、类风湿关节炎、自主神经功能紊乱、肩周炎、坐骨神经痛、骨质增生、卒中后遗症等均可见到血痹的临床表现。

病机 营卫气血不足，风邪入络，痹阻气血。属太阳表虚证。

治法 益气通阳，和营行痹。方用黄芪桂枝五物汤。

方解 黄芪，益气固表行血；桂枝，祛风，温通阳气；芍药，和营通痹；姜枣，调合营卫。诸药合用，益气通阳行痹。

名医解方 徐忠可曰："此即桂枝汤去草加芪也，立法之意重在引阳，故去甘草之缓，不若黄芪之强有力耳。"

黄煌教授认为，本方适用于尊荣人，所谓"尊荣人"是指养尊处优的人，此种人的特点是：体胖肉松，稍一活动即汗流浃背，气喘吁吁。而且，对风寒特别敏感，稍一受凉即关节疼痛，活动受限；稍坐一会，又身体麻木。所谓血痹，多指中老年人常见的心脑血管疾病及骨关节退行性病变，如高血压、动脉硬化、冠心病、心绞痛、椎-基底动脉供血不足等。这些病变用本方的机会多，尤其是那些身体较胖，肌肉松软，一动就气喘，两下肢浮肿对折者，多有效果[1]。

临床应用　现代应用于以肢体麻木不仁或感觉减退或异常的疾病，以及肢体无力、疼痛、运动障碍、肌肉萎缩类疾病。如末梢神经炎、不安腿综合征、糖尿病周围神经病变、坐骨神经痛、面神经炎、颈椎病、雷诺病、肩周炎、骨质增生、卒中后遗症、肢端血管舒缩功能障碍、类风湿关节炎、半身无汗、周期麻痹等。

鉴别　血痹与风痹的鉴别。①风痹，以肢节疼痛为主，兼酸困之感。②血痹，以肢体局部麻木不仁为主，不痛或微痛。

本条与上条病情鉴别。①上条，感邪轻，脉只寸关小紧。②本条，感邪较深，尺中亦见小紧（指寸关尺皆紧）。虚象更甚，首示"阴阳俱微"。故本条较上条病情重。

病案举例1：血痹（末梢神经炎）

患者，王某，女，48岁，商洛人。2002年7月来诊。因胃病口服"利特灵"一周后，引发四肢末梢对称性麻木，肌肉无力2年，在商洛市人民医院两次住院按"末梢神经炎"给予维生素B$_1$、维生素B$_{12}$等肌注口服，中西药间断治疗2年病情不见缓解，其女婆家在笔者邻村，见其母久治无效，特领至本所就诊。

刻诊：患者自诉，四肢末梢（双手自腕，双足至踝以下）麻木不知痛痒，气短乏力，不耐疲劳，体困身倦，食纳减少，余观其面色清瘦㿠白，四末梢凉，肌肉轻度萎缩，舌质淡苔薄，脉缓弱无力。

辨证为阳气不足，营卫不和，复感风邪，营血运行不畅，痹阻肌肤所致。治以黄芪桂枝五物汤益中气、和卫阳而畅营血。黄芪50克，桂枝15克，赤、白芍各15克，生姜15克，大枣7枚，鸡血藤30克，地龙10克，桃仁10克，红花6克，豨莶草30克。水煎服，5剂。

上药服5剂，患者自感全身渐觉有力，食纳增加，四末梢感温暖。后在前方中加制马前子0.6克研粉冲服，黄芪用量渐加至90克，前后服药30剂，四肢麻木消失，肌肉萎缩恢复，面色红润。5年后问其女，愈后未发。

病案举例2：血痹（不安腿综合征）

亲家母程某，57岁，桐柏人。2009年3月来诊。因其母股骨头坏死住院手术，昼夜看护病人，卧于病榻前，睡中汗出当风，出现四肢麻木、酸痛、困胀不适，发作时手足莫可名状难受，多在夜间或安静时出现，睡眠或白天忙碌时症状消失。曾在桐柏县医院、南阳市中心医院神经内科多次治疗无效，笔者适因会议到儿子处小住，亲家母邀余诊治。

视其面色㿠白，体形清瘦，皮肤细腻而肌肉紧张（即黄煌所谓之桂枝体质），舌质淡红苔薄，诊脉弦缓无力。此即《素问·五脏生成篇》之"卧出而风吹之，血凝于肤者为痹"。辨证为营卫不和，复感风邪，经脉闭阻不通，此属"血痹"。治宜黄芪桂枝五物汤补卫气、和营血以通"血痹"。黄芪60克，赤、白芍各15克，桂枝15克，生姜18克，大枣8个，鸡血藤30克，天仙藤15克，川牛膝15克。3剂，水煎服。

5天后亲家母来电言，3剂服完，病即痊愈。

按语　以上两案皆表现为四肢末端麻木不仁，但前例为药物损害末梢神经，病程较长，损害较重，伴有肌肉萎缩，其治疗时间也较长；后例为劳累汗出，夜卧当风，风中经络，营卫不和，营血运行不畅所致。因病程较短，邪痹较轻，故3剂而痊。西医诊断一为末梢神经炎，一为不安腿综合征，但其病机皆为体虚受风，风中经络，凝于血脉，痹阻肌肉所致，故均用黄芪桂枝五物汤益卫气、和营血以解麻木不仁，体现了中医"异病同治"的原则。

二、虚劳

（一）脉象总纲

原文3　夫男子平人，脉大为劳，极虚亦为劳。

解词　平人，指外形好像无病，其实是内脏气血已经虚损之人。

原文解读　论述虚劳的脉象总纲。虚劳病的总脉象，外形看似无病的男子，脉见豁大中空，或脉极虚，按之似有似无，是虚劳病的脉象。脉大（而无力），是阳气外浮，真阴不足，虚阳外浮，或劳伤脾气，阳气外张；极虚（轻按细软，重按极无力），是精血内损，脉道失充。大而无力是有形于外，不足于内之象。

大与极虚，虽形态不同，皆劳损之脉。李彤曰："大者，是劳脉外貌，极虚，是劳脉之内损也。"

（二）病机与辨证

1. 阴血亏虚

原文4　男子面色薄者，主渴及亡血，卒喘悸，脉浮者，里虚也。

解词　①面色薄，指面色苍白无光华，为阳气、阴血俱虚。②卒喘悸，指病人稍微活动，即突然气喘心悸。

原文解读　论述阴血亏虚的虚劳脉症。心主血，其华在面。人的面色厚薄，决定于气血的盈亏。厚，是气血充沛，色润肉坚；薄，是气血不足，枯白无华。

文中首指"面色薄"，故阴血亏损为引起诸证之因。血虚，不荣于面，见面色枯白；心失所养，则心悸（坐卧稍定，动则加剧）；气不归根，则气喘（坐卧稍定，动则加剧）；血虚津亏，则口渴；阴亏阳浮，脉浮（无力）。本条的主要病机是阴血亏虚。

2. 气血不足

原文5　男子脉虚沉弦，无寒热，短气里急，小便不利，面色白，时目瞑，兼衄，少腹满，此为劳使之然。

解词　①短气里急，指呼吸急促，腹中拘急。②目瞑，目瞑即目眩，指两眼昏花之意。

原文解读　论述气血不足的虚劳脉证。脉象虚沉弦，是气血两亏，阳虚饮停。

症状见面白、时目瞑、鼻衄是肝脾血虚，不能上荣，血失统摄；短气里急，小便不利，是阳虚失温，水寒凝聚，饮邪上犯。本条证为阴阳两虚，气血双亏，"劳使之然"。

3. 虚劳盗汗

原文9　男子平人，脉虚弱细微者，喜盗汗也。

原文解读　论述虚劳盗汗的脉象。男子平人，指外形好像无病，其实是内脏气血已经虚损之人。脉虚弱细微，气血阴阳皆虚。证喜盗汗，为阴阳两虚，阳虚不能外固，阴虚不能内守。本证可用桂枝加龙骨牡蛎汤，或《小品方》二加龙牡汤。

（三）证治

1. 虚劳失精

原文8　夫失精家少腹弦急，阴头寒，目眩发落，脉极虚芤迟，为清谷，亡血失精。脉得诸芤动微紧，男子失精，女子梦交，桂枝加龙骨牡蛎汤主之。

《小品方》云："虚弱浮，热汗出者，除桂，加白薇、附子各三分，故曰二加龙骨汤。"

解词　失精家，指经常频繁梦遗、滑精的人。

原文解读　论述虚劳失精梦交的证治。

桂枝加龙骨牡蛎汤方：桂枝、芍药、生姜各三两，炙甘草二两，大枣十二枚，龙骨、牡蛎各三两。

上七味，以水七升，煮取三升，分温三服。

参考量　桂枝、芍药、生姜各30克，炙草20克，大枣8枚，龙骨、牡蛎各30克。水1400毫升，煎取600毫升，分温3服。

原文解读　论述阴阳两虚，失精梦交的证治。脉极虚芤迟，是精气亏虚；芤（精虚）动（情动）微（血虚）紧（寒）为精亏气衰，阴阳失调；证见少腹弦急（较少腹里急更重），阴（龟）头寒，是阴损及阳，温煦无能；目眩（虚阳上亢），发落（血虚失养），因精血衰少，滋养无源；失精（频繁滑精）梦交，为阴阳失调，阴不涵阳，阳不摄阴。

辨证要点及方证指征　①经常梦遗滑精之人，少腹拘急而痛，龟头阴茎寒冷，女子梦交、夜尿频数；②自汗、盗汗、胸腹悸动，易惊，头晕目眩、头发脱落，失眠多梦；③脉极度虚弱，或芤或迟涩，或浮大而无力，或动或微紧；④舌质嫩红、苔少。

黄煌教授认为，失精家体质大多为青年男女，面白、形瘦削、易自汗、盗汗、易遗精、易心腹动悸、上冲感、易失眠、多梦、易惊恐不安；或面白体瘦的儿童，目睛虽然有神而多易惊、夜啼不安且多汗。

病机 阴阳两虚而不调。属太阳、阳明合病证。

治法 调和阴阳，潜阳固涩。用桂枝加龙骨牡蛎汤。

方解 桂枝汤，调和阴阳；加龙骨、牡蛎，镇潜固涩；共使阳固阴守而精泄自止。

注：本方可提高精力、改善疲劳，考生服本方可增加学习强度，并对遗尿、遗精、失眠、阴茎和阴囊发凉、脱发等有效。也可治疗足冷、头面轰热、头皮屑多等病。

名医解方 胡希恕教授说："本方（桂枝加龙牡汤）非常好使，我常用它。还有一个二加龙牡汤，这两个方子可以配伍着用。二加龙牡汤是上方去桂枝加白薇、附子，附子的量不要大，最大量也不要过6克，开3～6克。两方经常并着用，也不去桂枝，因为这个病有气上冲，头眩、发落，上冲得非常厉害，气上冲，不往下走。用它得使心肾上下相交，所以桂枝是要用的。我用二加龙牡汤时就是往桂枝加龙牡汤里再加白薇、附子，挺好使的。因为下寒得厉害，阴头寒，精自出，所以要加些附子，少加，这时就用这个方。如果病人没有大寒热，用桂枝加龙牡汤就行，这个病我经常见，治好的病人多得很，你们可以试验。遗精有夜间出汗烦躁的，非加白薇不可，白薇是去烦热的。"因此本书医案所说的二加龙牡汤，应该都是指桂枝加龙牡汤又加白薇、附子。

《小品方》的变方，二加龙牡汤，脉见浮而虚弱，有发热汗出，在本方中去掉了桂枝，加了白薇和附子[2]。

吉益东洞认为，本方治桂枝汤证而有胸腹动悸者。适于体质虚弱的失精家。

临床应用 凡阴阳两虚所致的心动悸、惊恐不安、失眠多梦等；自汗、盗汗、偏身汗；小儿肺炎、佝偻病、小儿睡眠多汗症、遗尿等；男子阳痿、早泄、滑精、遗精，前列腺增生、阴冷、女子梦交、带下等病，皆可用之。

名家医案1（胡希恕医案）：阳痿

仓某，男，30岁。初诊日期：1963年2月28日。阳痿、早泄已4年，经中、西医诊治毫无起效。经查有慢性前列腺炎，近服桂附地黄丸未见疗效。近症：阴茎勃起弱，举而不坚，且不持久而早泄，素动念见色流精，大便前后，每因腹压增加而有乳白色黏液流出，腰酸楚，耳鸣，舌苔白，脉弦细。此属营卫失和，上热下寒，治以调和营卫，温下敛上，与桂枝加龙骨牡蛎汤。桂枝3钱，白芍3钱，生姜3钱，大枣4枚，白薇3钱，川附子3钱，生龙骨8钱，生牡蛎8钱，炙甘草2钱。

上方服3剂，耳鸣大减，见色流精、大便时尿道溢液亦减。上方加四逆散，服6剂，自觉症状皆好转，偶有耳鸣腰酸，精神好转。与四逆散合当归芍药散、二加龙骨牡蛎汤加减，服六剂，告之阳痿已。

按语：《内经》谓："阴阳之要，阳密乃固"，此患者长期患慢性前列腺炎，伴见阳痿、早泄，其关键在阳虚不能密固，阳气虚于下，虚阳浮于上，对于这种证，古人已有成熟的治疗经验，如《金匮要略·血痹虚劳病》第8条曰："夫失精家，少腹弦急，阴头寒，目眩，发落，脉极虚、芤迟，为清谷、亡血、失精，脉得诸芤动微紧，男子失精，女子梦交，桂枝龙骨牡蛎汤主之。"用桂枝加龙骨牡蛎汤的目的，在于温下寒，调和营卫，调和阴阳，收敛浮阳，潜阳入阴，阳能固密，阴亦能守，精亦不致外溢，阴阳和则功自调。又本患者长期抱病情郁气滞，因此后期治疗，辅以四逆散疏肝理气，使阳气得舒，这样治愈慢性前列腺炎，也即治好了早泄、阳痿。

病案举例3：梦遗滑精

患者，张某，男，42岁，寨根乡人。2015年7月13日来诊。主诉消瘦乏力、梦遗滑精5年余。患者为大龄未婚青年，性格内向。7年前查出患有慢性乙肝，因久治无效，心情抑郁不畅，饮食减少，身体渐弱。近5年梦遗滑精，每周2～3次，初未在意，后则日趋加重，曾多处求医效果不佳，今来本所求治。

患者体瘦，面白唇暗，皮肤白而细腻湿润，腹扁平而腹肌紧张，自诉平时畏寒自汗，汗后易感冒。梦遗滑精前几年是数日1次，渐发展至每周2～3次，现在几乎是每天1次，睡眠欠佳，次日疲乏无力。诊脉缓弱无力，舌淡苔薄。

辨为阴阳两虚、营卫失调，心肾失交，精微外泄。用二加龙牡汤：桂枝30克，白芍30克，炙甘草20克，生姜30克，大枣12枚，龙骨30克，牡蛎30克，白薇15克，附子10克。5剂，水煎服。

上药服完，梦遗滑精减至每周1次，乏力感减轻，食欲增。后即在原方基础上加减化裁，有时用小建中汤加龙牡，有时用四逆散合二加龙牡汤，前后治疗1个月，梦遗滑精偶作，身力渐复。

按语：本案患者身体消瘦，肤白细腻，腹扁平而腹直肌紧张，平时怕冷，自汗、易感冒，为典型的桂枝体质。在此体质基础上出现频繁的梦遗滑精，乃营卫不和，阴阳失调、阳不摄阴，精微外泄。《小品方》二加龙骨汤即桂枝加龙骨牡蛎汤去桂枝加白薇、附子。胡希恕教授认为"这个病有气上冲，头眩、发落，上冲得非常厉害，气上冲，不往下走。用它得使心肾上下相交，所以桂枝是要用的"，主张不去桂枝而只加白薇、附子。徐氏曰："桂枝汤外证得之能解肌祛邪气，内证得之能补虚调阴阳，不去桂枝而只加白薇附子，加龙骨、牡蛎者，以失精、梦交为神、精间病，非此不足以收敛其浮越也。"

附：天雄散方

天雄三两（炮），白术八两，桂枝六两，龙骨三两。

上四味，杵为散，酒服半钱匕，日三服，不知，稍增之。

参考量及用法：炮天雄30克，白术80克，桂枝60克，龙骨30克。上药碾为散，每服1克，黄酒送服，每日3次。若效果不明显，可稍增剂量至每次2克，日3次。

2. 虚劳里急

原文13 虚劳里急，悸、衄、腹中痛，梦失精，四肢酸痛，手足烦热，咽干口燥，小建中汤主之。

小建中汤方 桂枝三两，甘草（炙）三两，大枣十二枚，芍药六两，生姜（切）三两，胶饴一升。

上六味，以水七升，煮取三升，去滓。内胶饴，更上微火消解。温服一升，日三服。呕家不可用建中汤，以甜故也。

参考量 桂枝30克，炙甘草30克，大枣8枚，芍药60克，生姜30克，胶饴140毫升。水1400毫升，煎取600毫升，去滓，纳饴糖加温至溶解。温服200毫升，日

3服。

解词　里急，指腹中有拘急感，但按之不硬。

原文解读　论述阴阳两虚虚劳里急的证治。虚劳至阴阳两虚时，其"阴平阳秘"的动态平衡往往不能维持，出现偏盛偏衰，偏寒偏热诸证。而见腹中拘急、阵发性拘挛疼痛、心悸、鼻衄、梦中失精、四肢酸痛、手足烦热、咽干口燥等。

阴阳两虚，气血双亏，心主失养，则心悸；四末失荣，则四肢酸痛；阳虚不能制阴，阴寒独盛，则里急腹痛；阴不内守，则梦失精；阴虚不能涵阳，阳热偏亢，可见衄、手足烦热、咽干口燥。手足烦热，是指长期手掌和足心有热感，因热而心烦不安；咽干口燥，是指唾液不足而口中有发干的感觉，并不渴饮。本证为阴阳两虚，平衡失调的虚象。

辨证要点及方证指征　①慢性腹痛呈阵发性、痉挛性绞痛，疼痛不剧烈而反复发作，喜温喜按；②伴有心动悸、多梦遗精，时发鼻衄或齿衄，四肢酸痛，手足烦热，咽干口燥，腹部扁平而肌紧张；③舌质淡嫩偏暗、舌苔薄白或少苔。

体质特点　虚弱体质，面白体瘦，易疲劳，腹壁薄，腹直肌紧张。

大塚敬节先生说，本方证有时可见到腹直肌像两条棒一样绷突于脐两侧。也可见到像大建中汤证，全腹部软弱无力，透过腹部可观察到腹部的蠕动运动。

病机　阴阳两虚，津枯血燥，平衡失调。属太阳、太阴合病。

治法　建运中气，平调阴阳。方用小建中汤。

方解　本方由桂枝汤倍芍药加饴糖而成。饴糖，甘温补中；桂枝，辛甘化阳；白芍，酸甘化阴；炙甘草，补中益气；生姜、大枣，补中调和。诸药合用，温中健脾，补虚缓急，平补阴阳，调和气血，建运中气。

注：饴糖，即糯米制作的糖。《古方药品考》记述胶饴制法，蒸糯米1升，将大麦芽1合炒后制成粗粉，与糯米饭搅拌，再加入白开水1升，放在锅内，置于暖处。半日后，其饭成糜粥状，将其放入布袋内，绞取汁，以弱火煎之，炼熬而成。不喜甘味者，或舌苔厚腻，食欲不佳者，用麦芽代之。

名医解方　大塚敬节在《汉方诊疗三十年》中说，幼儿患感冒、麻疹、肺炎等疾病时，有时突然诉腹痛，治疗上是使用小建中汤好，还是小柴胡汤好，往往难以确定。这时以首选小建中汤为好。结核性腹膜炎的轻症，若无腹水，多为小建中汤证。若有便秘，小建中汤可助通便。虚弱小儿衄血者，可视为小建中汤证。对肢冷证出现的尿频、尿量多，易疲劳者，可选小建中汤。

黄煌教授指出，本方为古代的强壮剂与调养剂，适用于"桂枝体质"的虚弱状态。临床表现为精力不足，易疲劳、易出汗、烦热、肢体酸痛等。有比较明显的腹证，即腹直肌痉挛，腹壁扁平，呈绷紧状态，但按之软而无抵抗感，内无硬物、包块等。在脐周围向腹底按压，可触及腹主动脉的搏动。本方证是阵发性痉挛性绞痛，或绵绵作痛，或挛急作痛，经常发作，但程度不剧烈，疼痛部位不定，同时伴有心悸、烦热、多梦、鼻衄等兼证。本证的舌象有如下特点，舌苔可以是薄白苔、薄黄苔、也可以是厚苔，但舌质必须是柔嫩、有光泽，若舌质为坚老而厚腻者，就不适用本方。方中芍药以白芍为宜，饴糖为麦芽糖类，为方中主药，不可缺少。若无饴糖，可代之蜂蜜，不可代以白砂糖，如纳差或不喜甜食，可代以麦芽[3]。

临床应用　本方对痉挛性腹痛疗效很好，腹痛特点是阵发性，腹肌紧张，或腹虽胀满、腹皮按之硬但中空，舌质多嫩红偏暗，舌苔薄白或少苔。这类腹痛见于消化性溃疡、过敏性结肠炎、胃肠神经官能症、结核性腹膜炎、胆结石及蛔虫、输尿管结石等病中。药理研究表明，本方有降低胃张力、安神作用。本方对于以下情况有效：①对身体瘦弱，面色青黄或㿠白的儿童经常鼻衄者效果较好。②对身体瘦弱，腹皮薄而腹部软弱无力如产后的腹部，既有腹部软弱易陷，又见腹内气体存留，肠鸣声咕噜咕噜不断的不完全性肠梗阻有效（如瘦弱人的手术后肠粘连）者效果很好。③对瘦弱人数十天不大便而无所苦、诊脉察舌无实热表现的便秘患者效好。

鉴别　桂枝汤和小建中汤鉴别。①桂枝汤，桂芍草姜枣，辛甘发散，重在解肌祛邪。②小建中汤，倍芍加胶饴，温中建脾，重在扶助正气。

病案举例4：胃脘痛（十二指肠溃疡）

应某，男，50岁，1992年11月20日来诊。以上腹部疼痛伴纳差乏力，消瘦2年在本乡医院经X线钡餐透视诊为"十二指肠球部溃疡"，经西药治疗，病情时轻时重，特来本所就诊。诊见患者腹痛隐隐，饥饿时痛甚，泛吐清水，四肢不温，怕冷，大便溏薄，舌淡苔白，脉缓弱。辨证为中气虚寒，气血不足。治以温中健脾，调补气血。方选黄芪建中汤合良附丸：桂枝15克，炙甘草12克，大枣7枚，芍药30克，生姜15克，胶饴60克，黄芪50克，良姜15克，香附15克，红参10克，五灵脂15克。水煎服，5剂。

二诊：上方服至3剂腹痛止，肢冷转暖，5剂服完，诸证消失。后用本方加鱼鳔胶10克，共服10剂后经放射线复查溃疡愈合，随访10年未复发。

原文14　虚劳里急，诸不足，黄芪建中汤主之。

黄芪建中汤方　于小建中汤内加黄芪一两半。余依上法。

原文解读　承上条论述气虚甚者的证治。本证和小建中汤证多见于慢性虚弱性疾病中，以腹中拘急、阵发性拘挛疼痛为主症，故称虚劳里急。与小建中汤不同者是本证既有里虚之腹痛，又见表虚之自汗恶风、身重浮肿等症。因本证属表里皆虚，故仲圣先师称之为"虚劳里急，诸不足"。黄煌教授认为本证属"桂枝体质"的慢性腹痛伴黄芪证，或"黄芪体质"伴有慢性腹痛者。

辨证要点及方证指征　①慢性腹痛，喜温、喜按；②面色萎黄、易自汗或盗汗、形寒恶风、身重体倦乏力或有轻度浮肿，或兼手足麻木不仁等；③舌质淡红或暗、脉虚大。

病机　阴阳两虚兼表气虚。属太阳、太阴合病。

治法　益气固表，建运中气，平调阴阳。方用黄芪建中汤。本方治证同小建中汤而病情更重，故加黄芪以补中气，缓急迫。本方适用于小建中汤证见贫血、自汗、易感冒者。

名医解方　大塚敬节先生指出，黄芪有强壮作用，可促进肉芽的发育，止盗汗、调整血压、营养皮肤的作用。本方用于大病后、盗汗不止、小腿溃疡、肛周炎和手术创口愈合不良等。因黄芪有强壮、增强御邪的功能，故对于反复呼吸道感染，反复感冒的患儿，黄芪建中汤、桂枝加黄芪汤均有良效[4]。

临床应用　建中二方治阴阳两虚在于建运中气，使脾胃旺盛，水谷精微来源充沛，从而达到调补阴阳的目的。临床上凡虚劳引起的腹痛、发热、虚烦自汗、心悸、失精亡血属于阴阳两虚而偏阳虚者，均可辨证选用。

病案举例5：胃脘痛

20世纪80年代，临县有一地质队工人李某，因"十二指肠溃疡"在郑州某医院治疗一个月效果不明显，经亲戚介绍来我处求诊。患者诉："上腹部疼痛，多在饥饿时发作，隐隐而痛，喜温喜按，痛发时吃点东西即可缓解，伴有嘈杂、吐清水，心悸乏力，口干而不渴，手足心热"。观其面色㿠白而清瘦，腹皮薄，按之腹直肌稍紧张，脉虚弦。当时给小建中汤3剂，因无饴糖，用红砂糖50克代之。3剂用完痛即缓解，后又在原方中加黄芪60克，继服12剂痊愈。两年后问其亲戚，言愈后未发作。以后我在临床上遇到虚寒性消化性溃疡，尤其是十二指肠溃疡，常以小建中汤为基础随证加减化裁，收效颇佳。

3. 虚劳腰痛

原文15 虚劳腰痛，少腹拘急，小便不利者，八味肾气丸主之。

崔氏八味丸（即肾气丸），治脚气上入，少腹不仁。

肾气丸方 干地黄（即生地黄）八两，薯蓣四两，山茱萸四两，泽泻三两，茯苓三两，牡丹皮三两，桂枝一两，附子（炮）一两。

上八味，末之，炼蜜和丸如梧子大，酒下十五丸，加至二十五丸，日再服。

解词 脚气，本条所指的脚气，并非仅指现代的脚气病，而是泛指以下肢疼痛、麻痹为主诉的一类疾病，也包括脊髓病致下肢无力、间歇性跛行、神经痛。

原文解读 论述下焦肾气虚寒的虚劳腰痛证治。冠以"虚劳"，则以老年、体弱者多，见腰痛、小腹拘挛、小便排出不利。腰痛，因腰为肾之腑，肾气不足，腰失温养。少腹拘急，小便不利，是肾气不足，不能化气利水。脚气上入，少腹不仁，是肾阳不足，少腹、下肢失于温养。崔氏八味丸可治脚气从足上冲至少腹，出现麻痹之症。

辨证要点及方证指征 ①腰腹疼痛、小腹拘急疼痛，或手足麻木，或手足冷，或软弱无力；②严重的疲劳倦怠感、肌肤虚浮，或有水肿、手足常怕冷畏寒、时常出现烦热感；③浮肿、小便不利或频数、多尿；④下肢知觉麻痹、运动麻痹、老人下肢无力，行走困难，或老人下肢动脉硬化致长时间站立行走时下肢疼痛，间歇性跛行等；⑤痰液、唾液、白带等量多且清稀如水。

腹证有"少腹拘急"和"脐下不仁"两种。为肾气丸的应用指征。

大塚敬节指出，"少腹拘急"指腹直肌在下腹部处于痉挛状态。检查时，嘱患者仰卧，触得下腹部左右腹直肌如棒状绷紧突起。是本证的重要腹证。龙野一雄说："少腹不仁系指下腹壁紧张程度软弱者而言，有麻痹的含义，麻痹有知觉麻痹和运动麻痹，临床上包括此两方面，皆作不仁处理。少腹不仁的他觉腹证是腹壁的软弱，其软弱的程度有比上腹部软乃至像棉花般软之间的各种程度。这是八味丸的腹证"。这两种腹证不管出现哪一种，都表示腰以下的功能减退[5]。

病机　阴损及阳，阴阳两虚。属太阴、阳明合病证。

治法　温补肾阳，兼滋肾阴。方用八味肾气丸。

方解　六味地黄，壮水之主；附、桂，益火之源。合用则水火并补，肾气自健。

注：本方所治之腰痛，属下焦虚寒。腰痛必兼少腹拘急、小便不利或小便量多方才有效，单治腰痛效不明显或无效。本方对老人腰痛有效，是因老人腰痛多从虚劳而来。本方对糖尿病引起的腰痛和房事过度引起的腰痛均有卓效。本方的应用指征是小便不利，但尿量过多或无尿及夜间多尿均可应用，也可用于糖尿病、肾萎缩、遗尿症、肾炎浮肿、前列腺肥大等。本方主药干地黄可治手足烦热，故口渴和手足烦热也是本方的应用指征。

名医解方　日本学者大塚敬节认为，本方可治下肢知觉麻痹、运动麻痹，或脊髓病所致的下肢无力及老人下肢乏力、行走困难、下肢动脉硬化所致的长时间站立或行走时下肢疼痛，稍加休息后缓解，再继续行走时有感觉疼痛的间歇性跛行也有良效[5]。

临床应用　用于甲状腺功能减退症、糖尿病、尿崩症、慢性肾炎、肾病综合征、肾盂肾炎、糖尿病肾病，膀胱括约肌麻痹、神经性尿频等泌尿系疾病出现排尿困难、排尿减少或增多；水肿时及产后水肿或尿闭；以及呼吸系统的肺气肿、慢性支气管炎、支气管哮喘、高血压病、动脉硬化症等。

名家医案2（大塚敬节医案）：产后尿失禁

我的一位远亲，28岁，女。2年前生小孩，产后遗留尿失禁。不知小便何时尿出来，何时终止，不断漏尿，也无法外出，身心都非常难受。进行多种治疗，未见任何效果，医生建议进行脊髓电治疗，别无他法。电疗也进行了大半的疗程，仍无效。这么年轻，担心终身尿失禁。亲戚问我有无好办法，我投予肾气丸，服用不到一周即痊愈，效果令人吃惊！

肾气丸用于小便不利，也用于小便自利者，对产后和术后尿闭者有明显疗效，好像对尿失禁者也有奇效。

名家医案3（大塚敬节医案）：产后脚气病

30岁妇人，十个月前生产，随后出现脚气病（维生素B_1缺乏），连续给予维生素B_1肌注，未见任何效果。症状为下肢和下腹部麻木，两下肢疲惫无力，行走困难，饮食、二便无异常，有时略感气短，但无心慌。投予肾气丸治疗。停止维生素B_1注射，只服肾气丸，渐渐感到下肢增加了力气，麻木感消失，用药八周痊愈。

4. 虚劳风气百疾

原文16　虚劳诸不足，风气百疾，薯蓣丸主之。

薯蓣丸方　薯蓣三十分，当归、桂枝、神曲、干地黄、大豆黄卷各十分，甘草二十八分，人参七分，川芎、芍药、白术、麦冬、杏仁各六分，柴胡、桔梗、茯苓各五分，阿胶七分，干姜三分，白蔹二分，防风六分，大枣百枚，为膏。

上二十一味，末之，炼蜜和丸如弹子大，空腹酒服一丸，一百丸为剂。

解词　风气，泛指病邪。因风为百病之长，风邪入侵，能引起诸多疾病。

原文解读　论述虚劳风气百疾的证治。虚劳阴阳气血俱虚抵抗力弱，易感外邪，外邪袭虚，正虚留邪，风气百疾。

辨证要点及方证指征　①由于气血虚弱，抵抗力不足，易感风邪，致头晕头痛，头、颈、项、背、四肢酸痛；②短气乏力，胃纳不佳，心悸心慌；③反复感冒，关节炎反复发作，肌肉麻痹等。

治法 扶正祛邪，益气健脾，养血祛风。方用薯蓣丸。

方解 薯蓣重用，专理脾胃；四君、生姜、大枣、黄豆卷，益气调中；四物、麦冬、阿胶，养血滋阴，资生化之源，扶正为主；柴胡、桂枝、防风，祛风散邪；杏仁、桔梗、白蔹，宣肺理气，专理外邪，祛邪为主。本方之义攻补兼施，寓攻于补。

名医解方 黄煌教授说，胃癌病人经过化疗，食欲不振，贫血，我用炙甘草汤比较多。对于消瘦、贫血，大便干结者效好。后来发现有人大量使用炙甘草不太舒服，所以现在使用薯蓣丸比较多。薯蓣丸基本按张仲景原方，一剂药吃两天。

注：薯蓣丸对阳痿效果好。

临床应用 本方可治疗虚劳夹风的头眩、瘾疹、体痛或麻木等，又能益卫实表，预防虚劳风气百疾的发生，因其能治能防，故临床应用广泛。近代用其治肺结核，能明显增强体质，促进空洞愈合；并能治疗多种老年性疾病、胃溃疡、脱肛等。

注：现代研究本方具有抗氧化、抗自由基作用，可明显延缓衰老过程。

5. 虚劳不寐

原文17 虚劳虚烦不得眠，酸枣仁汤主之。

酸枣仁汤方 酸枣仁二升，甘草一两，知母二两，茯苓二两，川芎二两。

上五味，以水八升，煮酸枣仁得六升，内诸药，煮取三升，分温三服。

参考量 酸枣仁80克，甘草10克，知母20克，茯苓20克，川芎20克。

水1600毫升，将酸枣仁捣为粗末先煎15分钟左右，再放诸药，水煎两次取600毫升，分成3份，日3次温服。

解词 虚烦不得眠，指心中郁郁而烦，虽卧而不得熟睡。

原文解读 论述肝阴不足虚烦不寐的证治。本病由肝阴不足，虚热内生，上扰神明所致。是真虚，因虚而烦。肝藏魂、心藏神，共调寤寐之常；肝阴虚则虚热内扰，魂不得藏，心阴虚则无以奉神，神不安宁，故虚烦不得眠。

辨证要点及方证指征 ①睡眠障碍表现：失眠多梦、噩梦易惊，或睡眠浅而易醒；②虚性兴奋症状：性情急躁、易心烦、心悸、易紧张、兴奋；③伴随症状：头痛、头晕、胸腹痛、肢体疼痛；④脉弦细。本证属太阴血虚证。

体质特点 黄煌教授指出，虚劳虚烦不得眠是针对一种特殊体质，指身体消瘦、干枯，指甲、唇口苍白，容易疲劳，呈现中医所说的"肝血虚"之状。平时易烦恼、心情紧张不易放松、情绪不稳定、易激惹，可有轻度焦虑或抑郁。以中老年妇女多见[6]。

病机 肝阴不足，虚热内生，上扰神明。属太阴血虚证。

治法 养阴清热，宁心安神。方用酸枣仁汤。

方解 酸枣仁，滋养心肝；茯苓、甘草，培土宁心；知母，滋阴降火；川芎，理血养肝。

名医解方 胡希恕指出，酸枣仁为收敛性的强壮药，有强壮神经安神作用，为本方主药，取其补虚敛神以安眠，复以川芎、甘草和血缓急，知母、茯苓解烦安悸，故治心烦不得眠而心悸者。本证属虚，失眠伴盗汗，用本方合当归芍药散。

临床应用 本方用于肝阴不足，耗伤心血，虚火内扰之失眠、心悸、盗汗、头晕目眩，口燥咽干等证。可根据病情，随证加减用药。火旺者加黄连；阴虚甚者加百合、生地黄；苔腻、脉滑者合温胆汤；精神抑郁者合甘麦大枣汤。

病案举例6：失眠

卫某，女，60岁，卢氏人，2007年5月7日来诊。主诉失眠心烦半年余。患者平素性情急躁，半年前因家务烦劳过度而致失眠，久经医治而无效，且逐渐加重，就诊于本所。

刻诊：失眠半年，每夜能睡眠2小时，合眼即乱梦纷纭，心烦心悸，手足心热，夜间盗汗，口干少津，舌质淡红，少苔，脉弦细。

辨证：肝阴不足，心血亏虚。治宜养阴清热，安神宁心。方选酸枣仁汤合百合地黄汤：炒枣仁90克，川芎9克，知母15克，炙甘草12克，茯神20克，百合30克，生地黄30克，龙牡各30克，夜交藤100克。5剂，水煎服。

5月14日二诊：每夜能睡5小时，梦少，心烦减轻，精神转佳，盗汗减少，手足心仍热，舌中部生少许薄苔，脉仍细，弦象稍减。上方炒枣仁用120克，加白薇15克，地骨皮30克。

共服10剂，每夜睡眠7小时，手足心热退。用天王补心丹合知柏地黄丸善后。一年后因他病来诊，言失眠愈后未发。

6. 虚劳干血

原文18 五劳虚极羸瘦，腹满不能饮食，食伤、忧伤、饮伤、房室伤、饥伤、劳伤、经络营卫气伤，内有干血，肌肤甲错，两目黯黑。缓中补虚，大黄䗪虫丸主之。

大黄䗪虫丸方 大黄（蒸）十分，黄芩二两，甘草三两，桃仁一升，杏仁一升，芍药四两，干地黄十两，干漆一两，虻虫一升，水蛭百枚，蛴螬一升，䗪虫半升。

上十二味，末之，炼蜜和丸小豆大，酒饮服五丸，日三服。

解词 五劳，指心、肝、脾、肺、肾五脏之劳。

原文解读 论述虚劳干血的证治。成因是五劳七伤（食伤、忧伤、饮伤、房室伤、饥伤、劳伤、经络营卫气伤），血行不畅，瘀结为干血（瘀血）。证候与病机，羸瘦、腹满不食。因五劳虚极，脏腑功能障碍，脾胃运化失常；肌肤甲错，两目暗黑，是内有干血，妨碍新血生成，外部组织失于营养。

辨证要点及方证指征 ①少腹部疼痛拒按或腹部有肿块，不思饮食、腹满感、腹胀感、女子可见闭经；②形体消瘦、面色晦暗、肌肤干燥如鳞甲、两目暗黑（熊猫眼）；③舌质紫暗，或有瘀斑，脉细涩。其中以肌肤甲错，两目黯黑为辨证要点。

病机 瘀血内停，营卫受阻，外不能濡养肌肤，上不能荣注于目。属阳明证。

治法 祛瘀生新，"缓中补虚"。大黄䗪虫丸主之。

方解 大黄、干漆、桃仁、杏仁，润燥导滞，通行瘀血；䗪虫、蛴螬、虻虫、水蛭，虫类搜剔，破瘀通血；生地黄、芍药、甘草、蜂蜜，养血缓急，缓解药毒；黄芩，清郁火；酒服，行药势。峻剂丸服，缓攻瘀血，瘀祛新生，虚证自复。故曰"缓中补虚"。大黄䗪虫丸自古以来就是一首治疗瘀血肿块的有效方剂。

注：本方是作用温和的活血化瘀药。所谓的"干血"即久败瘀血，指病程较长的瘀血而言。本方有活化纤溶系统、抑制血栓形成的效果，可治疗陈旧瘀血病症。

临床应用　本方常用于治疗良性肿瘤，肝脾肿大、肝硬化、子宫肌瘤、结核性腹膜炎、食管静脉曲张、妇女瘀血闭经、手术后肠粘连、冠心病、脑梗死、脂肪肝、皮肤病、周围血管病等有瘀血征象者。长期服用，无明显不良反应。

刘氏用本方（药丸每丸3克，初服1丸，每日2～3次；一周后增至2～3丸，每日2～3次）治慢性肝炎40例，愈17例，有效19例，无效4例；用治周围血管病19例，愈5例，好转12例，无效2例。

刘志杰先生说"用本方配薏苡附子败酱散，治疗顽固的牛皮癣很好。对于蟹足肿，长期坚持服用，效果也不错。对高脂血症、高黏血症、冠心病，效果也不错"。

大黄蟅虫丸是作为治疗慢性虚劳病的丸剂来使用的，"峻药缓投""缓中补虚"是本方的制方精神。

注：慢性肝病容易出现像脾肿大之类的腹部包块，久病入络也容易出现蜘蛛痣。胃病等影响消化吸收也可以表现为"羸瘦，腹满不能饮食"。结核病一向被人们称为痨病，也容易出现本方证。这些疾病，都可辨证选用大黄蟅虫丸。黄煌教授认为，肺动脉高压、肺动脉血栓患者，两目黯黑的可用大黄蟅虫丸。

病案举例7：失眠

笔者患糖尿病16年，血糖控制虽满意，但毕竟病程日久，血黏增高、血管内壁损伤在所难免，经常有偶发心绞痛，双下肢发凉，皮肤粗糙起鳞屑。2月前在县医院体检，B超报告双下肢血管狭窄，血液流速减慢，提示下肢血管不太通畅。近2年经常出现半夜醒来不能入睡，辗转反侧直到天亮，次日沉困乏力无精神，曾多次用中西药治疗，睡眠改善均不明显。为解决血管病变，用大黄蟅虫丸内服、活血化瘀、改善血黏，修复血管内壁之损伤。用法：每次1粒，每日2次。连用两个月，服药12盒，今冬足凉明显改善，心绞痛未再发作，皮肤、面色由粗糙变红润，周围的人说我变年轻了！更感意外的是，近来睡眠明显改善，半夜醒来可很快入睡，每夜能睡8个小时，第2天上班感神清气爽，精神倍增。哈哈！真的是机缘巧合，歪打正着，治糖尿病并发血管病变，竟意外治出个好睡眠。这才是，有心栽花花盛开，无心插柳柳成荫。大黄䗪虫丸"缓中补虚"果然名不虚传！

《金匮要略》的理虚特点：①理虚注重脾肾。肾为先天之本，内含真阴真阳。脾胃为后天之本，气血生化之源。培补脾肾为治疗虚劳的基本大法；②平调阴阳从建立中气入手。③对虚劳变证的处理注意主次。如大黄䗪虫丸以瘀血为主而致虚，故以祛瘀为主；薯蓣丸证以虚为主兼感外邪，故以补虚为主，兼以祛邪；④本篇中理虚侧重甘温扶阳。

参考文献

［1］黄煌. 黄煌经方沙龙（第二期）. 北京：中国中医药出版社，2008

［2］胡希恕. 胡希恕金匮要略讲座. 北京：学苑出版社，2008

［3］黄煌. 经方的魅力. 北京：人民卫生出版社，2006

［4］［日］大塚敬节. 汉方诊疗三十年. 北京：华夏出版社，2011

［5］［日］大塚敬节. 金匮要略研究. 北京：中国中医药出版社，2016

［6］黄煌. 黄煌经方沙龙（第一期）. 北京：中国中医药出版社，2007

 # 肺痈肺痿咳嗽上气病脉证并治第七

病名含义

肺痿　即肺叶痿弱，是一种慢性衰弱疾病，常继发于他病或误治之后，以咳吐浊唾涎沫为主症。分虚寒、虚热两种。

肺痈　即肺生脓肿，是一种急性化脓性疾病，多由感染风热邪毒引起，以咳嗽，发热，胸痛，吐脓痰为主症。

咳嗽上气 即咳嗽气喘。以咳喘痰鸣不得卧为主症，病情有虚实之分。本篇所论多是邪实气闭的肺胀病，多由水饮内停，风寒外束触发。

一、肺痿

诊断依据：凡咳嗽日久，咯痰较多，舌红少苔，或苔腻，或黄干，或舌淡润苔白，脉虚数的。

分类：①虚热，痰黏稠而白，舌红，脉细数者；②虚寒，痰多而清稀，兼遗尿或尿频，舌淡苔白，脉缓者。

（一）成因、脉证及与肺痈的鉴别

原文1 问曰：热在上焦者，因咳为肺痿。肺痿之病，从何得之？师曰：或从汗出，或从呕吐，或从消渴，小便利数，或从便难，又被快药下利，重亡津液，故得之。曰：寸口脉数，其人咳，口中反有浊唾涎沫者何？师曰：为肺痿之病。若口中辟辟燥，咳即胸中隐隐痛，脉反滑数，此为肺痈，咳唾脓血。脉数虚者为肺痿，数实者为肺痈。

解词 ①消渴，指糖尿病、尿崩症类病。 ②快药，指巴豆类剧烈泻下药。③浊唾涎沫，浊唾指稠痰，涎沫指稀痰。 ④辟辟燥，指口干燥之甚。

原文解读 论述虚热肺痿的成因、肺痈肺痿的主症及肺痿肺痈的鉴别。全文可分三段来理解。①"热在上焦者，因咳为肺痿……重亡津液，故得之"为第一段，说明虚热肺痿的成因。一是发汗太过；二是呕吐频作；三是消渴，小便利数；四是大便难，攻利太过，重亡津液。虚热灼肺，久咳气损，肺叶痿弱不振，发为肺痿。②"寸口脉数……咳唾脓血"为第二段，指出肺痿、肺痈的主症。虚热肺痿脉数（无力），症见咳虚火灼肺，肺气上逆，口中浊唾涎沫。肺气痿弱，不能布津，津停复被虚热灼。肺痈的主症是脉滑数（有力），症见口中辟辟燥（较口咽干燥更进一步），热劫津液所致。咳则胸中引痛，咳吐脓血。风热邪毒蕴肺，蓄结成痈，化脓破溃之象。③"脉数虚者为肺痿……为肺痈"为第三段，说明肺痈肺痿的鉴别。肺痿见脉数虚，虚热灼肺，枯萎不荣，病属虚；肺痈见脉数实，热毒蕴肺，蓄结成痈，病属实。

（二）证治

1.虚热肺痿

原文10 火逆上气，咽喉不利，止逆下气，麦门冬汤主之。

麦门冬汤方 麦门冬七升，半夏一升，人参二两，甘草二两，粳米三合，大枣十二枚。

上六味，以水一斗二升，煮取六升，温服一升，日三夜一服。

参考量 麦冬400克，人参20克，半夏80克，炙甘草20克，粳米20克，大枣8枚。水2400毫升，煎取1200毫升，温服200毫升，日服3次，夜服1次。

解词 火逆上气，指阵发性剧烈的呛咳气逆，痰稠黏难咯，伴咽喉干涩不利。有的注本认为是大逆上气。

原文解读 论述虚热肺痿的证治。肺胃阴亏，虚火上炎，气机上逆，津枯不润，咽喉不利。除上证外，还可伴见舌红少苔，脉细数。本证多见于外感热病的后期，咽喉干燥发痒、咳痰不爽是识证要点。现代医学的慢性咽喉炎多见本证。对音哑不出声者，百合固金汤最有效。

辨证要点及方证指征 ①有肺气上逆的阵发性剧烈的呛咳或兼气喘，伴咽喉不利；②有阴虚症状，劳嗽日久不愈，日晡发热，手足心热，口干、咽燥，舌红脉细数；③有干燥痰浊，吐痰黏稠较多而难以咯出；④有气虚的短气乏力等表现。

咳喘呈阵发性、痉挛性。以频繁发作的、气流如挤出样的剧烈呛咳气逆为特点，咳至满面通红、甚至弯腰捶胸才能咳出少量黏痰，咳毕多伴呕逆。常伴咽喉不适、干痒或痛，或有异物堵塞感，头面时感轰热。咳喘往往因咽喉不适或干痒而引发，遇油烟味、腥辣味、气候变化时均可诱发。

体质特点 多见于大病后或慢性久病后、老人、体弱者。见形体消瘦、皮肤干燥或肌肉萎缩、大便干燥易结者。

病机 肺胃阴虚，虚火上炎。属太阴、阳明合病证。

治法 滋阴清热，止火逆，降肺气。麦冬汤主之。

方解 麦冬为君，滋肺胃，清虚火；人参、炙甘草、大枣、粳米，养胃气，生津液；少佐半夏，降逆气，化痰涎。使津生、火降、气平，则咳喘自止。咽喉不利是本方的应用指征。

黄煌教授说，本方中麦冬与半夏之比是（7~8）：1，麦冬一定要量重量足，否则即会影响疗效。以麦冬之润配半夏之燥，相反相成，亦是仲景配伍的特色之一，权依经说："于大建中气大生津液队中，增入半夏辛温一味利咽下气，不是半夏之功，而是善用半夏之功。"[1]

临床应用　咽炎、喉炎、百日咳、支气管扩张、肺炎、肺结核、急慢性支气管炎、哮喘等见干咳、咽喉不利的；各类癌肿在放、化疗期间出现的消瘦、干枯、口舌咽干者；消化系疾病中出现的本方应用指征者。

鉴别　本证与半夏厚朴汤均有"咽喉不利"，二者都能治咽喉病，应予鉴别。

①本证为消瘦干燥体质，既无胸闷腹胀的厚朴证，亦无眩悸的茯苓证；②半夏厚朴汤痰湿体质，既无阵发性气逆咳嗽，亦无咽喉干燥之证。

病案举例1：咳喘（支气管哮喘）

15年前治疗一哮喘患儿，男，8岁，灵宝官道口人。患哮喘3年，曾在灵宝市医院、三门峡黄河医院多处治疗无效，经人介绍来本所求诊。患儿体质消瘦干枯，面色苍白而两颧微红，唇红口干，诉哮喘阵发性发作，发作前先感鼻痒喉痒，喷嚏连连，随即喉部发紧，出现阵发性、痉挛性剧烈气逆呛咳伴气喘憋闷，呼吸困难，直至咳得满面通红、呕吐，才能咳出少量黏痰稀涎，每次发作持续十余分钟，一日发作3~4次。冬天、阴雨天气温低时加重，夏天较轻，遇油烟味、辛辣味、冷空气均可诱发。平时既有畏寒怕冷、背恶寒、易感冒等阳虚阴盛表现，又见口干咽燥、大便干结如粟、数日一行等阴虚津少之征。舌质干红少津，脉虚数。拟用麦冬汤合芍药甘草汤、麻黄附子细辛汤、止痉散。麦冬100克，白人参12克，炙甘草10克，旱半夏15克，大枣8枚，粳米一汤匙，白芍30克，麻黄9克，附子10克，细辛10克，干姜10克，全虫5克，蜈蚣1条，僵虫6克。3剂。原县医院所配西药继服。

三天后复诊，咳减，喘平，大便较易，余症如前，前方继服5剂。

五天后患者如期应诊，诉咳嗽减少八成，已不喘，痰较以前稍稠，且易咯出，大便每日1次，食欲大增，精神好，面色转红润。继用上方略加调整，取药7剂，携带处方回灵宝，家属千恩万谢而去。以后失去联系。

按语：本案属过敏性哮喘，临床特点有三。一是身体瘦弱，有畏寒怕冷、易感冒、对寒冷气候敏感等阳虚阴盛、太阴少阴两感的症状；二是有口干咽燥、气逆呛咳、痰少难咯，大便干结如栗、数日一行等阴虚津少等肺胃阴虚、虚火上逆之象；三是咳嗽阵作呈痉挛性等阴虚风动，气机上逆之征。故用麻附细辛扶阳散寒以解表邪；麦冬汤滋阴清热以降逆止咳；芍药、甘草配止痉散柔筋缓急解除气道痉挛以止痉咳。针对病机特点而治，故获捷效。

病案举例2：咳喘（变异性哮喘）

蔡某，女，69岁，2016年10月20日来诊。素有咳嗽变异性哮喘宿疾，遇寒易发，经余多次治疗而病情尚稳定。近期因受凉咳嗽3周，到镇医院以"慢支急性发作"住院，输抗生素、口服镇咳化痰平喘药1周，症稍缓而旋即又发作，再治则加剧，住院医师推荐找我用中药治疗。

患者中等个子，面青白而消瘦，四末梢凉，腹直肌稍紧张，诉咳嗽呈阵发性，稍一受凉即咽痒、喉紧，随即出现呛咳不止，必咳至周身汗出如洗，面红、呕吐，必待咯出白色黏稠痰咳嗽方止，平时咯痰清稀量多，恶风、自汗、汗后怕冷，清涕多，咽部干燥不适，舌质淡红而干燥，苔白，脉弦细而数。

诊断为咳嗽变异性哮喘。

用麦冬汤合桂枝加厚朴杏子汤、苓甘五味姜辛汤。麦冬140克，旱半夏20克，北沙参30克，炙甘草12克，粳米一把，大枣10枚，桂枝20克，白芍20克，厚朴20克，杏仁15克，干姜15克，茯苓30克，五味子15克，细辛15克，龙骨30克，牡蛎30克。3剂，水煎服。

10月23日二诊，咳减，汗止，精神转佳，患者喜出望外，再三要求多吃几剂，以达去除病根。上方继服5剂，咳止，诸证消失。

按语：本案有三个方证，一是桂枝体质，面白消瘦，易自汗，恶风、腹直肌强直紧张；二是津亏气逆表现，阵发性气逆呛咳，咳至面红、呕吐、汗出，咯出黏稠痰方止，咽干不适，舌淡红而干；三是寒饮内停表现，稍一受凉即咽痒喉紧，平时咳痰清稀量多。故选桂枝加厚朴杏子汤以解肌止咳定喘；麦冬汤生津润燥、降逆止咳；苓甘五味姜辛汤散寒化饮止咳，龙牡敛汗。有是证，用是方，方证对应，故获良效。

2. 虚寒肺痿

原文5　肺痿吐涎沫而不咳者，其人不渴，必遗尿，小便数，所以然者，以上虚不能制下故也。此为肺中冷，必眩，多涎唾，甘草干姜汤以温之。若服汤已渴者，属消渴。

甘草干姜汤方　炙甘草四两，炮干姜二两。

以水三升，煮取一升五合，去滓，分温再服。

参考量　炙甘草40克，炮干姜20克。水600毫升，煎取300毫升，分温作2次服。

解词　上虚，指肺虚。

原文解读　论述虚寒肺痿的证治。据"吐涎沫，不咳不渴，肺中冷"，知本证属虚寒肺痿。吐涎沫，不咳不渴，此中焦胃虚停饮，虚寒之象遗尿，小便数，多涎唾，肺中虚冷夹饮，气不摄津；头眩，水饮上冲则眩。本证属上焦阳虚饮停，肺中虚冷。

虚寒肺痿主证：多涎唾，口淡不渴，小便频数。

辨证要点及方证指征　①无咳嗽而频吐清稀水样痰涎，伴遗尿或小便频数，或见吐逆、腹泻；②口中唾液多而不渴，头晕眼花，或伴虚寒性出血；③舌质淡，苔白润而水滑。

病机　上焦阳虚，肺中虚冷，不能布化津液。属太阴病证。

治法　温复肺气。方用甘草干姜汤。

方解　炙甘草，补中益气；炮干姜，温中复阳。合用，辛甘养阳，温中化饮。

临床应用　小儿流涎、唾液分泌过多、尿失禁、遗尿、腹泻、过敏性鼻炎、夜尿症、老年虚弱尿频、花粉症、鼻渊，口疮等以分泌物、排泄物增多而清稀无味为特征的疾病；虚寒性出血证如鼻衄、吐血、崩漏、咯血等；呕吐、胃痛、眩晕、咳喘、肺气肿、肺不张等属虚寒者。

张显臣用甘草干姜汤治虚寒性气管炎和哮喘。

虚寒性气管炎、哮喘的特征是遇寒冷气候即发病或加重，冬季突出，咳嗽、吐痰为泡沫状或黏白色，天热即缓解或如常人。

生甘草、干姜各10～15克，1日量各10克。均为饮片或打成碎小块，备用。

用法：若天气不寒不热，两味等量，放杯内开水冲泡，如饮茶叶，不时呷服一两口，边饮边加入开水。若天气变冷，或服后觉凉，可增干姜为12克或15克，减甘草为8克或5克，而两味总量仍为20克。若天气热或服后觉热，可减干姜量增甘草量，方法同上。每天药量以病情而定，症状轻者每日20克，重者30克之总量，儿童用量酌减。一般10日即可见效，坚持饮用3个月至半年即可治愈[2]。

附方1：炙甘草汤《外台秘要》

原文 治肺痿涎唾多，出血，心中温温液液。

炙甘草汤方 甘草（炙）四两，生姜（切）三两，人参二两，生地黄一斤，桂枝三两，阿胶二两，麦冬（去心）半升，麻仁半升，大枣三十枚。

上九味，以清酒七升，水八升，先煮八味，取三升，去滓。内胶烊消尽。温服一升，日三服。

参考量 炙甘草40克，生姜30克，人参20克，生地黄160克，桂枝30克，阿胶20克，麦冬（去心）30克，火麻仁20克，大枣20枚。水1600毫升，绍兴黄酒1400毫升先煮八味取600毫升，去滓纳阿胶烊消尽，温服200毫升，日3服。

原文解读 论述肺痿久咳，气血阴阳损伤的证治。本方治肺痿而痰多，胸中不适，有时见咯血，心中泛泛恶心，总是想吐。这些症状多见于肺结核的晚期，或其他虚劳久咳，形体干瘦枯槁的。

方证指征 ①外感病后期，热退后出现脉结代、心动悸、头晕、耳鸣、气短、乏力；②手足烦热、口燥咽干、口渴、形体消瘦，面容憔悴，贫血貌，皮肤干枯，大便秘结、小便短少；③肺痿久咳，痰多而黏，或咳痰带血，胸中难受不适，时有胃脘嘈杂、胃灼热感，或恶心欲吐，食欲差；④肝肿大，下肢浮肿，脐上悸动；⑤脉虚无力、叁伍不调，舌红少苔或无苔，舌乳头低平，或舌质裸赤而干燥。

体质特点 黄煌教授指出，本证含人参体质。即①很瘦弱，干巴巴，黑瘦；②面部及身上皱纹很多；③慢性久病、消耗性疾病多见此种体质。

注：本证属太阳、太阴合病兼津血虚而有热者。多见于慢性心肺疾病日久，体质消瘦憔悴，出现期前收缩、房颤、心力衰竭，或慢性气管炎、支气管炎、肺结核日久不愈，并发肺气肿、肺功能减退者。瘦弱之人自觉心中悸动，是应用本方的指征，脉结代不一定必见。

名医解方 黄煌教授在《经方的魅力》中指出"脉结代，心动悸"无疑是心脏病的心律失常表现，其中以期前收缩最常见。故心律不齐是本方的主治方向。

本方治心律失常要注意以下几个问题：一是本方并非主治一切心律失常，本方适于外感病造成的心律失常，应以病毒性心肌炎为首选疾病；二是脉结代和心动悸应当同时出现，前者是他觉症状，后者是自觉症状，表现为虚里怦怦跳动不能自已。如果单纯出现脉结代而无心动悸则本方效果多不佳。至于脉象除了结代外，在频率上既可以数，也可以迟；三是本方剂量要到位，尤其生地黄、甘草、桂枝更应大剂量。古之生地黄，即今之鲜地黄；今之生地黄，即古之干地黄。本方中的生地黄应为鲜地黄，由于鲜生地黄一般药房不备，可用生地黄100克以上；炙甘草也要20克以上，桂枝20~30克；四是在煎煮的溶媒方面，一定不能忽视用酒的经典要求。本方煎煮时加"清酒"久煎，则酒力不峻，为虚家用酒之法。观仲景用地黄入煎剂，多用酒煎煮，此也是经方定例。

这些药物主治的共同点都是其人枯瘦乏力。因此，我在临床上常以此方治疗以肿瘤为代表的恶病质类疾病。肿瘤病人经过手术、化疗、放疗后常常表现形体消瘦干枯，动辄气喘心慌，大便干结，病情进入虚劳阶段。此时只要食欲尚佳者都可用本方[3]。

名家医案1（黄仕沛医案）：肺癌术后案

卢某，黄师之老友也，已70岁开外，尚返聘任职园林局下属之餐厅经理，每年春节前必有水仙花头送来以供玩赏，30多年从未间断。2006年春节未见送来，心甚奇之。4月间，其夫人来电云卢君春节前因患肺癌往广州市呼吸病研究所手术治疗，现术后仍气喘痰鸣，消瘦不能食，师欲往诊视。师即诣家，见其形瘦神疲，喘息难卧，痰多如沫，心悸，脉细数，舌质红绛无苔，如剥油猪腰，舌面满布裂纹。此真阴亏竭也，病乃肺痿，"肺痿唾涎多，心中温温液液者，炙甘草汤主之"。

遂以复脉汤加减：麦冬24克，五味子15克，生地黄90克，阿胶（烊化）15克，石斛24克，西洋参30克，炙甘草30克，大枣25克，龟甲30克，鳖甲30克，白果（炒）10粒。

以水10碗，花雕酒1瓶同煎。3剂后，气顺痰平，心悸已缓，神清气爽，1周后，舌红绛转为淡红，已有薄苔，可下楼饮茶。如是加减调治月余，已能回餐厅巡视；再半月，返回工作岗位。

附方2：生姜甘草汤《千金方》

原文　治肺痿咳唾涎沫多而不止，咽燥而渴，生姜甘草汤方。

生姜五两，甘草四两，人参三两，大枣十二枚。

上四味，以水七升，煮取三升，去滓，分三服。

参考量　生姜50克，甘草40克，人参30克，大枣8枚。水1400毫升煎取600毫升，分3次服。

原文解读　论述肺痿寒饮久咳，肺津受伤的证治。

辨证要点　①频频咳嗽日久，吐稀薄涎沫痰；②伴咽燥口渴。

胡希恕教授认为：肺痿津枯热燥，而咳唾涎沫不止，更使伤津损液，而见咽燥而渴，故以甘药以调之。

病机　寒饮久咳，肺津受伤。属太阴病证。方用生姜甘草汤。

方解　生姜，散寒化饮；人参、甘草、大枣，益气生津。

二、肺痈

诊断依据：以咳嗽，发热，胸痛，吐脓痰为主症。

分类分期：①酿脓期，时时振寒高热，咳嗽胸痛，口干咽燥，咳吐臭痰，脉滑数；②溃脓期，寒热胸痛，咳吐脓血，形如米粥，腥臭异常。

（一）病因病机、脉症及预后

原文2　问曰：病咳逆，脉之何以知此为肺痈？当有脓血，吐之则死，其脉何类？师曰：寸口脉微而数，微则为风，数则为热；微则汗出，数则恶寒。风中于卫，呼气不入；热过于营，吸而不出。风伤皮毛，热伤血脉。风舍于肺，其人则咳，口干喘满，咽燥不渴，多唾浊沫，时时振寒。热之所过，血为之凝滞，蓄结痈脓，吐如米粥。始萌可救，脓成则死。

解词　①脉之，指诊脉、诊断。②过，指到、至。即到达的意思。③舍，指停留之意。

原文解读　论述肺痈的病因病机、脉证及预后。寸口脉，浮为风数为热。风中于卫，风伤皮毛，呼气不入（病轻，邪易排出）；热过于营，热伤血脉，吸而不出（邪深，难以排出）；热之所过，血为之凝滞，蓄结痈脓。病程分期：表证期，风伤皮毛。病机为风热毒邪侵犯卫分。症见发热恶寒，汗出，咽喉干燥发痒，咳嗽，脉浮数。酿脓期，风舍于肺。病机为风热壅肺，痰浊内结，瘀热成痈。症见咳喘胸痛，口干咽燥，咳吐臭痰，时时振寒，高热，脉滑数。溃脓期，蓄结痈脓。病机为痈破脓溃。症见咳吐脓血，吐如米粥，腥臭异常，胸痛寒热。预后判断：始萌可救，初起病浅易治。脓成则死，脓成病深难治。

（二）证治

1. 邪实壅滞

原文11　肺痈，喘不得卧，葶苈大枣泻肺汤主之。

原文15　肺痈胸满胀，一身面目浮肿，鼻塞清涕出，不闻香臭酸辛，咳逆上气，喘鸣迫塞，葶苈大枣泻肺汤主之。

葶苈大枣泻肺汤方　葶苈子（熬令黄色，捣丸如弹丸大），大枣十二枚。

上先以水三升，煮枣取二升，去枣，内葶苈，煮取一升，顿服。

《千金方》注　三日一剂，可至三四剂，此先服小青龙汤一剂乃进。

参考量　葶苈子（炒黄，捣碎）30克，大枣12枚。水600毫升，煮枣取400毫升，去枣内葶苈子煮取200毫升，顿服。

使用注意　①先煎大枣，用枣水再煎葶苈子；②葶苈子须充分捣烂，有效成分才能发挥出来；③本证有鼻塞清涕，一身面目浮肿，说明外有表邪，内有伏饮。可先用小青龙汤解表去饮，然后才可服用本方；④本方与《千金方》苇茎汤合用效果会更好。

原文解读　论述肺痈邪实壅滞的证治。本证属肺痈初起，痰涎壅盛，邪实气闭。咳逆难卧，胸满，喘鸣迫塞，属肺气郁闭，宣降失司；一身面目浮肿，为肺失通调，水气逆行；鼻塞清涕，香臭不闻，因实邪壅滞，肺窍不利。本条主证属阳明夹痰证。

辨证要点及方证指征　①胸闷，胸部隐痛胀满，气急喘不得卧，咳嗽吐黏稠腥臭痰；②寒战，一身面目浮肿，鼻塞清涕，不闻香臭；③苔黄，脉滑数有力。

病机　实邪壅滞，饮阻气滞。属阳明夹痰证。

治法　泻痰逐水，开泄肺气。方用葶苈大枣泻肺汤。

方解　葶苈子，苦寒而滑，泻肺逐痰水；大枣，甘温和缓，安中固正气。

名医解方　胡希恕教授说，"肺痈，喘不得卧"，这个不是在脓已成的时候，脓已成这个药不能用，那就得排脓，下水的药不起作用。这也就是黏痰壅盛，肺痈也好，不是肺痈也好，吐痰而不得卧，有用本方的机会。本方针对的是痰黏壅盛而不得卧。

临床应用　本方为泻肺峻剂，凡肺中痰水壅塞，气急喘满者用之每有捷效。故对肺痈初起，表证已解，脓尚未成，而肺壅特甚者，或支饮不得息，属形证俱实者皆可选用。现代医学的渗出性胸膜炎、喘息性支气管炎、肺源性心脏病导致的心力衰竭、风湿性心脏病合并心力衰竭等有本证表现者皆可使用。

名家医案2（赵正俨医案）：支饮喘满（充血性心力衰竭）

临村朱芳，47岁，因咳喘不能平卧3天，于1947年2月16日邀诊。见患者端坐呼吸、张口抬肩、吐泡沫痰、呼吸极度困难，查舌暗红、苔白腻、唇发绀、脉弦数、双下肢及足凹陷性水肿。因众人已知喘无善证，家属已预备后事，余谢不敏，另请他医。家属说初得病时，已延医用中药无效，病情日重，苦求处方。因思《金匮要略》有"支饮不得息，葶苈大枣泻肺汤主之"，其症状体征也酷似支饮。辨证为水饮壅肺，肺气上逆。治当泻肺涤饮，用葶苈子10克，大枣12枚，水煎顿服。翌晨8时，家属来说服药2小时喘明显减轻，4小时后已能平卧，至今尚熟睡未醒，请复诊。余往诊，见患者已能平卧，呼吸平稳，正在酣睡中，视其舌质暗红、唇发绀、苔白腻、双下肢及足凹陷性浮肿，脉沉弦。此属水饮夹瘀、阻遏肺气。治宜活血利水、泻肺涤饮。桂枝15克，茯苓30克，牡丹皮15克，桃仁15克，赤芍15克，桑皮30克，葶苈子10克，大枣12枚，水煎2次分服。3剂后，喘止、水肿消，精神转佳，饮食增进。上方去葶苈加姜半夏10克，陈皮10克。服3剂，症状缓解，病情稳定。

按语　本病属现代医学的心衰、肺水肿，病情危重，需住院抢救，但当时农村没有医院，只好在家治疗。按支饮治疗，竟获佳效。葶苈子苦寒，有泻肺平喘、行水消肿功效，现代药理研究，本品含强心苷，故能治心衰。但因其苦寒败胃，故佐大枣以和胃保津。

病案举例3：成人睡眠呼吸暂停综合征

刘某，男，52岁。2016年3月10日来诊。主诉睡眠打鼾如雷声，伴呼吸暂停2年。患者近几年因活动量少，身体渐肥胖，常于睡眠中打鼾，且逐渐加重，每每鼾声如雷，近年稍微活动即感气喘，夜间常发生打鼾伴呼吸暂停，常憋的口唇青紫，醒后全身大汗，到医院检查发现血压、血脂增高，心电图示心肌供血不足、心肌肥厚，诊为冠心病、成人睡眠呼吸暂停综合征。用西药症状改善不佳，今来本所用中药治疗。

辨为痰浊水饮阻塞胸阳，肺失宣降。用葶苈大枣泻肺汤以泻肺逐饮。炒葶苈子（捣碎）40克，大枣10枚。先煎大枣（瓣开），煎成后去皮核过滤，用大枣汤煎葶苈，取汁400毫升，早、晚分两次服，每日1剂。服3剂鼾声减，7剂睡眠呼吸通畅。4个月后随访，睡中鼾声轻微，无呼吸暂停现象。

附方3：苇茎汤《千金方》

原文　治咳有微热，烦满，胸中甲错，是为肺痈。

苇茎二升，薏苡仁半升，桃仁五十个，瓜瓣半升。

上四味，以水一斗，先煮苇茎得五升，去滓，内诸药，煮取二升，服一升，再服，当吐如脓。

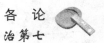

参考量　苇茎60克，薏苡仁50克，桃仁20克，冬瓜仁30克。水2000毫升，先煮苇茎，得1000毫升，去滓纳诸药，煎取400毫升，每服200毫升，日2次服。

原文解读　论述肺痈欲成脓的证治。咳有微热，烦满，热邪蕴肺，肺气上逆；胸中甲错，热蕴血瘀，痈脓将成。

辨证要点及方证指征　①胸闷胸痛，咳嗽气喘，发热不高，咳吐痰涎稠浊如脓而色黄，心烦胸满；②胸部皮肤干燥如鳞甲；③脉滑数。

胡希恕认为，本方的辨证要点是咳吐黄脓痰，微热烦满者。属阳明证。

治法　清肺化痰，活血排脓。方用苇茎汤。

方解　苇茎，清肺泻热；桃仁，活血祛瘀；薏苡仁、冬瓜仁，下气排脓，善消内痈。肺痈脓成、未成皆可用本方治疗。本方对脓性痰效果好。若痈脓已成，本方可与桔梗汤合用。

病案举例4：上呼吸道感染

刘某，男，35岁。2014年4月5日诊。患"感冒"1周，发热不明显，自感鼻塞、咽痛音哑，胸骨后闷痛而有窒塞感，咳嗽，咯黄稠脓性痰而咯出不爽，服西药及中药数天均无效而来求诊。

刻诊：患者体壮，面色红润，声音重浊带鼻音，咳时手按胸部，声音嘶哑而不扬，痰黄稠浊如脓而难咯，自诉咽痛、胸骨后闷痛，口干微渴，脉浮而稍滑数，舌质微红苔薄腻，根部微黄腻。

诊断为上呼吸道感染。拟用麻杏石甘汤合千金苇茎汤加桔梗。麻黄10克，杏仁15克，生石膏30克，生甘草12克，桔梗15克，鲜苇根40克，薏苡仁40克，桃仁15克，冬瓜仁30克。3剂，水煎服。

复诊时，患者诉咳减咽痛止，胸闷胸痛消失，痰转稀而易咯出，色微黄。前方继服2剂，愈。

按语：笔者体会苇茎汤对咳嗽痰黄如脓而稠黏难咯者效果肯定。本人常用此方治疗慢性支气管炎急性感染、支气管肺炎、上呼吸道感染、鼻窦炎见痰、涕黄稠如脓，排出困难者，常与麻杏石甘汤、大青龙汤、小柴胡加石膏汤等方合用。治鼻窦炎涕黄如脓而难排，常用大青龙汤合苇茎汤、薏苡败酱散，再加桔梗、当

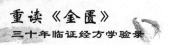

归、赤小豆，疗效极佳。

2.血腐脓溃

原文12 咳而胸满，振寒脉数，咽干不渴，时出浊唾腥臭，久久吐脓如米粥者，为肺痈，桔梗汤主之。

桔梗汤方 桔梗一两，甘草二两。

上二味，以水三升，煮取一升，分温再服，吐脓则愈也。

参考量 桔梗10克，生甘草20克。水600毫升，煎取200毫升，分2次服。

使用注意 桔梗汤用后有排脓作用，服后脓痰量多，是佳兆。

原文解读 论述肺痈脓溃的证候和治法。本条属肺痈热毒蕴肺，痈脓已成。咳而胸满，为肺气壅滞；振寒脉数，是热盛充斥；咽干不渴，因热入血分；时出浊唾腥臭，久久吐脓如米粥，为痈脓破溃。

辨证要点及方证指征 ①频频咳嗽气喘，胸满胸痛，寒战发热；②咽痛、咽喉干燥而口不渴，频吐气味腥臭的脓血痰，形如米粥；③脉滑数。

胡希恕教授认为，本方证的指征是咽痛、咳吐浓痰或胸痛者。

病机 热毒蕴肺，痈脓已成。

治法 排脓解毒。方用桔梗汤。

方解 甘草，清热解毒益气；桔梗，宣肺祛痰排脓。肺痈破溃后排脓排痰极为重要。

名医解方 胡希恕教授认为，肺痈用桔梗，不只为排脓，并亦治胸胁痛，遇肝炎患者，肝区痛剧，于适证方中加入桔梗，确有效验。

临床应用 本方合《千金方》苇茎汤则疗效更好。热毒盛加鱼腥草、双花、连翘、花粉、土贝母等解毒化痰之品；脓多兼气虚者加生黄芪、当归以益气养血，托毒外出。

附方4：桔梗白散《外台秘要》

原文 治咳而胸满，振寒脉数，咽干不渴，时出浊唾腥臭，久久吐脓如米粥者，为肺痈。

桔梗、土贝母各三分，巴豆一分（去皮，熬，研如脂）。

上三味，为散，强人饮服半钱匕，羸者减之。病在膈上者吐脓血，膈下者泻出，若下多不止，饮冷水一杯则定。

原文解读 论述肺痈脓成属实证的证治。本方可治肺痈吐脓，但应注意，肺脓肿的初期，在患者尚有充分体力时，使用本方效果较好，但对慢性期体力衰竭者用之反而有害。

胡希恕教授说本条与桔梗汤条述证相同。意指肺痈脓成，证虚不可攻者用桔梗汤，若证较实而须急攻者，可与本方。属太阴寒实证。本方属温性泻下药，相当有力量，但它不很伤人。上药为散，身体强壮者，每次服半钱匕（约1克），体弱者减半用之。病在膈上者，可吐（脓血）；病在膈下者可泻下。因巴豆属温热性泻下药，吃后可上吐下泻，但其特点是遇热则泻，遇冷则止。若下之不止，喝点冷水或冷米汤或冷面条汤即可止住。别看本药挺猛峻，但小量用不伤人，尤其是巴豆油提的干净时吐泻也不严重，掌握得好用之很安全[4]。

日本学者大塚敬节用本方治疗多个患者。一小儿患者，用了0.5克枯梗白散，4分钟后喉头部的白喉假膜即消失了。

名家医案3（大塚敬节医案）：肺坏疽

患者为25岁的妇人，因胸痛在附近几处就医，或被诊为肋间神经痛，或被诊为胸膜炎。到我处就诊时，体温上升至38℃，咳嗽，仔细观察咯出的痰，是一种肺脓肿特殊的臭痰。病灶在右肺上叶，局部自觉疼痛，右侧肩凝，脉洪大有力。

用桔梗白散：桔梗、贝母各1克，巴豆0.5克，将其混合，均分两份，用温开水送服一份。2～3分钟后，开始呕吐，约5分钟后，随着咳嗽吐出一块核桃大小的脓块。20分钟后开始出现腹泻，泻出多量白色黏液。但患者自觉胸中宽畅，身心感觉好转。翌日体温恢复正常，胸痛也消失。于是改投柴胡桔枳汤（柴胡、半夏各25克，生姜、黄芩、瓜蒌仁、桔梗各15克，甘草5克，枳实8克），服用1个月左右，完全治愈。

三、咳嗽上气

诊断依据：凡咳嗽，气上逆，气喘咯痰，反复发作者，皆可诊为本病。

临床辨证时首辨表里，次辨寒痰和热痰，最后辨虚实。可根据症状以及痰的色、质，脉象、舌象等进行辨别。

（一）辨证及预后

原文3　上气，面浮肿，肩息，其脉浮大，不治；又加利尤甚。

原文4　上气，喘而躁者，属肺胀，欲作风水，发汗则愈。

解词　①上气，指呼吸困难，气逆而喘。②肩息，指气喘而抬肩呼吸。

原文解读　论述上气有虚实两种病情。上气指呼吸困难，气逆而喘。临床上有虚、实两种。①虚喘证，上气面浮肿，肩息,脉浮大无力：肾虚不纳，元气离根，阳气将脱于上，故曰不治。下利为阴液欲竭于下，故曰尤甚。②实喘证，上气喘逆，烦躁不安，是风寒外袭，水饮内停，邪实气闭，肺失宣降而致；若肺气壅滞，不能通调水道，水蓄体内，泛溢肌表，则欲作风水。发汗宣肺可使水气从汗而外解，故曰："发汗则愈。"

虚喘与实喘的鉴别：实喘病势急，形盛，脉实，气促声高，呼出为快；虚喘病势缓，形惫，脉虚，气怯声低，深吸为快。

（二）证治

1. 寒饮郁肺

原文6　咳而上气，喉中水鸡声，射干麻黄汤主之。

射干麻黄汤方　射干十三枚（一法三两），麻黄四两，生姜四两，细辛、紫菀、款冬花各三两，五味子半升，大枣七枚，半夏半升。

上九味，以水一斗二升，先煮麻黄两沸，去上沫，纳诸药，煮取三升，分温三服。

参考量　射干30克，麻黄40克，生姜40克，细辛、紫菀、款冬花各30克，五味子20克，大枣7枚，半夏40克。水2400毫升，先煎麻黄去沫，纳诸药，煎取600毫升，分温三服。

解词　喉中水鸡声，指喉间痰鸣声连续不断，形如田鸡叫声。

原文解读　论述寒饮郁肺喘咳的证治。本证属寒痰冷饮郁肺所致。咳而上气，因肺气不宣；喉中水鸡声，因痰息相击。本证亦可由热饮引起，应于鉴别。寒饮，痰白而稀，舌淡苔白滑，脉浮紧热饮，痰黄而稠，舌红，苔黄腻，脉数。

笔者认为，本条是抓特征法，"咳而上气，喉中水鸡声"，是本证的特征，只要抓住本特征，就可放手用射干麻黄汤。

辨证要点及方证指征　①咳嗽喘逆、痰多而清稀，喉中痰鸣如水鸡声、咽喉不利；②类似小青龙汤证而外感表证不明显，且痰涎更盛，喉中痰鸣较重；③苔白滑或白腻，脉浮紧或弦紧。本证类似小青龙汤证而痰鸣更为明显，以气喘痰鸣，喉中有水鸡声为主症。

病机　寒痰冷饮郁肺。属太阳、太阴、阳明合病夹饮证。

治法　散寒宣肺，化痰降逆。用射干麻黄汤。

方解　射干，消痰散结；麻黄，宣肺平喘；生姜、半夏、细辛，温化寒饮；紫菀、款冬花，温肺止咳；五味子，收敛肺气；大枣，安中扶正，调和诸药。

名医解方　胡希恕教授说：本方亦是外寒内饮而致咳逆的治剂，与小青龙汤所治大致相同，而侧重于上气痰鸣者。

临床应用　本方为寒饮喘咳之证而设，凡寒痰冷饮郁闭肺气所致的喘咳痰鸣，喉中水鸣声，用之可很快控制症状，为治标的有效方剂。标缓即停服，酌证从本图治。对哮喘、喘息性支气管炎、百日咳等病，都有较好的疗效。

鉴别　①本方与小青龙汤均有温肺散寒，止咳平喘之效，用治外寒内饮咳喘。②射干麻黄汤化痰止咳功胜。适用于饮重于寒，或无表证；小青龙汤解表散寒力强。适用于寒重于饮，多兼表证。

病案举例5：哮喘（喘息性支气管炎）

韦某，女，83岁，2015年5月8日来诊。主诉咳嗽喘息，喉中水鸡声10天。

患者平素体健，10天前感冒后出现咳嗽，咯稀薄白色泡沫痰，微恶寒，轻微发热，经所在村卫生所治疗无效，又在镇医院以"急性喘息性支气管炎"输液一周，咳喘逐渐加重，今来我处求诊。

刻诊：咳嗽气喘，胸部满闷，呼吸困难，活动则喘息加重，夜间不能平卧，喉中痰鸣如水鸡声，伴咳嗽吐白痰清稀而量多，恶寒背冷，口中和，听诊双肺满布哮鸣音，右下肺散在湿啰音，舌淡苔白滑，脉弦紧，尺脉稍细。

诊断为急性喘息性支气管炎。辨证为外寒内饮郁肺，肺失宣降。

117

治宜散寒宣肺，化痰降逆，用射干麻黄汤合半夏厚朴汤。射干10克，麻黄12克，干姜15克，大枣10枚，细辛15克，炙冬花15克，炙紫菀15克，旱半夏15克，五味子15克，炒苏子15克，茯苓30克，厚朴15克，代赭石20克，带壳白果仁（连壳打碎）15克。3剂，水煎服。

服3剂后，喘平咳减，痰量减少，但感身困乏力，食纳稍减，稍一活动仍感喘息，此老年体衰，脾运失健，肾气失纳也。用参赭镇气汤摄纳肾气，加陈皮、砂仁理气运脾。党参15克，代赭石20克，炒芡实20克，山茱萸20克，生龙骨、生牡蛎各30克，蛤蚧1条，白芍15克，炒紫苏子15克，炙款冬花15克，带壳白果仁（连壳打碎）15克，陈皮20克，砂仁10克。3剂，水煎服。上药服完，咳止喘平，体力恢复如初。

按语：《金匮要略·痰饮咳嗽病脉证治》说："咳而上气，喉中水鸡声，射干麻黄汤主之"。"喉中水鸡声"当为射干麻黄汤的证候特征。故外寒内饮咳喘并见喉中痰鸣如水鸡声者，选用射干麻黄汤则效果更好。但应注意老年体衰，或咳喘病程较久的患者，往往伴有肺泡弹力下降，即中医所说的"肾不纳气"证，在用小青龙汤或射干麻黄汤使临床症状得到控制后，治疗即宜改弦易辙，用扶助正气，摄纳平喘之参赭镇气汤、参蛤散或从龙汤类方继服，对减少病情复发与反弹，巩固远期疗效，有十分积极的临床意义。

2. 痰浊壅肺

原文7 咳逆上气，时时吐唾浊，但坐不得卧，皂荚丸主之。

皂荚丸方 皂荚八两（刮去皮，用酥炙）。为末，蜜丸如梧子大，以大枣膏和汤，服三丸，日三、夜一服。

使用注意 皂荚用大皂角，用玻璃片刮去有光泽的表皮，涂以酥（即牛乳奶油煮制的酥），以火炙之，重复数次即可用。用时要注意方法，酥炙、蜜丸、枣膏调服，且中病即止，务必保护脾胃。枣膏，即大枣十枚，加水200毫升，煎至50毫升去滓，用此水冲服药丸一丸。

原文解读 论述痰浊壅肺喘咳的证治。本证属痰浊壅肺，肺气上逆所致。咳而上气，因痰浊壅肺，肺失肃降；时时吐浊，为痰浊壅肺，随息上出不断；但坐不得卧，因痰浊壅肺，卧则上壅更甚。

辨证要点及方证指征　①咳喘呼吸困难，端坐呼吸，不能平卧；②咳吐黏稠痰，胶黏如丝，咯吐不利；③大便不畅、舌苔白腻；④用各种止咳化痰药不效，病情缠绵顽固，体质壮实。

病机　痰浊壅盛，肺气不利。属太阴病证。

治法　开壅涤痰。用皂荚丸。

方解　皂荚酥炙，辛咸，涤痰利窍之力甚猛；酥炙蜜丸枣膏调服，缓和皂荚之峻烈，顾护脾胃。共使痰浊速去，正气不伤。

名医解方　徐灵胎曰："稠痰黏肺，不得清涤，非此不可。"

临床应用　本方为涤痰之峻剂，对痰多黏稠，胶固难拔的咳喘胸满胁胀，大便难等确有速效；中风喉风等症属痰壅者，亦可相机用之，然峻烈之剂使用时必须注意患者的体质。

鉴别　①射干麻黄汤与皂荚丸均能治疗咳嗽、气喘。②射干麻黄汤证为寒饮郁肺，特点是痰稀易去，证较轻；皂荚丸证为稠痰黏肺，特点是痰稠难拔，病较重。

名家医案4（黄仕沛医案）：肺痈错治获效案

1977年夏，一阮姓翁，经某肿瘤医院诊为肺癌，用抗癌药环磷酰胺治疗8个月之久，病势日增，自认必死，举家忧虑，其婿邀师往诊，师坦诚告之："吾不擅此道。"其曰："望慰之以言，假之以药，求一时之安矣。"遂往诊之，其脉虚数微弦，苔灰白厚腻，潮热气喘，不能平卧，频吐痰涎，胸痞胀闷，饮食不思，形销骨立，素体70多公斤肥胖之躯，仅剩40多公斤。

诊毕，师聊以好言慰之，并谓家人："正盛邪衰，病确濒危，抗癌药似无实效，徒损正气，既属不治之症，不若暂停药。"师自问无良法，勉以千金苇茎汤加山甲、皂刺、蜂房、北黄芪。

服数十剂无咎无誉，亦意料中事也，数日一期往视之。一日阮翁曰："服前日之药，涌吐脓血痰浊，至今仍未尽，甚者有两块如橙大，吐时辛苦几不能支，仅服两剂，尚余一剂，不敢再服矣。"思处方并无更移，何药克伐如是？师乃问曰："药物配齐否？"答曰："未配齐，唯皂刺一味缺货，药肆中人谓不若以皂角代之。"令取未服之药检视之，为猪牙皂，并按原方24克配足。诊脉无甚变化。

虽大吐之后，幸病未加甚，另处益气涤痰方药，岂料自服后潮热渐退，食欲日增，神爽气顺，吐脓浊血痰达月余之久，后X光放射检查：块状阴影已消失，据阮翁言，肿瘤医院曾作病例讨论，推翻原来诊断，考虑为肺脓疡云云。阮翁形色丰腴，起居如常，至90年代中期方逝。

师窃思此例，错有数端，寓其理也数端，错有错着，错中求理，发人深省。

一错为医院，诊断不确，竟用环磷酰胺徒伤正气，延误病情，几成冤死。

二错在黄师，先入为主，人云亦云，以为不治之症，敷衍了事，并无细心诊断，以无功之药，避有罪之嫌，再误病情，几亦枉死医手。

三错为药肆中人，不明药理，不识病情，擅改处方，以猛峻之品，视同一般。幸错中又错，纯出侥幸。《金匮要略·肺痈肺痿咳嗽上气病脉证并治》："咳嗽上气，时时浊唾，但坐不得卧，皂夹丸主之"。仲景原已用之攻逐痰巢，峻药缓用，今竟以24克煎汤，峻猛尤加，无怪乎顽固之痰，一朝得破。

可见大病必用大药，不得先将一个虚字横在胸中。

3. 饮热迫肺

原文13 咳而上气，此为肺胀，其人喘，目如脱状，脉浮大者，越婢加半夏汤主之。

越婢加半夏汤方 麻黄六两，石膏半斤，生姜三两，大枣十五枚，甘草二两，半夏半升。

上六味，以水六升，先煮麻黄去上沫，纳诸药，煮取三升，分温三服。

参考量 麻黄60克，石膏80克，生姜30克，大枣10枚，炙甘草20克，半夏40克。水1200毫升，先煎麻黄去沫，纳诸药，煎取600毫升，分温三服。

解词 目如脱状，指两目胀突，似将要脱出的样子。

原文解读 论述饮热迫肺的肺胀证治。肺胀属外邪内饮，热挟水饮壅逆于上所致。风热外袭，水饮内作，饮热郁肺，则肺气不利，而见咳而上气；肺闭气憋，则目如脱状；病势猖盛，可见脉象浮大。胡希恕教授认为，本证属热挟水气向上壅逆，应有汗，且汗多而黏，有臭味。本条亦为抓特征法，"喘，目如脱状、脉浮大"是其特征。

辨证要点及方证指征 ①麻黄体质（体形偏胖、肌肉坚紧、皮肤黑黄、不易出汗），喘咳，烦躁憋胀，胸满气促；②两目胀突如脱，脉浮大有力，舌红苔薄黄。以咳而上气，呼吸困难，目如脱状、脉浮大为辨证要点。

病机 饮热迫肺，肺气不降而反上逆。为太阳阳明合病证。

治法 宣肺泄热，化饮降逆。方用越婢加半夏汤。

方解 麻黄、石膏，清泄肺热，宣降肺气；生姜、半夏，散饮降逆；甘草、大枣，安中和胃。诸药合用，共使热清、饮化、肺宣、喘平。

名医解方 胡希恕教授说，这种哮喘脉浮大，浮是表，大是里热。目如脱状，是热挟水气不得出表而上壅。这样一种证候，要用越婢加半夏汤，本方的应用指征就是目如脱状[5]。

刘志杰先生说："肺胀，眼睛往出鼓，水饮气逆的太厉害了，但还没面肿抬肩，脉也浮大，烦躁的厉害，这个其实也很危险的。方用越婢加半夏汤，越婢汤是因势利导，通表去水，因为水饮郁阻而蕴热，是有阳明热的……用半夏是降逆去水饮的……不要小瞧越婢汤，麻黄量很大，越婢越婢，将下面上逆的都发越出去，因势利导，是个治标的好方……有心衰的，加一味茯苓更好，本身半夏和茯苓配伍，就能恢复心功能"[6]。

临床应用 本方对哮喘、喘息性支气管炎、慢性阻塞性肺病急性发作，见饮热迫肺而喘咳，目如脱状者都有较好的疗效。

4.寒饮夹热

（1）病邪偏于表的证治

原文8 咳而脉浮者，厚朴麻黄汤主之。

厚朴麻黄汤方 厚朴五两，麻黄四两，石膏如鸡子大，杏仁半升，半夏半升，干姜二两，细辛二两，小麦一升，五味子半升。

上九味，以水一斗二升，先煮小麦熟，去滓，内诸药，煮取三升，温服一升，日三服。

参考量 厚朴50克，麻黄40克，石膏50克，杏仁20克，半夏40克，干姜20克，细辛20克，小麦30克，五味子20克。水2400毫升先煮小麦熟，去滓，纳诸药，煎取600毫升，温服200毫升，日3服。

原文解读 论述寒饮夹热，病邪偏表的证治。本条的咳指咳喘气逆。脉浮，既指脉象，亦指病机。脉浮，既主邪在表，亦主邪在上。症见咳喘、胸满烦躁，咽喉不利，痰声辘辘，但头汗出，倚息不能平卧，苔白，是饮热迫肺，病近于表，邪盛于上的征象。

辨证要点及方证指征 ①寒饮夹热郁表壅肺的症状，咳嗽气喘，呼吸迫促，倚息不能平卧，胸满腹胀，烦躁口渴，但头汗出；②麻黄体质之特征，肌肤黄黑，体形偏胖；③舌脉表现，苔白厚，脉浮有力。

胡希恕认为咳而脉浮，呼吸迫促，胸满而烦躁是本方的辨证要点。

病机 寒饮夹热，饮盛于上而近于表，上迫于肺。属太阳、阳明、太阴合病。

治法 散饮除热，止咳平喘。方用厚朴麻黄汤。

方解 麻、杏、厚朴，宣肺利气降逆；石膏，清热除烦；姜、夏、细辛，化痰止咳；小麦、五味子，安中敛肺。诸药合用，散饮清热，止咳平喘。

名医解方 胡希恕教授说，此亦小青龙加石膏汤的变剂，主治亦相似。加朴杏去桂芍，偏于治喘满，用大量小麦，养正则有余，逐水则不足，不能治溢饮。

陈明说："本方为小青龙加石膏汤去桂枝、芍药、甘草加厚朴、杏仁、小麦而成。其特点是：①用麻黄配石膏以发越饮热；②麻黄不辅桂枝，可见不为解表之用，而为平喘之需；③去芍草以防酸甘敛壅而使饮聚；④加厚朴、杏仁且重用厚朴，以增强化饮平喘之力；⑤用小麦则有甘草扶正之用而无甘草敛邪之弊，又可助石膏以除烦热。以方药分析，可知本证的'脉浮'不一定是表证，而是病势趋于上、外也。临床上凡饮热犯肺或寒饮化热犯肺之喘咳，皆可用本方而不必拘于表证之有无，脉浮之现否"[7]。

临床应用 本方常用于体质较好的支气管哮喘、急性支气管炎、上呼吸道感染、花粉症等。临床见咳喘胸满、倚息不得卧、喉中喘吼有声，腹胀、脉浮、舌苔较厚者。临证以外邪内饮、咳逆喘满者用之为宜。

（2）病偏于里的证治

原文9　脉沉者，泽漆汤主之。

泽漆汤方　半夏半升，紫参（一作紫菀）五两，泽漆三斤（以东流水五斗，煮取一斗五升），生姜五两，白前五两，甘草、黄芩、人参、桂枝各三两。

上九味，纳泽漆汁中，煮取五升，温服五合，至夜尽。

参考量　半夏40克，石见穿50克，泽漆500克，生姜50克，白前50克，甘草、黄芩、人参、桂枝各30克。上先以水10 000毫升煎泽漆至3000毫升，将其余药纳入药液中，煎取1000毫升，每次100毫升，1天内分10次将药服尽。

原文解读　论述寒饮夹热喘咳，病邪偏里的证治。本条的咳指咳喘气逆。脉"沉"，既指脉象，亦指病机。脉沉，既指邪在里；亦主水饮内停。症见咳嗽，胸胁引痛，或身肿，或小便不利，是脾虚不运，水饮内停，上逆迫肺，病偏于里。

辨证要点及方证指征　①寒饮夹热迫肺的症状，咳嗽，咳唾引胸胁痛，痰多而稠，或咯吐黄痰；②饮邪夹热内停的表现，浮肿，大小便不利，口干渴；③舌脉特征，舌质淡胖苔黄腻，脉沉而有力。

病机　水饮迫肺，夹有郁热，水重热轻。属太阳、阳明、太阴合病夹饮证。

治法　逐水消痰兼清热。方用泽漆汤。

方解　泽漆，泻水逐饮；紫参（石见穿），清热祛湿止咳喘；桂枝、生姜、半夏、白前，温阳化饮，止咳平喘；黄芩，清泄肺热。本方可治癌性胸腔积液。

名医解方　陈明指出："本方主治水饮内停，咳喘身肿之证。与厚朴麻黄汤证比较，咳喘虽同，但热邪轻而水邪重，病势向里故见脉沉。故主用泽漆通里以逐水，紫参通利二便，《本经》'紫参……通九窍，利大小便'，余药培土化饮止咳平喘"[7]。

刘志杰先生说："咳嗽，还脉沉，脉沉主里。这个沉脉，不是沉弱，而是要有力的。有太阴的水饮结实，还有阳明的实热津亏。要有痰而咳，甚至黄痰。舌质要淡胖，舌苔要黄腻。要口干渴，大小便不利。……这个方证，就是水热互结，以热多而水饮实邪上逆为重点。这个方子加减好了，是可以对肺癌胸腔积液有效的，是可以治大病的。服法：煎取1000毫升，1次服100毫升，到夜间都要服尽。治疗实证体虚的，尤其是癌症，服药都要这样。只有掌握了这种方法，才能对阵绝症。要是腹泻和尿都很频，就拉长时间，不必坚持到半夜服完"。

临床应用 本方多用于肺气肿、肺心病、哮喘、渗出性胸膜炎及肺癌的癌性胸腔积液等。

原文14 肺胀，咳而上气，烦躁而喘，脉浮者，心下有水，小青龙加石膏汤主之。

小青龙加石膏汤方 麻黄（去节）、芍药、细辛、干姜、甘草（炙）、桂枝（去皮）各三两，五味子半升，半夏（洗）半升，石膏二两。

上九味，以水一斗，先煮麻黄去上沫，内诸药，煮取三升，去滓。强人服一升，羸者减之，日三服，小儿服四合。

参考量 麻黄、芍药、细辛、干姜、炙甘草、桂枝各30克，五味子20克，半夏40克，石膏20克。水2000毫升，先煎麻黄去沫，内诸药，煎取600毫升。体质强壮者服200毫升，体弱者减之，日3服，小儿服80毫升。

原文解读 论述外寒内饮夹热的咳喘证治。本条为内有伏饮，外感风寒诱发的肺胀病。外寒内饮兼热，外邪束表，则脉浮；水饮渍肺，见咳喘；饮邪化热，则烦躁。

辨证要点及方证指征 ①外寒表现，恶寒特别是背部有显著的冷感，发热或不发热，平时无汗，咳喘时可有汗出；②内饮症状，咳喘上气，痰液呈水样或黏液性，量较多，或鼻塞、打喷嚏、流清水样鼻涕；③夹热指征，烦躁、口干渴，或痰涎黏稠；④舌淡、苔白水滑或微黄腻、脉浮。

胡希恕认为本方证即小青龙汤证痰涎黏稠而烦躁者。

病机 外寒内饮夹热。属太阳太阴合病证。

治法 解表化饮，清热除烦。用小青龙加石膏汤。

方解 小青龙汤，解表化饮；加石膏，清热除烦。寒温并进，以温为主。本方比小青龙汤更常用。

名医解方 胡希恕教授认为，咳喘脉浮，此为心下有水气而表不解的小青龙汤证，所不同者，只多上气烦躁之症，故以小青龙汤加石膏主之。

临床应用 用于哮喘、支气管炎、上呼吸道感染等见外寒内饮夹热表现者。

鉴别 本证与越婢加半夏汤均为外邪内饮，均有脉浮、咳喘应予以鉴别。①本证属外寒内饮夹热，以咳喘不能平卧，吐清稀痰沫为主，兼烦躁；②越婢加半夏汤属外邪内饮，水热向上冲逆，以咳喘目如脱状，脉浮大为主。

名家医案5（胡希恕医案）：咳喘（慢性支气管炎）

李某，男，63岁，病案号156679。初诊日期1966年1月4日。咳嗽吐黄白痰已4个月，自去年10月患咳嗽、吐痰、咽痛，一直服汤药治疗，咳嗽不减反又加上喘。患者很细心，把服过药的处方都带来了，其主要处方是桑杏汤加减，患者自己说他吃川贝母都有一斤多了。刻下症状：咳嗽，吐黄白痰量多，心烦胸满，背恶寒，口干思饮，但饮水后胃脘不适，苔黄腻，舌尖红，脉弦滑细。胡老予小青龙加石膏汤：麻黄3钱，桂枝3钱，细辛3钱，干姜2钱，白芍3钱，炙甘草3钱，五味子3钱，半夏5钱，生石膏1两半。

处方完后问胡老，患者热象明显，用这么多热药行吗？胡老说："患者吃了那么多清热药而症状越来越重，已说明药不对证。再看他现在的症状，有背恶寒、饮水后胃脘不适，为内有停饮之征。本有寒饮内停，治用苦寒清热化痰，痰不但不去，反因人体阳气大伤而痰饮加重。痰饮重，停滞日久，郁久化热，上犯于心胸，故出现心烦胸满。故不去痰饮，则热不去而咳无宁日。因证属外寒内饮兼有上热，为小青龙加石膏汤方证。用小青龙汤解表祛饮以治其本，用生石膏清上热以除其标，能否见效，还要看其服药后的反应"。结果上药服三剂，心烦胸满减，咯黄痰减少，口干减。舌苔白微腻，增细辛、干姜为三钱，减生石膏为一两，继服六剂，背恶寒已，吐痰减少，已不见黄痰，去生石膏，继服12剂症已。

参考文献

［1］黄煌．经方100首．南京：江苏科学技术出版社，2005

［2］张显臣．杂病辨治．合肥：安徽科学技术出版社，1999

［3］黄煌．经方的魅力．北京：人民卫生出版社，2006

［4］胡希恕．胡希恕金匮要略讲座．北京：学苑出版社，2008

[5] 冯世纶. 经方传真：胡希恕经方理论与实践. 北京：中国中医药出版社，
1994

[6] 刘志杰.《金匮要略增补》师承课堂实录. 北京：人民军医出版社，2009

[7] 陈明. 金匮名医验案精选. 北京：学苑出版社，2001

 # 奔豚气病脉证并治第八

病名含义

奔豚气　以"气从少腹上冲咽喉，发作欲死，复还止"为其特征。发作时，先见下腹部疼痛和结聚一小包块（气结而成），然后疼痛不断加剧，包块也逐渐增大，接着自觉有一股气从下腹部向上冲逆到咽喉或心胸部，痛楚异常。以后上述症状逐渐减轻直到消失，发作后不留后遗症。

本病是以剧烈的悸动冲逆为主诉的一类疾病，现代医学的癔症发作、胃肠平滑肌痉挛，或腹型癫痫可见此证。

一、成因与主症

原文1　师曰：病有奔豚，有吐脓，有惊怖，有火邪，此四部病，皆从惊发得之。

师曰：奔豚病，从少腹起，上冲咽喉，发作欲死，复还止，皆从惊恐得之。

解词　奔豚，豚指小猪。指气之上冲如豚之奔窜。

原文解读　论述奔豚病的病因及主症。奔豚、吐脓、惊怖、火邪，均与心经有关，故曰"皆从惊发得之"。奔豚、惊怖、火邪与突受惊吓有关，属精神神经类病，故"皆从惊发得之"。至于吐脓，与上述因素无关，必是传抄之笔误。①奔豚气的病因病机：病因为惊恐引起；病机是心肾阳虚，下焦寒水随冲脉上逆；肝气郁结，肝气循冲脉上逆。均与心、肝、肾、冲脉有关。②奔豚气的症状：本病是一种发作性的疾病，发作时先从少腹气撑作痛，继而气从少腹上冲心胸、咽喉。后则冲气渐平，病渐减，终至平复如常。

注：奔豚是一种发作性的神经精神失调性疾病，发病多与惊吓有关。

二、证治

（一）肝郁化热

原文2 奔豚气上冲胸，腹痛，往来寒热，奔豚汤主之。

奔豚汤方 甘草、川芎、当归各二两，半夏四两，黄芩二两，生葛五两，芍药二两，生姜四两，甘李根白皮一升。

上九味，以水二斗，煮取五升，温服一升，日三夜一服。

参考量 甘草、川芎、当归各20克，半夏40克，黄芩20克，生葛根50克，芍药20克，生姜40克，甘李根白皮20克。水4000毫升，煎取1000毫升，温服200毫升，日3夜1服。

原文解读 论述肝郁化热奔豚的证治。本病属肝气郁结，化热上冲的奔豚。肝气郁结，化热上冲，肝气循冲脉上逆，气上冲胸，可见腹痛；影响少阳，枢机不利，而见往来寒热。本条是奔豚证见少阳证者，气上冲胸，必兼胸胁部胀满不适，再加腹痛、往来寒热，均属少阳枢机不利的表现。

辨证要点及方证指征 ①平素情志抑郁或经常恼怒之人，发作前先感少腹作痛，继感有气从下腹部上冲到胸部；②伴有发冷发热等症状。

病机 肝气郁结，化热上冲。属少阳病发作奔豚。

治法 养血平肝，和胃降逆。方用奔豚汤。

方解 甘李根白皮、甘草，下气缓急；归、芎、芍药，养血调肝；黄芩、葛根，清热生津；生姜、半夏，和胃降逆，养血调肝和胃。

名医解方 胡希恕教授说，本方是小柴胡汤的变方，以李根白皮代柴胡，以止腹痛，往来寒热，并止奔豚。有生葛，当治项背强……故此治奔豚气上冲胸，腹痛、往来寒热，项背强急而有血虚证候者[1]。

临床应用 本方可用于癔症、神经官能症、冠心病及肝胆疾病。

（二）阳虚寒逆

原文3 发汗后，烧针令其汗，针处被寒，核起而赤者，必发奔豚，气从少腹上冲心，灸其核上各一壮，与桂枝加桂汤主之。

桂枝加桂汤方　桂枝五两，芍药三两，甘草（炙）二两，生姜（切）三两，大枣十二枚。

上五味，以水七升，微火煮取三升，去滓，温服一升。

参考量　肉桂50克，芍药30克，炙甘草20克，生姜30克，大枣8枚。水1400毫升，煎至600毫升，温服200毫升。

原文解读　论述因误汗后阳虚寒逆奔豚的证治。本条为阳虚阴盛，内外皆寒，阳虚寒逆的奔豚。病因是阳虚之人患外感，发汗太过，损伤心阳，又误用烧针，寒邪从针孔而入，引动下焦寒气上冲。症见核起而赤，因烧针发汗，寒从针孔而入，寒主收引，寒凝血瘀而成；气从少腹上冲心，外寒引动内寒，阳虚阴寒内盛，上凌心阳。

辨证要点及方证指征　①桂枝体质；②针刺部位出现红色肿核；③自觉有气从下腹上冲至心胸部，阵发性发作，发作时痛楚异常，发作后如常人。本证腹部悸动剧烈，且向上冲逆，故以气上冲逆为用方指征。

黄煌教授解释本证的发作特点：①气从少腹上冲心，指胸部有搏动感、撞击感、窒息感，并有突发的特点；②发作欲死，指有精神障碍症状，如一时性昏厥，亦指病人感觉相当痛苦；③复还止，指其病时发时止，有发作性特点；④皆从惊恐得之，既指外来的精神刺激，亦指其平素易惊易恐的素质[2]。

病机　误汗后阳虚寒逆，上凌心阳。本证属太阳、太阴合病证。

治法　调和阴阳，平冲降逆。外用灸其核上，温经散寒，内服桂枝加桂汤，助阳祛寒平冲。

方解　桂枝汤，调和阴阳；加肉桂，平冲降逆。共使阳气复，阴寒祛，冲逆自平。桂枝主治气上冲，于桂枝汤加重桂的用量，故治桂枝汤证而气上冲剧甚者。

临床应用　可用于奔豚证见腹痛、心悸气短、胸闷气促、恐怖欲死，甚则冷汗淋漓、眩晕跌仆等，片刻逆气平息则复如常人；亦可作为温补心阳之剂以治心悸、吐涎、眩晕等上焦阳虚寒气上逆者。

名家医案1（岳美中医案）：奔豚

老友娄某的爱人年七十，患呕吐、腹痛一年余，于1973年4月16日远道来京就诊。询其病状，云腹痛有发作性，先呕吐，即于小腹绞结成癥块而作痛，块渐大，痛亦渐剧，同时有气从小腹上冲至心下，苦闷欲死。既而冲气渐降，痛渐减，块亦渐小，终至块止痛消如常人。此中医之奔豚气，患者因其女暴亡，悲哀过甚，情志经久不舒而得此证。予仲景桂枝加桂汤。桂枝15克，白芍9克，炙甘草6克，生姜9克，大枣4枚。水煎温服，日1剂。

共服上方14剂，奔豚气大为减轻，腹中作响，仍有一次呕吐。依原方加半夏9克，茯苓9克以和胃蠲饮，嘱服10剂。药后时有心下微作冲痛，头亦痛，大便涩，左关脉弦。与理中汤加肉桂、吴茱萸。数剂而愈。

（三）阳虚饮动

原文4 发汗后，脐下悸者，欲作奔豚，茯苓桂枝甘草大枣汤主之。

茯苓桂枝甘草大枣汤 茯苓半斤，桂枝四两，甘草（炙）二两，大枣十五枚。

上四味，以甘澜水一斗，先煮茯苓减二升，内诸药，煮取三升，去滓。温服一升，日三服。

作甘澜水法：水二斗，置大盆内，以勺扬之，水上有珠子五六千颗相逐，取用之。

参考量 茯苓80克，桂枝40克，炙甘草20克，大枣10枚。水2000毫升，先煎茯苓减400毫升，纳诸药，煎取600毫升，温服200毫升，日3服。

原文解读 论述误汗后阳虚饮动欲作奔豚的证治。因素有太阴水饮，复因发汗太过而致。症状可见下焦素有水饮，汗后心阳不足，水饮内动，脐下悸动，欲作奔豚。胡希恕教授说此以误发小便不利、水停在里者之汗，水被激动伴气上冲而欲作奔豚，脐下悸即其征兆也。

辨证要点及方证指征 ①脐下悸动，或心中窒闷不畅、心悸或浮肿；②眩晕、呕吐或小便不利、胃内有振水声；③少腹拘急、舌淡胖、苔白滑。脐下剧烈悸动是奔豚发作的预兆，也是应用苓桂甘枣汤的指征。

病机　汗多损伤阳气，下焦寒饮欲向上冲逆。属太阳、太阴合病。

治法　温阳利水，平冲降逆。方用苓桂甘枣汤。

方解　茯苓、大枣，健脾培土制水；桂枝、甘草，温通心阳，助茯苓化气行水。诸药合用，水得土制不上泛，肾得心温水不寒。

名医解方　冯世纶教授认为，小便不利，停水于里，必须兼利小便，表始得解，若强发其汗，激动停水，变证百出……本方不只能治脐下悸欲作奔豚，即奔豚证而脐下悸者亦能治之。它如腹痛而气上冲胸，及诸水饮而脐下悸者，用之亦皆验。以桂枝甘草治气冲，茯苓大枣治脐下悸而痛也[1]。

临床应用　本方治"脐下悸动，欲作奔豚"。相当于现代医学的神经官能症、癔症、更年期综合征、慢性胃炎等病。

鉴别　①桂枝加桂汤与苓桂甘枣汤均能治误治伤阳之奔豚；②桂枝加桂，汗后感寒阳虚阴乘，无水饮。重用桂枝平冲逆，治奔豚已发；苓桂甘枣，汗后阳虚水饮内动，有水饮。重用茯苓以利水，治奔豚欲作。

名家医案2：胡希恕教授用桂枝加桂汤合苓桂甘枣汤治奔豚

某名医，遇到一个奔豚病，我说用桂枝加桂汤，他用后把病人治好了。后来又遇到一个类似病人，又用桂枝加桂汤无效，于是问我：这回怎么不好使了呢？我说上回那个病人是在表证的基础上，有气上冲，由于气上冲而引起的神经证候，所以适用桂枝加桂汤。若不是气上冲引起的，就要用气上冲挟水上冲的适证方苓桂甘枣汤。

参考文献

［1］冯世纶，张长恩．中国汤液经方：金匮要略传真．北京：人民军医出版社，2010

［2］黄煌．经方100首．南京：江苏科学技术出版社，2005

胸痹心痛短气病脉证并治第九

病名含义

胸痹 以心胸部痞闷甚则疼痛为主症。它既是一个病名，又是病位病机的概括。胸为病位，痹为病机。形成原因：上焦阳虚，阴乘阳位，痹阻胸阳。

心痛 包括心胸和心下胃脘部位疼痛。本条所论，仅属阳虚阴盛心痛的部分证候。

短气 是一个症状，以呼吸迫促为特征。病因复杂，本篇所论仅属与胸痹有关的疾病，故未单独论治。

一、病因病机

原文1 师曰：夫脉当取太过不及，阳微阴弦，即胸痹而痛，所以然者，责其极虚也。今阳虚知在上焦，所以胸痹、心痛者，以其阴弦故也。

解词 ①太过不及，指脉象改变。盛于正常为太过；弱于正常为不及。太过主邪盛；不及主正虚。②阳微阴弦，阳微指寸脉微；阴弦指尺脉弦。

原文解读 以脉象论述胸痹、心痛的病因病机。①"师曰：夫脉当取太过不及……责其极虚也"。以脉象"阳微阴弦"将胸痹的病因病机高度概括，并强调"虚"为胸痹的发病之本。脉阳微，阳（胸阳）虚于上；脉阴弦，阴（痰浊水饮）盛于下；阴邪上乘阳虚之胸，胸阳痹闭不通，胸痹而痛。②"今阳虚知在上焦……以其阴弦故也"，进一步论述胸痹的病因病机。胸痹的发生，必须是胸阳之虚与阴邪之盛相结合导致。本证为虚（胸阳虚）、实（阴邪盛）夹杂。阳微阴弦是胸痹的主要病机，即胸阳不足，阴邪上乘，阴乘阳位，胸阳痹阻。

原文2 平人无寒热，短气不足以息者，实也。

原文解读 论述因实邪所致胸痹短气的病机。本条说明以下三个问题：①胸痹证情有阵发性发作的特点，未发时如同常人，发作时胸闷气短；②胸痹发作时以邪实为主，多见胸闷气短，常由痰浊瘀血阻痹胸中所致。此时以邪实的标象为主，故曰"实也"。此处"实也"结合上条"责其极虚"，说明胸痹的病机是本虚标实；③关于胸痹的治疗，未发作时，从缓治本，扶阳气之虚；已发作时，从急治标，祛阴邪之盛。

二、证治

（一）胸痹证治

1. 主症

原文3　胸痹之病，喘息咳唾，胸背痛，短气。寸口脉沉而迟，关上小紧数，栝楼薤白白酒汤主之。

栝楼薤白白酒汤方　栝楼实捣一枚，薤白半升，白酒七升。

上三味，同煮取二升，分温再服。

参考量　栝楼实（捣）50克，薤白30克，白酒1400毫升。上3味，同煮取400毫升，分温2次服。

注：本条"寸口脉沉而迟，关上小紧数"有误。迟数指一呼一吸（一息）脉跳的次数而言。迟指一息三至，数即五至以上。寸脉沉迟，关脉紧数，脉快与脉慢不可能同时发生在同一病人身上，定是后人传抄之笔误。胡希恕教授认为，本条之脉"数"当是脉"弦"，可参考。"寸口脉沉而迟，关上小紧弦"才说得通。

原文解读　论述胸痹主症的证治。脉象寸脉沉迟，是上焦心肺阳虚；关上小紧弦，是痰浊水饮结聚；症见胸中痰浊壅塞，肺失肃降，则喘息咳唾，气机不通，则胸背痛，短气。本条脉象是寸脉沉迟，关脉稍有些紧弦，也就是上虚下有寒。

辨证要点及方证指征　①阵发性胸部闷痛，牵引到后背亦痛；②兼见咳嗽、气喘、呼吸急促，痰多；③苔白腻，寸脉沉迟，关脉稍紧弦。

病机　上焦阳虚，阴寒内盛，阴乘阳位，痹阻胸阳。为太阴、阳明合病证。

治法　通阳宣痹。方用栝楼薤白白酒汤。

方解 栝楼,开胸涤痰;薤白,通阳散结;白酒,通阳而行药势。诸药同用,豁痰通阳行痹。本方中白酒可用高粱酒或绍兴酒或黄酒。本方既可用于心绞痛,亦可用于心源性哮喘。

名医解方 胡希恕教授说,寸口以候胸中,今寸脉沉而迟,知为胸中气虚。关上以候心下,今关上稍紧弦,知为心下寒饮盛,寒饮乘虚逆迫于胸中,因致喘息咳唾,胸背痛而短气,此胸痹之病,宜以瓜蒌薤白白酒汤主之。

我用栝楼三方治心绞痛常配四逆散合桂枝茯苓丸,有人主张再加生姜,这样加起来,就又包含了桂枝生姜枳实汤。临床体会,栝楼类方对胸痛离开心脏,不是心脏,和心脏无关系的胸痛不好使,对只是胸痛胸满者效果挺好[1]。

临床应用 本方适用于胸背痛、咳吐黏痰、大便秘结者。用于心血管疾病的冠心病、心绞痛;及呼吸道疾病的支气管哮喘、慢阻肺、支气管炎、胸部软组织损伤、非化脓性肋软骨炎等。

2. 重症

原文4 胸痹不得卧,心痛彻背者,栝楼薤白半夏汤主之。

栝楼薤白半夏汤方 栝楼实一枚捣,薤白三两,半夏半升,白酒一斗。

上四味,同煮取四升,温服一升,日三服。

参考量 栝楼实50克,薤白30克,半夏40克,白酒2000毫升。上4味,水酒同煮取800毫升,温服200毫升,日3服。

原文解读 胸痹重证的证治。本条较上条病情更重,当有上条之喘息咳唾,胸背痛,短气,且症状程度更重。胸闷痛牵及后背,痛剧而不能平卧。本条病情更重,痰涎更多,痹阻更甚。喘息咳唾,重至不能平卧;胸背痛,剧达胸痛彻背。

辨证要点及方证指征 ①胸中痞闷疼痛牵引后背亦痛,憋气,呼吸不畅,胸痛彻背,咳嗽痰多,不能平卧;②舌质淡、苔白腻、脉沉滑。属太阴、阳明合病。

治法 通阳散结,豁痰下气。方用栝楼薤白半夏汤。

方解 用上方加半夏以化痰涎。

名医解方 本方是痰浊型胸痹的主方,用于以胸部疼痛为主症的疾病,心绞痛表现为胸闷痛或刺痛者,可用本方。胡希恕教授指出,瓜蒌开胸逐痰,薤白散结止痛，合以为方，故治胸痹痛而喘息咳唾者。煎以白酒，更使药力畅行无阻也。而用大量半夏，是因饮逆较甚之故。由本案验例可看出，祛除痰饮是治疗冠心病的重要之法。

临床应用　以上栝楼薤白白酒汤、栝楼薤白半夏汤二方为胸痹的主方。二方可用于冠心病心绞痛、急性心肌梗死、心包积液、病毒性心肌炎、食道憩室、反流性食管炎、胸部软组织损伤等属痰浊壅塞者疗效肯定。兼瘀加丹参、红花、赤芍或合失笑散，亦可合用丹参饮；兼气血虚加党参、黄芪、当归、三七；合四逆散、金铃子散治肝郁或外伤导致的肋间神经痛；急慢性支气管炎、肺部感染、胸膜炎、慢阻肺、气胸、急慢性咽炎等。

鉴别　本条与上条相比，①加半夏半升以化痰涎；②薤白由半升（30克）增至3两（45克）；③白酒由7升加至1斗；④上方煎取2升，日再服；本条煎取4升，日3服。提示本条较上条病情更重。

病案举例1：渗出性胸膜炎包裹性积液

金某，男，39岁，西峡县二中教师。2013年5月15日诊。患左侧结核性渗出性胸膜炎，在河南省胸科医院住院2个月，经抗结核化疗、胸穿抽液等治疗后胸腔积液吸收好转，只留部分包裹性积液，因不便穿刺抽水，遂带药回本县，住入协和医院继续输注抗结核药和纤溶酶，同时配合中药（药不详）治疗，10天后X线复查，胸腔积液增多，积液面积增大（4.7cm×3.2cm），患者很紧张，特来本所求诊。

刻诊：患者体型瘦高，精神很好，饮食体力尚可，自诉除微感乏力外，余无不适感。查其脉弦滑，舌质暗红而胖，苔薄腻。

诊断：悬饮证。辨证：胸阳不振，水饮内停。治宜《金匮要略》瓜蒌三方合丹参饮、千金苇茎汤温振胸阳，活血化饮以治本，控涎丹峻逐水饮以治标。

①醋甘遂10克，醋大戟10克，炒白芥子10克。上药碾粉装入0号胶囊，每粒约含药粉0.3克，每次5粒，隔日1次，清晨空腹淡姜汤送服；②全瓜蒌（捣碎）30克，薤白15克，半夏15克，桂枝15克，丹参30克，檀香15克，苇根60克，桃仁15克，生薏苡仁40克，冬瓜仁（捣碎）50克，车前子（包煎）30

克，炒葶苈子（包煎）30克，大枣20克。白酒200毫升及水1000毫升煎服。5剂。

22日二诊：上药用后大便正常，未见腹泻，电话告其每次胶囊服10粒，隔日1次，中药煎剂继服8剂。

30日三诊：昨日作CT示，胸腔积液极少（0.3cm×0.17cm），托人将原方再取7剂用完后复诊。

6月9日四诊：上药用完，昨日经CT及B超检查，胸腔积液全部吸收，只留胸膜增厚，患者诉活动后稍感乏力，视其微有倦容，诊其脉弦滑无力，舌质暗红，苔黄腻。此久病耗气，气虚血瘀，湿热稽留。方选玉屏风散合本所胸膜粘连松解方继续治疗胸膜增厚。

3.虚实异治

原文5 胸痹心中痞，留气结在胸，胸满，胁下逆抢心，枳实薤白桂枝汤主之，人参汤亦主之。

枳实薤白桂枝汤方 枳实四枚，厚朴四两，薤白半斤，桂枝一两，栝楼实一枚，捣。

上五味，以水五升，先煮枳实、厚朴，取二升，去滓，内诸药，煮数沸，分温三服。

人参汤方 人参、甘草、干姜、白术各三两。

上四味，以水八升，煮取三升，温服一升，日三服。

参考量 枳实薤白桂枝汤方：枳实40克，厚朴40克，薤白80克，桂枝10克，栝楼实（捣）50克。

水1000毫升，先煮枳实、厚朴，取400毫升，去滓，纳诸药，煮数沸，分温3服。

人参汤方：人参、甘草、干姜、白术各30克。水1600毫升煎取600毫升，温服200毫升，日3服。

解词 ①心中痞，指胃脘部有痞塞不通之感。②胁下逆抢心，指胁下气逆上冲心胸。

原文解读 论述胸痹气滞较甚的虚实异治。偏实者，有胸痹的典型症状及心中痞、胸满、胁下逆抢心。胸阳不振，痰浊壅塞，气逆不通所致，以邪实为主。

辨证要点及方证指征　以心胸部痞满憋闷为主，疼痛较轻，自觉有气从胁下向上冲逆至心胸部。①胸胁胃脘痞闷胀满、有气从胁下向上冲逆至心胸部；②腹胀便秘或大便干燥难解；③舌苔厚腻、舌质暗或有瘀点瘀斑。

病机　痰浊壅塞，气滞不通，向上冲逆。属太阴、阳明合病证。

治法　通阳散结，降逆除满。用枳实薤白桂枝汤。

方解　枳实、厚朴，散结除满；桂枝，通阳降逆；瓜蒌、薤白，化痰下气。枳实、厚朴均有缓解紧张的作用，故有类似胸痹的胸腹部憋闷胀满，局部肌肉痉挛紧张者可用本方。本方适用于胸腹满、心下痞塞、胁下气逆上冲胸，大便秘结、舌苔厚腻者，如支气管炎、阻塞性肺气肿、胸痹、心功能不全、气胸、胃肠功能紊乱、肋间神经痛等。

名医解方　胡希恕教授说，此于栝楼薤白白酒汤中加行气消胀的枳实、厚朴，和降冲气的桂枝，故治栝楼薤白白酒汤证而兼胸腹逆满者[1]。

临床应用　凡胸痹、胃脘胀痛、气逆嗳气，夜间更重者，符合本方证机者均可加减用之。渗出性胸膜炎属饮邪内停者，可用本方加葶苈子、半夏、茯苓、椒目。本条说是胸痹，其实是以胃脘气滞为主，故本方治慢性胃炎、功能性消化不良、消化性溃疡等属痰浊气滞，见胸脘胀满，胃脘痞闷，有气从胁下向上冲逆者有较好之疗效。

偏虚者，上证兼倦怠少气，语声低微，脉细弱胸阳不振，中阳亦虚，大气不运，虚滞为满痛：正虚为主（胃虚有寒饮）。

辨证要点及方证指征　①以心胸部痞满憋闷为主，疼痛较轻；②自觉有气从胁下向上冲逆至心胸部；③伴倦怠少气，四肢逆冷，便溏，舌淡苔白，脉沉迟等。

大塚敬节指出，本证有胃痛和呕吐、食欲不振或食后感觉胸脘痞塞不通感，或肢冷而尿量多，或有腹泻，或感口中有淡而无味的口水上泛，或不断有淡而无味的唾液于口中存留[2]。

注：本证腹诊特点是腹部软弱无力，有振水音，或腹壁发硬如板状。脉象多沉弱或沉迟，或沉弦、浮大，无论何种脉象，共有特征是无底力。

病机　中阳不振，气机阻滞，痰浊停留。属太阴虚寒症。

治法　补中助阳。方用人参汤（即理中汤）。

鉴别　瓜蒌三方鉴别。①三方均能治胸痹。②瓜蒌薤白白酒汤，通阳宣痹，治胸痹主症，胸背痛，短气，喘息咳唾；瓜蒌薤白半夏汤，通阳散结，治胸痹重症，胸痹不得卧，心痛彻背者；枳实薤白桂枝汤，降逆除满，治胸痹气滞，胸满心下痞，胁下逆抢心。

名家医案1（大塚敬节医案）：胸痛（胸膜炎）

本案是因胸痛而被诊断为胸膜炎，用人参汤很快治愈的一个案例。患者为36岁妇人，1935年5月16日初诊。诉十余日前发病，食后呕吐，口渴，欲饮热茶，饮茶后随即吐出。稍微活动后即觉头晕，夜间睡眠不佳，胸部犹如被嵌入一块木板一样苦楚、闷痛。平素体弱消瘦，以前曾患胸膜炎，这次又被某医生诊断为胸膜炎。但无发热，脉弦细而不数。

腹诊：腹壁菲薄，腹直肌如板状，口渴，舌湿润。

在《金匮要略》中，人参汤可治胸痹，胸痹是指胸中阻滞不通样疼痛，于是我投予了人参汤。只服药一次，呕吐便止住，胸痛也得到缓解。十天的药尚未服完，便痊愈了。曾用人参汤治疗肋间神经痛所致之胸痛获得良效。

《金匮要略》栝楼三方是指：栝楼薤白白酒汤、栝楼薤白半夏汤、枳实薤白桂枝汤。三方均属宣痹通阳法。

4. 轻证

原文6　胸痹，胸中气塞，短气，茯苓杏仁甘草汤主之；橘枳姜汤亦主之。

茯苓杏仁甘草汤方　茯苓三两，杏仁五十个，甘草一两。

上三味，以水一斗，煮取五升，温服一升，日三服，不差更服。

橘枳姜汤方　橘皮一斤，枳实三两，生姜半斤。

上三味，以水五升，煮取二升，分温再服。《肘后》《千金》云：治胸痹，胸中辟辟如满，噎塞习习如痒，喉中涩燥唾沫。

参考量　茯苓杏仁甘草汤方：茯苓30克，杏仁15克，甘草10克。水2000毫升，煮取1000毫升，温服200毫升，日3服，不差更服。

枳实姜汤方：橘皮160克，枳实30克，生姜80克。水1000毫升，煮取400毫升，分温再服。

原文解读　论述胸痹轻证的证治。本条胸中不痛，但以胸中气塞、短气为主。为饮邪阻塞胸膈或胃脘所致。由于阻塞的部位不同，症状可有侧重。饮停胃脘，胃失和降，气机郁滞，偏重气塞感，常兼胀满、呕吐；饮停胸膈，肺气被郁，宣降失常，偏重短气感，多伴咳逆、小便不利。

辨证要点及方证指征　①胸中胀闷有堵塞感；②呼吸短促。

有偏于肺和偏于胃两种。偏于肺的，为饮邪上逆迫肺，以短气、呼吸迫促为主，兼见咳嗽。偏于胃的，以胸中、心下满闷窒塞感为主，兼见咽喉如痒状，如痰卡咽喉，或伴呕吐、少食。

病机　①偏于肺：痰饮阻塞，肺气不利。为太阴病证。②偏于胃：寒饮在胃，气机阻滞。属太阴病证。

治法　①偏于肺：利肺气，化痰饮。方用茯苓杏仁甘草汤。②偏于胃：疏理胃气，宣散行水。方用橘枳姜汤。

方解　①茯苓杏仁甘草汤：茯苓，利湿行水；杏仁，宣降利肺；甘草，调和中州。诸药合用，宣肺化饮。方中茯苓利水化饮以制水饮上逆；杏仁宣降肺气，甘草和中缓急。气畅饮化则气机复常，而气短、胸闷自除。

注：本证表现为胸中有气堵塞，呼吸困难、气短。多因胸膈内循环、呼吸障碍所致。慢性支气管炎、肺气肿患者，咳嗽、痰量不多，以呼吸困难及心悸为主，伴有尿量减少、浮肿时，用本方效果很好。也可用于情志突受刺激，见呼吸困难，胸中气息如窒塞状，顿服效果很好。日本和田东郭氏在本方基础上加降逆祛痰的厚朴，下气镇咳平喘的苏子，　平冲降逆定悸的桂枝而组成治喘一方：茯苓30克，杏仁20克，甘草10克，桂枝15克，厚朴15克，炒苏子10克。主治慢性支气管炎、支气管扩张、哮喘、慢阻肺等有咳嗽、咯痰（痰黄或白）、哮喘倾向并呈虚证者。适应证：①咳嗽、咯痰不多而呼吸困难；②活动后呼吸困难加重，快走或上楼梯时胸部有压迫感，并立即引起呼吸困难和心跳。

②橘枳姜汤：橘皮，和胃理气；枳实，消痞除满；生姜，化饮降逆。本方

用于消化道疾病、心血管疾病见胸腹胀痛、恶心嗳气者。多与温胆汤或半夏厚朴汤、栀子厚朴汤同用。

临床应用　胡希恕教授指出，半夏厚朴汤合橘枳姜汤治疗梅核气感胸中满闷气憋，咽喉气塞满，喉中感觉干，还老是发痒，咽喉老是不利落，憋得慌，两方合用效果好。

名家医案2（日本·矢数道明医案）：咽下困难

山某，男，77岁。1984年2月24日诊。主诉心下部位及剑突上方轻度压痛，吞咽固体食物时在该处受阻而不能下，但饮水可以通过，只是感到有轻微疼痛，背部也时有疼痛。在某大医院内科检查后，诊断为食管炎导致食管狭窄，虽经多种治疗，仍未奏效。

体格、营养、面色均普通，脉亦基本正常，血压140/80mmHg，舌稍有白苔，口中黏腻，腹部平坦有力，心下部按压不舒服，但无明显心下痞硬和胸胁苦满，食欲一般，大便日1~2次。医院认为尚无手术之必要。

我给予利膈汤合茯苓杏仁甘草汤。半夏8克，栀子3克，附子1克，茯苓5克，杏仁3克，甘草1克。利膈汤为本朝经验方，由名古屋玄医所创，用于噎膈（食管癌、食管狭窄、食管炎、食管息肉、食管痉挛及憩室等）、痞塞及咽下困难时有效。浅田流多与茯苓杏仁甘草汤合方，能去胸膈内饮而增强效果。其中栀子起主要作用，因《伤寒论》载栀子豉汤对"胸中窒"或"心中结痛"者有效。

本例服此方一个月后，阻塞逐渐减轻，续服2个月，虽进食饭团仍有阻塞感，但其后日见轻快，今年1月以来，固体食物已可毫无痛苦的通过。8年的咽下困难1年治愈，患者十分感激。

病案举例2：梅核气

宋某，女，37岁。7月21日诊。

生气后，感胸闷气塞、短气，咽中异物感，吞之不下，吐之不出，喜太息，心烦易怒，情绪不稳定，舌质暗苔黄褐、白而腻，脉细弱而涩滞。

诊断：神经官能症。用橘枳姜汤合八味解郁汤。

柴胡20克，白芍20克，炒枳壳15克，甘草10克，清半夏15克，茯苓20克，厚朴20克，苏梗20克，生姜20克，陈皮40克。5剂，水煎服。

服3剂，证减八成，复诊据证略加调整，继服3剂愈。

按语 本案亦有两个方证：胸中气塞、短气为橘枳姜汤证；咽中异物感，吞之不下，吐之不出，喜太息，心烦易怒，情绪不稳定为八味解郁汤（四逆散合半夏厚朴汤）证。

5. 急证

原文7 胸痹缓急者，薏苡附子散主之。

薏苡附子散方 薏苡仁十五两，大附子（炮）十枚。

上二味，杵为散，服方寸匕，日三服。

用量用法 薏苡仁150克，制附子200克。上药制为散，每服3克，每日3次，开水冲服。

原文解读 论述胸痹急证的治疗。由"胸痹缓急"可知，本条为胸背痛等症突然发作，且痛势急剧，为阴寒凝聚不散，阳气痹阻不通。诸证由阳虚寒湿内盛导致，有时发时止的特点。寒湿阻遏胸阳，由于人体正气的抗邪作用，有聚有散。聚则气机郁闭，痛甚；散则气机较畅，痛缓。

辨证要点及方证指征 ①胸背痛突然发作，呈阵发性，每以晚间加重，痛势较剧；②时发时止，伴恶寒；③舌淡苔白腻，脉弦滑或沉紧等。

病机 阴寒凝聚不散，阳气痹阻不通。属太阴阳明合病证。

治法 温阳通痹，缓急止痛。方用薏苡附子散。

方解 薏苡仁，除湿宣痹，缓急止痛；附子，温通阳气，散寒止痛。散，宣散之意，欲急止痛，故用散。

注 附子的有毒成分为乌头碱，煎剂经高温煮沸后乌头碱可部分被水解破坏而减轻毒性，散剂时其有毒成分保持完整，使用时应严格遵守方中的剂量要求，不可盲目增加剂量，以防乌头碱中毒。

临床应用 目前用本方治疗冠心病心绞痛急性发作，可用本方改散为汤，随证加减，治疗寒湿为主的心绞痛有效；寒湿性坐骨神经痛，用本方合芍药甘草汤治疗。

（二）心痛证治

1.轻症

原文8 心中痞，诸逆，心悬痛，桂枝生姜枳实汤主之。

桂枝生姜枳实汤方 桂枝、生姜各三两，枳实五枚。

上三味，以水六升，煮取三升，分温三服。

参考量 桂枝、生姜各30克，枳壳50克。水1200毫升，煎取600毫升，分温3服。

解词 ①诸逆，指阴寒、痰饮之邪向上冲逆。②悬痛，指心窝部向上牵引疼痛。

原文解读 论述寒饮上逆心痛的证治。本条证为胸部有堵塞感，心下胃脘部因气逆上冲而有牵拉样、拘挛性疼痛。为寒饮犯于胸胃，气机失于和降所致。寒饮停聚，阳气不运，见心中痞，心中痞指胸脘部有痞塞不通之感。寒饮内停，向上冲逆，则心悬痛，诸逆指气上逆，如气逆呛心，干呕气塞；心悬痛，可理解为心窝部分向上牵引而痛。

胡希恕教授认为，心中痞者，谓心中有痞塞感也；诸逆者，咳、呕、哕以及气逆等言之也；心悬痛者，谓心痛如悬状也，多指现代之心绞痛。

辨证要点及方证指征 ①心前区或胃脘部满闷不适和疼痛，自觉有气向上冲逆，如有物向上牵拉之感；②伴嗳气，心悸等症状。

病机 寒饮内停，气机上逆。属太阳、太阴合病。

治法 温阳化饮，下气降逆。方用桂枝生姜枳实汤。

方解 桂枝，温阳化饮，平冲降逆；生姜，散寒化饮，开结除痹；枳实，开结下气，消痞除满。诸药合用，使寒去饮除则心中痞、悬痛自止。

名医解方 胡希恕教授说，本方中桂枝解痛降气冲，生姜散寒治饮逆，枳实消胀去满，三者合力，故治诸逆以致心中痞塞而心悬痛者[3]。此似述心绞痛的证治，不过依据试验，此证单用本方的机会甚少，而以大柴胡汤与桂枝茯苓丸合方的机会较多。血压高、烦热者宜加石膏，心血管病并发高血压，石膏配大黄降血压挺好；血压高心悸得厉害，增量桂枝、茯苓，均有捷效。

鉴别 ①枳实薤白桂枝汤与桂枝生姜枳实汤均能治心中痞、气逆之症。枳实薤白桂枝汤治疗胸痹兼胸中痞（重），既用桂、枳、朴，通阳开痞下气，亦用蒌、薤，开胸痹；桂枝生姜枳实汤治疗心中痞心悬痛（轻），只用桂、枳、姜，通阳散寒开痞，不用瓜蒌、薤白；②橘枳姜汤与桂枝生姜枳实汤均有枳实、生姜。橘枳姜汤，胸中气塞较甚，用橘皮配姜、枳，专于理气散结；桂枝生姜枳实汤，气逆心痛为著，用桂枝配姜、枳，加强通阳降逆。

2. 重症

原文9　心痛彻背，背痛彻心，乌头赤石脂丸主之。

乌头赤石脂丸方　蜀椒一两，乌头（炮）一分，附子（炮）半两，干姜一两，赤石脂一两。

上五味末之，蜜丸如梧子大，先食服一丸，日三服，不知，稍加服。

参考量　蜀椒10克，乌头（炮）3克，附子（炮）5克，干姜10克，赤石脂10克。上药为粉，蜜丸如梧桐子大，饭前服1丸，3次/日，效不明显，稍加量服。

原文解读　论述阴寒痼结心痛的证治。心前区痛牵扯到后背，后背痛牵扯到前胸，剧痛难忍，痛无休止。本症病情较重，由阴寒痼结，胸中阳气痹阻所致。

辨证要点及方证指征　①心前区疼痛牵引到后背，后背部疼痛牵引到前胸，心背牵引疼痛，痛势急剧而无休止；②伴见四肢厥冷，冷汗出，面色苍白；③舌淡胖紫黯苔白腻，脉沉紧或脉微欲绝。

病机　阴寒痼结，阳气痹阻。属太阴、少阴合病。

治法　温阳逐寒，止痛救逆。方用乌头赤石脂丸。

方解　乌附椒姜，大辛大热，温阳逐寒止痛；赤石脂，收敛固涩，安心。用蜜丸以缓其药性。

注：本证相当于寒性心肌梗死、心绞痛、胃痛、坐骨神经痛等，以疼痛遇冷加剧，得温则减者，用本证方较好。

临床应用　本方为古人治"真心痛"的急救药。现代可用其治疗急性心肌梗死先兆、心绞痛，及寒性胃痛，坐骨神经痛等。

参考文献

［1］冯世纶. 经方传真：胡希恕经方理论与实践. 北京：中国中医药出版社，1994

［2］［日］大塚敬节. 汉方诊疗三十年. 北京：华夏出版社，2011

［3］冯世纶，张长恩. 中国汤液经方：金匮要略传真. 北京：人民军医出版社，2010

腹满寒疝宿食病脉证并治第十

病名含义

腹满　即腹部胀满，是一个症状，许多疾病都可出现。

寒疝　因寒邪结聚或气血不足，内脏经脉失养，引起的腹部剧烈疼痛或脐周绞痛。

宿食　指饮食不消化，食积证。

一、腹满

（一）辨证与治则

1. 虚寒

原文1　趺阳脉微弦，法当腹满，不满者必便难，两胠疼痛，此虚寒从下上也，当以温药服之。

原文3　腹满时减，复如故，此为寒，当与温药。

解词　①趺阳脉，指足背两筋宛中，动脉应手处。为足阳明胃经之冲阳穴。②两胠（音去），指两腋下。

原文解读　此两条论述虚寒腹满的病机、辨证和治则。①成因与证候：趺阳脉微，为脾胃阳虚；弦，主肝主寒，因中阳不足，厥阴寒气上逆。乘犯中土，则腹满；旁攻胠胁，则两胠痛下闭谷道，大便难。临床上，可仅见一症，或数症并见。治疗原则"当与温药服之"，寒实者，温下；寒虚者，温补。②辨证与治则：虚寒腹满，因脾胃虚寒，气滞不运（无形寒气虚滞）；腹满时减，复如故，因气聚则满，气散则减（时满时减），喜按。治疗原则：当与温药，温运中土，用理中汤。

2. 实热

原文2　病者腹满，按之不痛为虚，痛者为实，可下之；舌黄未下者，下之黄自去。

原文解读　论述腹满虚实的辨别和实满的治法。①腹满虚实的辨证：虚证腹诊按之不痛，是无形之气虚滞；舌诊见舌淡苔薄白；实证腹诊按之痛甚，为有形之物积聚；舌诊见苔白滑厚，是寒实；苔黄干厚，为热实。②实满的治法，可下之。热实，寒下；寒实，温下。③关于"舌黄未下者，下之黄自去"，主要是指实热满证。一般情况下，热实滞肠，舌苔多黄厚干燥，此时攻下实热，黄苔可自去。

3. 表里俱寒

原文5　寸口脉弦，即胁下拘急而痛，其人啬啬恶寒也。

解词　啬啬，指恶寒而有瑟缩状。

原文解读　论述腹满表里俱寒症。寸口脉弦，寸口脉主表，弦脉主寒，即表寒。症见腹满，胁下拘急而痛。素体脾肾阳虚，兼感外寒，经脉拙急，气滞不通。啬啬恶寒，即外感寒邪。本证以腹满、胁下拘急而痛、啬啬恶寒为主。病机是素体脾肾阳虚，兼感外寒，内外俱寒，经脉拙急，气滞不通。

（二）证治

1. 里实兼表寒证

原文9　病腹满，发热十日，脉浮而数，饮食如故，厚朴七物汤主之。

厚朴七物汤方　厚朴半斤，甘草、大黄各三两，大枣十枚，枳实五枚，桂枝二两，生姜五两。

上七味，以水一斗，煮取四升，温服八合，日三服。

参考量　厚朴80克，甘草、大黄各30克，大枣8枚，枳实50克，桂枝20克，生姜50克。水2000毫升，煎取800毫升，温服160毫升，日3服。

原文解读 腹满里实兼表寒的证治。本条证为病人腹胀，发热持续十日以上，脉浮数，饮食如素常。属里实兼表，表里同病，肠中热结气滞。发热，脉浮数，是表证未解，里已化热；腹满，因肠中热结气滞；饮食如故，是里实尚未结甚。

胡希恕教授说，腹满为里实，虽发热十日，但脉浮而数，饮食如故，知此热既有里复有表也。发热十来天，若真是里实发热，病人是不能吃东西的，《伤寒论》说："阳明病，谵语有潮热，反不能食者，胃中必有燥屎五六枚也，若能食者，但硬耳"。是说能食的，内尚未结滞成实，不能食的，为内实已成。本条虽腹满、发热十日，但饮食如常，乃里热尚未全部结实。结合脉浮而数，说明仍有太阳表邪未解。则此发热既有太阳之表，亦有阳明之里，为太阳阳明合病发热。

辨证要点及方证指征 ①既有外感表证，发热（不恶寒或微恶寒），脉浮数；②又有里证，腹部胀满，大便干结或便秘，舌红苔黄。

病机 太阳表证未解，邪入阳明之里，气机阻滞。属太阳、阳明合病。

治法 表里同治，以治里热为主，兼解表。用厚朴七物汤。

方解 厚朴、枳实、大黄（小承气），行气泄热导滞；桂枝、甘草、姜、枣（桂枝汤），解表调和营卫。诸药合用，行气泄热解表。

名医解方 胡希恕教授说，脉浮而数为病在表，腹满为病在里，发热为表里共有证。此亦太阳阳明合病或并病之属，故宜厚朴七物汤主之。发热脉浮数而不恶寒，已属可下之证，以腹满，尤其上腹满，故宜本方[1]。

临床应用 胃肠性感冒、急性胃肠炎、肠梗阻、胃肠功能紊乱等，都有用本方的机会。

2. 里实兼少阳证

原文12 按之心下满痛者，此为实也，当下之，宜大柴胡汤。

大柴胡汤方 柴胡半斤，黄芩三两，芍药三两，半夏（洗）半升，生姜（切）五两，枳实（炙）四枚，大枣十二枚，大黄二两。

上八味，以水一斗二升，煮取六升，去滓，再煎，温服一升，日三服。

参考量 柴胡80克，黄芩30克，芍药30克，半夏40克，生姜50克，枳实40克，大枣8枚，大黄20克。水2400毫升，煎取1200毫升，去滓，再煎取600毫升，温服200毫升，日3服。

原文解读 里实兼少阳证心下满痛的证治。本证属少阳兼阳明里实的腹满痛。按之心下满痛，心下泛指上腹部及两胁部位。该处痞满按之痛，或本有满痛按之甚，是邪在少阳兼阳明里实。心下急，指剑突下至两胁部痞满憋胀，按之疼痛。本证应有寒热往来，胸胁苦满，郁郁微烦，苔黄，脉弦数等。

辨证要点及方证指征 ①发热或往来寒热；②胸胁苦满，上腹部按之拘急胀满疼痛，局部肌紧张；③便秘、尿黄，或下痢，或呕吐，或黄疸，或头痛；④舌苔黄白且干燥，脉滑数。

腹证特点： 应用大柴胡汤的重要腹证有以下几方面。①心下急指心窝部堵塞感，用手按压该部位会感呼吸困难，疼痛不适；②胸胁苦满，病人主观感觉是指从胸至胁部有像塞满了东西一样难受；医生的客观检查是指病人仰卧，医生用右手按压季肋下，该部位有抵抗感或重胀感，或患者诉压痛。或可见季肋下膨隆；③上腹部饱满、充实。

体质特点 ①多体质壮实，属"实胖"体型和紧张体型；②其人多颈短肩宽，胸围及肋弓角较大；③腹部充实，按压有力，剑突下按之多满痛；④多伴有高血脂、脂肪肝、大便常秘结。

病机 邪在少阳兼阳明里实。属少阳阳明合病证。

治法 和解少阳，攻下里实。用大柴胡汤。

方解 柴胡、黄芩、半夏、姜、枣，和解少阳；炒枳实、大黄，通下里实；芍药，敛阴和营，缓急止痛。诸药合用，外解少阳，内泻热结。

名医解方 黄煌教授指出，大柴胡汤是天然的胃肠动力药。我常以本方治胆汁反流性胃炎及食管炎，胃切除后的倾倒综合征。因胃肠的逆蠕动，症见有呕吐。大柴胡汤对缓解胃肠的逆蠕动还是有帮助的。大柴胡汤还可以看作是治疗胆囊炎、胰腺炎的专方。可以认为大柴胡汤是天然的解痉镇痛药。当然在肝胆疾病出现黄疸时也是传统的利胆药。不过此时芍药当用赤芍，且量也要大一些。大柴胡汤是天然的脂类代谢调节药。高脂血症与肥胖虽无腹胀腹痛，但此类患者多体质壮实，属"实胖"之体型。腹部充实，按压有力，如果伴有失眠，心烦等精神症状及便秘者也可用本方。大柴胡汤降脂减肥，还要详辨体质。一般而言，其人多颈短肩宽，胸围及肋弓角较大，且腹肌一定要坚实有力。大柴胡汤是肌肉的松弛剂，决不能用于松弛的体质，只能用于紧张型体质。大柴胡汤还有其他的作用，比如治疗心烦失眠、阳痿、糖尿病、痛风、高血压等。大凡形体壮实，心下按之满痛的病人，多半都要考虑使用大柴胡汤的[2]。

临床应用　本方具有和解、攻下、表里双解之功，临床应用广泛。现代多用于消化系病如肝炎、胆囊炎、胰腺炎、胃肠炎、胆道蛔虫症、胆结石、痢疾，及流感、丹毒、肺炎、支气管炎、尿路感染等病。现代药理研究证实本方有以下作用：调节脂代谢及血流变；护肝；调节免疫。此外，尚有抗炎、利胆、解痉等作用。

病案举例1：支气管哮喘

王某，女，54岁。西峡县城人。2015年6月15日诊。主诉咳嗽气喘2年余，久治乏效。患者2年前因感冒受凉后出现咳嗽气喘，吐黏稠黄痰，在县医院检查诊为"支气管哮喘"给予抗生素、解痉平喘、化痰止咳之药，病情时轻时重，久治乏效。经人介绍，今来求诊。

刻诊：患者体型矮胖，颈短肩宽，面色暗红。诉咳嗽气喘2年余，每因心情不舒或感冒而诱发，用抗生素、激素及解痉平喘药不能有效控制发作，平时咳嗽咯痰黄稠而黏，冬夏无休。发作时喘闷、倚息不得卧，胸腹胀满，昼轻夜重，口干口渴，心烦易怒，阵发性轰热汗出，眠差易醒，大便秘结，数日一行，查体：上腹部肌肉充实有力，剑突下轻度压痛。舌紫暗，舌下静脉增粗延长，苔白根黄腻，脉弦数。

诊断：哮喘。辨证：少阳阳明合病夹瘀血。

用大柴胡汤加石膏合桂枝茯苓丸加地龙。柴胡40克，黄芩20克，旱半夏30克，炒枳实20克，赤、白芍各30克，大黄15克，大枣10枚，生石膏50克，桂枝15克，茯苓30克，桃仁15克，牡丹皮15克，地龙15克。5剂，水煎服。

6月25日二诊：上药服至3剂，患者来电言药太难喝，但服后大便转稀，日解二次，随即咳喘均减，甚感舒适。5剂药断断续续服至10天，咳止喘平。患者因药难喝已不愿来诊，经丈夫、儿女苦劝，今天勉强复诊，上方继服3剂，体健如初。2年顽疾，8剂而愈。

按语：本案哮喘反复发作，久经抗生素、激素、解痉平喘、止咳化痰等中西药治疗无效。其特征如下：①体型矮胖，颈短肩宽，上腹部充实有力，剑突下轻压痛，符合大柴胡体质；②病程长，持续发作，冬夏无休，发作或加重多在晚上，昼轻夜重，舌紫暗，舌下静脉增粗延长，提示属瘀血之桂枝茯苓丸证；③有胸胁满闷、口干、口渴，心烦易怒，眠差易醒，轰热汗出，大便秘结，数日一行，苔白根黄腻，脉弦数等少阳阳明合病证。故辨为少阳阳明合病夹瘀血，用大柴胡汤加石膏合桂枝茯苓丸，清泄少阳阳明郁热，活血化瘀，加地龙清热解痉平喘。针对体质和病机而治，故获良效。

病案举例2（黄煌学生医案）：医生哥哥谈大柴胡汤减肥

我有个患者体格十分壮实，最近感剑突下有个包块，十分不舒服，胃镜示有胃炎。按腹部脂肪肥厚，啤酒肚，呈板状，肌肉紧，形体偏胖，予大柴胡汤合三子养亲汤加减，效果十分明显，两周内减肥8斤，不适感消失。我是男科医师，感觉目前阳痿患者渐增多，遇肥胖患者，腹部脂肪偏紧或血脂高或面部痤疮多，大便偏干者，我常用大柴胡汤合三子养亲汤，减肥后，患者神清气爽，阳痿紧跟着改善，效果十分好。此外，三子养亲汤降血脂效果也很好。

3. 里实胀重于积

原文11 痛而闭者，厚朴三物汤主之。

厚朴三物汤方 厚朴八两，大黄四两，枳实五枚。

上三味，以水一斗二升，先煮二味取五升，纳大黄，煮取三升，温服一升，以利为度。

参考量 厚朴80克，大黄40克，枳实50克。水2400毫升先煮二味取1000毫升，纳大黄煮取600毫升，温服200毫升，以利为度。

原文解读 气滞热结腹满痛胀重于积的证治。痛而闭，指腹满痛而大便闭结不通。按之腹部有充实抵抗感，重按时可感到压痛感和胀痛感，是气滞热结于肠，气滞重于实积。

辨证要点及方证指征 ①腹胀比较严重； ②兼有腹痛和大便不通； ③舌红苔黄腻。

病机 气滞热结，气滞重于实积。属阳明病证。

治法 行气除满，通便泄热。用厚朴三物汤。

方解 重用厚朴、更配枳实，行气除满；后纳大黄，取其味薄，泄热通便。方后注明"以利为度"，中病即止，防重伤脾胃。

名医解方 胡希恕教授说，此于小承气汤增厚朴枳实的量，故治小承气汤证而胀满较剧者。大黄用量在6～10克为宜，但枳、朴量要大。

鉴别 ①小承气汤与厚朴三物汤均用厚朴、枳实、大黄；②小承气汤大黄量重为君，重在泄热攻实；厚朴三物汤厚朴量重为君，重在行气泄满。

临床应用 本方作用在于行气泄热通便，临床上凡腹胀腹痛，便闭、痢疾、咳喘等属胃肠气滞者，皆可加减运用。

4. 里实积胀俱重

原文13 腹满不减，减不足言，当须下之，宜大承气汤。

原文解读 腹满积胀俱重的证治。本条属实热燥屎，聚结胃肠，积胀俱重之证。主症是腹满不减，减不足言（腹满无已时），燥屎内结，腑气闭塞。

辨证要点 ①腹满较甚且持续不减；②伴腹痛按之坚硬疼甚，便秘或下利臭秽；③舌苔老黄或起芒刺，脉沉实。

黄煌教授在《经方一百首》中指出，里实证判断要点有二：一凭腹症，除主观感觉腹满腹痛较重，大便闭结不通外，更有客观上的痛而拒按，腹部按之硬满，如按压橡胶枕头，按压时患者诉胀痛不适，常放恶臭屁； 二凭精神状态，凡精神亢奋，表现为潮热、多汗、烦躁、谵语、神志失常等症，皆可考虑为阳明腑实热结重证，可用大承气汤[3]。

大承气汤作为强泻下剂，不仅仅用于痞满燥实坚的阳明腑实热结重症，临床对于疑难杂症也大有用武之地，如月经不调、高血压病、膝、踝关节肿痛，脑出血高颅压昏迷等，应用对症，都有如鼓应桴之效应。其应用指征以身体壮实、腹部胀满而充实，大便硬结难下或数日一行，脉沉实有力者，体弱者禁用本方。腹虽胀满，但柔软不硬而无底力者禁用，体虽消瘦，但大便秘结，腹部胀满充实有底力者，仍可用大承气汤。

大塚敬节在《汉方诊疗三十年》中指出，厚朴与枳实配伍，一般以肌肉紧张度高，无弛缓症状为应用指征。其曾将小承气汤与芍药甘草汤增量合用，治疗帕金森病获显效[4]。

病机　实热燥屎，聚结胃肠，积胀俱重。

治法　当须下之，宜大承气汤。方解详参《伤寒论》有关章节。

鉴别　大承气汤与大柴胡汤鉴别。①本方证腹胀以脐为中心，腹胀较重，有抵抗感和弹性，大便闭结；②大柴胡汤主要以上腹胀满，胸胁苦满为主，压痛感、抵抗感及便秘较轻。

名医经验：医海一粟大承气汤运用经验点滴

在基层时常面对饮食不慎，腹痛呕吐的患者，用消炎解痉无效，检查发现做过腹腔手术，其中以阑尾手术、剖宫产等，患者突然腹痛，之前有饮食生冷油腻病史，自腹痛开始，大便排气通而不畅，或呕或不呕，绞痛剧烈难忍，常喜温按。一遇此情况，无论舌脉寒热虚实之辨，给予大承气汤加减，常能一泻而安。

案一：张男，45岁，以酷暑清晨饮食凉茶、西瓜后，遂发腹痛欲吐，半日就诊。予厚朴40克，枳壳30克，生大黄（后下）15克，芒硝（兑服）6克。一剂。服后腹痛不减，细询方知药后腹痛暂安，立食油炸鸡蛋6枚，腹痛又发，又予芒硝20克冲服，随访得泻而安。

按语：服大承气汤时，勿进饮食。

案二：窦女，12岁，阑尾炎手术后一年，酷暑食西瓜、雪糕，腹胀痛、呕吐二日，西药无效。予：厚朴30克，枳实20克，生大黄（后下）10克，芒硝（兑服）10克。一剂，水煎服。药后1小时腹泻，泻后腹痛、呕吐止。

按语：芒硝一般用量在6克以上，成人剂量更大。平素便秘者，量要用至20~30克之间；平素便溏量用至10~20克之间。

案三：王妇，40岁，做过剖腹产、宫外孕切除、阑尾切除数种手术，本次以脘腹绞痛、呕吐三日，不大便排气，病发前食黄瓜即痛，用西药乏效。刻下脘腹痛喜温与轻按，拒重按。予：厚朴40克，枳壳30克，生大黄（后下）20克，芒硝

（兑服）6克，炮附子10克，姜半夏10克，白酒100毫升，水煎服，3剂，得泻即停芒硝。药后得泻即腹痛、呕吐减半，尽剂而安。

按语：脘腹绞痛、呕吐、喜温与轻按者，合附子粳米汤加白酒效佳。

案四：张某，女，72岁。子宫全切术后一年半。以脘腹胀痛十日就诊，拒按、大便通而不畅，饮食可，听诊肠鸣音亢进。先服四消丸，胀痛转为绞痛，时欲大便而排便极少。厚朴40克，枳壳30克，生大黄（后下）20克，元明粉（兑服）20克。水煎服，1剂。服后得大便而安。

按语：大承气汤的头煎药效最好，复渣再煎煎煮时间不得超过10分钟，否则，大黄变为涩肠，反而有害。服用大承气汤前后1小时，一定不要进食。否则，泻下的效果不好。

5. 寒饮上逆腹满痛

原文10 腹中寒气，雷鸣切痛，胸胁逆满，呕吐，附子粳米汤主之。

附子粳米汤方 附子一枚（炮），半夏半升，甘草一两，大枣十枚，粳米半升。

上五味，以水八升，煮米熟汤成，去滓，温服一升，日三服。

参考量 炮附子10克，半夏40克，甘草10克，大枣8枚，粳米30克。水1600毫升，煮米熟汤成，去滓，温服200毫升，日三服。

解词 ①雷鸣，指肠鸣如雷声。②切痛，指迫切之痛，即疼痛的剧烈。

原文解读 论述脾胃虚寒，水饮内停腹满痛的证治。本证为腹中寒气与水湿互结于胃肠，出现肠鸣辘辘如雷声，阵发性剧烈腹痛，并感有物从腹中向胸胁部逆上冲突而致胸胁胀满，反复呕吐。本证属太阴阳虚阴盛，水饮内停。腹中雷鸣切痛，是水寒攻肠，阳气不通；胸胁逆满，呕吐，因寒痹胸胁，胃失和降。

辨证要点 ①自觉腹中有寒气向上冲逆，腹痛阵作，疼痛剧烈，得热痛减；②肠鸣辘辘作响，胸胁胀满，呕吐；③伴恶寒肢冷，面色青白；④舌淡苔白润，脉沉细迟或弦紧。

病机 太阴虚寒，水饮内停，寒饮上逆。属太阴病证。

治法 温阳散寒，降逆止痛，用附子粳米汤。

方解 附子，温阳定痛；半夏，化湿降逆；粳米、枣、草，健脾安中。若寒甚痛剧，可加蜀椒、干姜。

名医解方 胡希恕教授认为，本证不仅是寒，主要是虚，是器官组织松弛衰减。故用半夏祛水治呕逆，附子振兴功能的沉衰，使其松弛紧张起来，起激励的作用，甘草、大枣、粳米缓急止痛，故能治腹中寒气、腹鸣痛剧、呕逆而胸胁逆满者。

鉴别 ①本方腹痛、呕吐有似大建中汤证，大建中汤证痛在上腹而上及于心胸；②本证痛在下腹而不及于心胸。若寒疝痛剧而上及心胸者，以此二方合用有奇效。

临床应用 凡寒湿引起的急慢性胃肠炎呕吐、胃痛、妊娠恶阻、产后腹痛、妇科慢性炎症，虚寒下利等皆可用本方加减。

病案举例3：寒疝腹痛（不全肠梗阻）

韩某，女，69岁，本村人。2012年9月23日诊。以阵发性脐周疼痛，难以忍受，痛时肠鸣如雷声，呕吐，吐出物为黏液痰涎夹食物，吐至腹内无物时疼痛方能缓解。伴两胁部如有物支撑感，大便数日不行，无矢气。在县医院诊为不全肠梗阻，因患者太瘦弱，医生怕不耐手术，建议保守治疗。住院2周，梗阻仍未解除，主管医师建议出院找中医诊治。

刻诊：患者面色青黄，瘦弱不堪，皮肤干燥，四肢逆冷，精神萎靡，少气无力，诊脉弦弱无力，舌干红少津。

腹诊：舟状腹，全腹腹肌稍紧张，上腹部及脐周压痛，肠鸣音亢进。

诊断：不全肠梗阻。

中医辨证：气阴两虚兼太阴虚寒，水饮内停，寒饮上逆。

《金匮要略·腹满寒疝宿食篇》说："腹中寒气，雷鸣切痛，胸胁逆满，呕吐，附子粳米汤主之"。方选附子粳米汤合大黄附子汤、芍药甘草汤、增液汤化裁。附子15克，半夏12克，代赭石30克，甘草10克，大枣7个，粳米一把，白芍40克，生地黄30克，元参30克，麦冬20克，大黄10克，细辛10克，太子参15克，西洋参12克，肉苁蓉30克。3剂，水煎服。

29日复诊：腹痛、肠鸣已缓，呕吐已止，每餐能进一碗稀饭，大便已通，软便，2天一次。上方再进3剂。

10月6日复诊：腹痛缓解，轻微肠鸣，精神体力明显恢复，大便3日1次，软便，很少矢气，但稍劳或多吃疼痛即重，查脉弦细无力，舌红苔少乏津。此气阴两虚，运化力弱使然，用黄芪建中汤合增液汤、附子粳米汤化裁治之。

附子15克，半夏12克，代赭石30克，西洋参12克，生地黄30克，元参30克，麦冬30克，大黄10克，细辛10克，肉苁蓉30克，粳米一把，黄芪40克，桂枝12克，白芍30克，炙甘草10克，生姜12克，大枣7个，龙眼肉20克，生山药30克。水煎服，3剂。上方因缺饴糖，用山药、龙眼肉代之。

10月16日诊：腹痛止，大便已通畅，每顿能吃一碗半稀饭，今晨已有矢气，腹内顿觉畅快，肠鸣已不显，此肠梗阻已解除，转治胆汁反流性胃炎。

按语：本案不全肠梗阻经村所、镇医院、县医院前后治疗长达3个月而转余诊治，当时病人瘦弱不堪，病情虚实错杂，治疗殊为棘手。余抓住腹痛肠鸣如雷声，两胁如有物支撑，呕吐等症辨为中阳不足，寒邪上逆；以大便秘结不通，口干舌红少津，身体瘦弱，手足逆冷等症辨为气阴两虚，肠道失润，寒邪内结。方选附子粳米汤温中降逆；大黄附子汤温下寒结；芍药甘草汤缓中止痛；增液汤、肉苁蓉、太子参、西洋参益气养阴，增液润肠；代赭石镇肝降冲止吐等。诸药合用，溶温中降逆、益气养阴、缓中止痛、温下寒结诸法于一炉，以治疗此虚实错杂、寒热错综之病。余治疗本案的方药以经方为主，选用思路是方证对应，即"有是证，用是方"，只要病机、症状相符，就可选用对症之方，因本案有数重病机，故数方相合，以应对复杂多变之病，达快速愈病之目的。

6. 寒饮腹痛

原文16　寒气厥逆，赤丸主之。

赤丸方　茯苓四两，半夏四两（洗），乌头二两（炮），细辛一两。

上四味，末之，内真朱为色，炼蜜丸如麻子大，先食酒饮下三丸，日再夜一服，不知稍增之，以知为度。

参考量及用法　茯苓40克，半夏40克，炮川乌20克，细辛10克。上药为末，内朱砂为色，炼蜜丸如麻子大，饭前黄酒送服3丸，日2次夜1次。若效果不明显可稍增量，以达到理想效果为度。

解词　①厥逆，本条并言症状与病机。病机为"厥者，阴阳气不相顺接，便为厥"。症状见"厥者，手足逆冷者是也"。②真朱，指朱砂。

原文解读　寒饮并发厥逆腹痛的证治。寒疝上逆，见剧烈腹痛伴四肢厥冷，用赤丸治疗。寒气厥逆（指腹满痛，四肢厥逆），是脾肾阳虚，阴寒内盛，寒饮停聚而上逆，阳气不达四末所致。以方测证，当兼有呕吐、心悸、舌淡有齿痕，苔白滑，脉沉细而迟。

辨证要点及方证指征　①胸腹部疼痛剧烈，四肢逆冷，冷汗出，面色苍白或蜡黄；②伴呕吐、心悸、头晕；③苔薄白或白腻，脉沉而细迟或弦紧。

病机　腹内沉寒痼冷夹水饮上逆，阴阳气不相顺接。属太阴里证。

治法　散寒止痛，除饮降逆。方用赤丸。

方解　川乌、细辛，散寒止痛；半夏、茯苓，化饮降逆；朱砂，重镇降逆。

名医解方　胡希恕教授说，本条"寒气"二字与附子粳米汤的腹中寒气同，自然亦有寒疝腹痛一类证而且手足厥冷者。冯世纶教授说："半夏、茯苓逐饮，乌头、细辛逐寒，当治寒疝腹中痛，四肢厥，呕而心下悸者"[5]。

临床应用　本方可治阳虚阴盛、寒饮上逆的腹痛，呕吐，汗出，或急性心肌梗死的胸痹心痛，四肢厥冷，舌淡苔腻等重危病症。也可治疗嵌顿疝腹痛呕吐，见寒盛饮逆，四末厥冷者。

按语　本方中半夏与川乌是一对反药，用时宜慎。

7. 脾虚寒盛

原文14　心胸中大寒痛，呕不能饮食，腹中寒，上冲皮起，出见有头足，上下痛而不能触近，大建中汤主之。

大建中汤方　蜀椒（汗）二合，干姜四两，人参二两。

上三味，以水四升，煮取二升，去滓，内胶饴一升，微火煎取一升半，分温再服，如一炊顷，可饮粥二升，后更服，当一日食糜，温覆之。

参考量　蜀椒（汗）10克，干姜40克，人参20克。水800毫升煎取400毫升，去滓，纳饴糖140毫升，微火煎取300毫升，分温作两次服，服后约做一顿饭工夫，可喝粥400毫升，饮后再服药一次，并在服药的一天内只能吃稀饭，并加衣或盖被温覆之。

解词 ①上冲皮起，出见有头足，指腹中寒气攻冲，腹皮突起如头足样的块状物，上下冲动。即现代医学的肠型、蠕动波。②如一炊顷，指大约烧一顿饭的时间。③糜，即喝粥。

原文解读 论述虚寒腹满痛的证治。本条证为寒疝病，应用指征为小建中汤证而更寒、更虚者。由"心胸中大寒痛"说明本症由太阴阳衰，中焦寒盛导致。

脾阳虚衰，中焦寒甚，寒气充斥，经脉痹阻，胸腹满痛剧烈；胃失和降，呕不能饮食；上下攻冲，腹中寒上冲皮起痛不可触。当有手足逆冷，脉象沉伏等症。

注：本证很像胃肠骤然发生的痉挛和逆蠕动。慢性胃炎、胃溃疡、胃肠神经官能症、胃扩张、肠粘连、肠梗阻、胆道蛔虫等都可见到本证。

辨证要点及方证指征 ①腹痛腹胀较剧，呈阵发性，或见肠型，或闻及肠鸣，多伴呕吐；②手足逆冷，或有冷汗、口内清唾；③干姜舌（舌质淡、舌苔白厚或腻或白滑，或舌面罩一层黏液），脉沉弦紧。

注：关于本条的"上下痛而不可触近"，本证属虚寒，虽见"上冲皮起，出见有头足，上下痛而不可触近"，有类实证，但痛处不定，且时痛时止，时满时减，与实证的痛处固定，呈持续性痛，腹满不减者根本不同。当详细鉴别。

腹证特征：本证见于体弱消瘦腹皮薄者，有两种腹证：①全腹软弱无力，能够见到肠型或肠蠕动波；②腹部充满气体，看似实证，但平时多食水果饮料，或腹部稍微受凉即易腹痛、腹胀、呕吐、纳差、倦怠、足凉，大便不通畅，用大建中汤可缓解。

病机 中焦阳虚，阴寒内盛，寒气攻走冲动。属太阴病证。

治法 温阳健中，散寒止痛。用大建中汤。

方解 蜀椒、干姜，温中散寒止痛；人参、饴糖，益气补中缓急。本方为温中镇痛剂，适用于脘腹部冷痛等证。

名医解方 胡希恕教授说，寒气自里迫于上，则心胸中大寒痛，呕不能饮

155

食；迫于下则腹中寒，肠被寒激，蠕动不宁，上冲腹皮起伏无常，出现有头足上下，痛剧不可触近，宜大建中汤主之[6]。

注：本方凡心腹剧痛，呕逆不能食，确之其里之虚寒者，即可用之。又以蜀椒杀虫，若虫积而心腹痛剧者，本方亦有验。

临床应用　本方常用于虚寒性胃肠痉挛、虚寒性吐利、疝瘕、慢性胃炎伴痉挛、消化性溃疡等病见中气虚寒而发作疼痛者。

名家医案1（大塚敬节医案）：顽固性腹痛

患者为42岁妇人，主诉数年的腹痛而来诊。脉象沉而弱，舌苔淡黄，有湿气，无口渴。全身少肉，消瘦，面色苍白。全腹软弱无力，以下腹部为甚。腹部有数处凹凸，按压时发出咕噜的声音，凹凸也随之消失。用手指刺激回盲部时，肠的蠕动亢进，通过腹壁能观察到肠的运动。脐的上下均有振水音。腹痛阵发性增强，疼痛发生在回盲部附近，可上下左右移动。疼痛剧烈时，向上攻冲至胸，有时引起呕吐。大便时有秘结，但若服用泻药，则引起难以忍受的腹痛，所以害怕服用泻下剂。另外，腹痛遇寒则加重。

我投予大建中汤：胶饴60克，蜀椒3克，干姜8克，人参4克。水煎服。

服药3天后，腹痛完全消除了，食欲大增，自然便1天1次。患者很高兴，便大吃大喝起来，二三天后腹痛又发作了。

于是，这次给予胶饴120克，蜀椒6克，干姜16克，人参8克。服药4天后，发生二次剧烈腹泻，呈水样便，腹痛反而加剧，患者来电话询问原因。

我回答说，这是药物的瞑眩反应，是疾病根治的前兆，不要害怕，请继续服药。患者又服1次，马上又出现剧烈腹痛，上吐下泻，难以忍受，又打电话询问，我还是重复了前面的话。

第2天，我确信应该痊愈了，便打电话询问病情。患者家属回答说，昨夜吐泻越来越重，最后全身痉挛发作，怕有危险，便请附近的医生来注射了药物。今天早晨病痛全部消失，现在熟睡中。

此后腹痛再未发作，身体恢复了健康。

本次的药物瞑眩反应是因药量过大，若药量再小些，瞑眩现象就不会发生，但欲彻底治愈所需的时间就可能会长些。

大建中汤有特异性腹证，诊断并不困难。但肠管蠕动不安，从腹壁可以观察到肠管运动的现象并非大建中汤所独有，小建中汤、理中汤、真武汤、旋覆代赭汤等证也可见到。

鉴别　附子粳米汤与大建中汤的鉴别。①附子粳米汤与大建中汤同为脾胃虚寒的腹满、痛、呕证；②附子粳米汤偏水饮，腹中雷鸣突出，虚象轻。重用半夏化水饮，又用附粳草枣；大建中汤偏于寒，腹中攻冲明显，虚象重。重用干姜温中寒，并配参饴蜀椒。

8.寒实积滞

原文15　胁下偏痛，发热，其脉紧弦，此寒也。宜温药下之，宜大黄附子汤。

大黄附子汤方　大黄三两，附子三枚（炮），细辛二两。

上三味，以水五升，煮取二升，分温三服，若强人煮取二升半，分温三服，服后如人行四五里，进一服。

参考量　大黄30克，炮附子30克，细辛20克。水1000毫升，煮取400毫升，分温三服，若强壮人煮取500毫升，分温3服，服后约1小时，再服1次。

原文解读　论述寒实内结的证治。这里的胁下偏痛，应为脐腹旁疼痛及一侧胁痛。以寒邪郁闭痛为应用指征。并不限于单侧痛，也有左右两侧同时疼痛者，对下肢痛，腰痛均可用。由文中"宜温药下之"可知本证必有寒结之大便不通之证。紧弦是本条之主脉，脉紧，主寒，弦，主痛，脉既弦且紧，属寒实内结。症见胁腹一侧疼痛，是寒邪痹阻经脉；发热（也可无发热），为阳郁营卫失；便秘，因大肠传导失司。可伴有恶寒肢冷，舌苔黏腻等症。

辨证要点及方证指征　①脐腹旁或偏侧胁痛，阵发性发作，疼痛剧烈、拒按、便秘；②精神萎靡、面色晦滞无华、汗出恶寒，或伴有发热、手足冷；③脉沉弦紧、舌苔白而黏腻、舌面比较干，舌质坚老。

病机　寒实内结。属太阴、阳明合病夹瘀证。

治法　温阳散寒，下其结实。用大黄附子汤。

方解　大黄，泻热通便；附子，温阳祛寒；细辛，散寒止痛。寒邪深伏阴分，仲景喜附子与细辛同用。临床上，大黄、石膏、黄连类寒凉药与干姜、附子、吴茱萸类温热药合用，往往能产生动摇或消除顽固不化病证的力量，用于寒热错杂，难以治愈的疾病。

名医解方　胡希恕教授说，"本方不仅治胁下偏痛，无论哪一部位，凡偏于一侧痛者，大多属于久寒结聚之证，用之均验。寒疝腹痛，有宜下者，用之亦验"。

本方是大黄、附子、细辛，我据这条悟出这么个规律。古人说凡是沉寒，它是偏重一侧，用附子、大黄这类药才能祛这个寒，这是中医辨证的看法。骨质增生并不是沉寒之疾，但若也是一侧疼，须用附子、细辛时，就必须配合大黄才有效，尤其是关节疼。这是我自己摸索的，还没遇到过别人这么说，书上也找不到。例如上述桂枝加术附汤证，病人一侧疼，加上大黄6克，好使得很，我治过好多这样的病人[7]。

日本人吉益南涯将本方合芍药甘草汤，治疗类似坐骨神经痛的下肢痛有良效。大塚敬节用本方治胆石症、尿路结石、坐骨神经痛见脉弦紧、沉小、沉紧者。

临床应用　用于以一侧躯体疼痛为特征的疾病，如肩周炎、肋间神经痛（包括带状疱疹性疼痛）、胆道疾病、泌尿系结石、肠梗阻、腹股沟疝等及偏头痛、三叉神经痛、坐骨神经痛、外伤性睾丸炎、附睾结核或寒实牙痛、扁桃体炎等。

病案举例4（医海一粟医案）：大黄附子汤，疗病真妙方

冷妇，伏暑天晚饭饱食油煎之茄盒，临睡又食冰镇西瓜若干，半夜脐周疼痛，呈阵发性绞痛，用解痉剂不减，不呕不泻，肠鸣音亢进，喜温而拒按，至次日清晨身发低热（37.8摄氏度），疼痛加重，脉弦。素畏针药，思之原是饱食油腻难消之品后又食寒凉，寒性凝滞而收引，寒热错杂故不泻不吐而腹痛作，酷暑难耐之时寒敛气孔故身热。处方：生大黄15克，附片10克，细辛10克，生姜15克，1剂，水煎20分钟后即空腹服，忌茶、生冷、油腻。服后半小时绞痛即失，6小时后大便一次而疼痛若失，汗出热退，遂停后服。

名家医案2（大塚敬节医案）：阵发性右上腹痛

一妇人，主诉右上腹阵发性疼痛而来诊。疼痛开始于数月前，几乎每天发作，同时背部也感到疼痛，并有背部淋水感。某医诊为胃痉挛，另医诊为胆绞痛。食欲正常，不发时无明显不适。

腹诊无胸胁苦满，全腹软弱，略呈凹陷，腹直肌无拘挛。便秘，3天一次而质硬。脉沉小，无舌苔。予大黄附子汤。服两周，发作完全停止。

名家医案3（大塚敬节医案）：胆石症绞痛发作

我的友人某，平素身体结实，发育和血色良好。1952年秋因胆石症疼痛而注射吗啡，仍控制不住剧痛，服1剂大柴胡汤而痛止。我建议痛止后继续服大柴胡汤1年左右为好。其服药月余，因无疼痛发作，便作罢了。1年后，剧烈的胆绞痛又发作，便很快服用大柴胡汤，但药被吐出来，而疼痛更剧，遂邀我诊治。

疼痛从右季肋下射向背部和右肩，右胁下胆囊部位坚硬而有压痛。体温38摄氏度，大便秘结。症状与上次发作无大变化。

我说："你的发作正符合《伤寒论》的呕不止、心下急、郁郁微烦之证，可用大柴胡汤，再服点药试试吧。"患者服后还是吐了，疼痛也止不住，又邀我往诊。

诊其脉，疼痛发作时脉弦紧，缓解时脉大。

《金匮要略》说："胁下偏痛，发热，其脉紧弦，此寒也，以温药下之，宜大黄附子汤。"与患者的病情十分对应。于是用：大黄1克，附子0.5克，细辛0.5克。水煎顿服。服后5分钟腹痛缓解，腹部膨胀感消失，也能自己翻身了。继服该药，大便亦下，疼痛完全消除了。

相对于大柴胡汤的寒下，大黄附子汤属温下剂。也就是说，二者均具泻下功效，但前者性寒凉，后者性温热。即使是同一个患者患了同一种疾病，也有时宜用寒下剂，有时宜用温下剂，任何时候都必须充分辨证来决定所使用的方药。

关于本证的预后：本证属阳虚阴盛之候，温下后大便得通，阴结得下可转危为安，若不通而更增呕吐肢冷，脉细，乃阴寒痼结，阳光欲熄之危兆，预后多不良。

二、寒疝

（一）证治

1. 阴寒痼结

原文17 腹痛，脉弦而紧，弦则卫气不行，即恶寒，紧则不欲食，邪正相搏，即为寒疝。寒疝绕脐痛，若发则白汗出，手足厥冷，其脉沉紧者，大乌头煎主之。

大乌头煎方 乌头（大者）五枚（熬，去皮，不切）。

上以水三升，煮取一升，去滓，内蜜二升，煎令水气尽，取二升，强人服七合，弱人服五合，不差，明日更服，不可一日再服。

参考量 川乌25克。水600毫升煎取200毫升，去滓，纳蜜400毫升煎令水气尽，取400毫升，体壮的人服140毫升，体弱者服100毫升，若病不愈者，明日更服，不可一日再服。

使用注意 ①煎法，生川乌25克，不破，用整个。加水600毫升，煎取200毫升，去滓，取药汁200毫升，加白蜜400毫升，同煎至水气尽，取汁400毫升；②服法，强壮人服140毫升，瘦弱人服100毫升。病不愈者，次日再服，不可1日内连服2次，以免乌头碱中毒；③中毒反应及急救，首先表现为头晕、心悸、呕吐、口唇及全身麻木。发现中毒立即用绿豆甘草汤（生绿豆150克捣碎，加甘草30克，大火急煎10～15分钟）加冰糖急服，一般半小时后可缓解。马前子中毒也可用本方，但药液要放凉服；④《外台秘要》有解急蜀椒汤，治证同本方，但药性平和。即附子粳米汤加干姜、蜀椒。

解词 白汗，指剧痛时所出的冷汗。

原文解读 论述寒疝的病机和证治。本条的主证是绕脐痛、痛剧烈而出冷汗、手足厥冷、恶寒、脉沉弦紧。本条分两段来理解，①"腹痛，脉弦而紧……邪正相搏，即为寒疝"为第一段，从脉象上论述寒疝的病因病机。脉弦，主痛；紧，主寒。阳虚阴盛，卫阳不足，恶寒；脾胃失调，不欲食；阴结阳痹，脐周绞痛；正气与寒邪相搏，发为寒疝；②"寒疝绕脐痛……大乌头煎主之"为第二段，论述寒疝发作时的证治。绕脐痛，因阴寒痼结；白汗出，是痛剧所迫；手足厥冷，四末失温；脉沉紧，是寒结之象。本证属阴寒极盛，阳气不通。

辨证要点及方证指征 ①阵发性脐周或腹部绞痛，疼痛剧烈；②全身出冷汗，或口流清涎，手足厥冷；③脉沉弦紧。

病机 阴寒内盛，阳气不通。属少阴病证。

治法 散寒止痛。方用大乌头煎。

方解 乌头，大辛大热，除沉寒痼冷以止痛；白蜜，扶正解毒，更延长药力以为佐。本方属扶阳散寒之峻剂。

名医解方 乌头、附子剂治肠梗阻等腹痛剧烈者，胡希恕教授认为，肠梗阻的痛法，符合中医寒疝的证候表现，所以肠梗阻病人不管里头寒不寒都可用乌头、附子剂，都有效。附子、乌头的作用，就是使过分松弛的组织重新恢复紧张度，使过于紧张的组织松弛下来，从而恢复正常的生理功能。如肠折叠恢复到原有状态就不梗阻了，肠梗阻就好了；肠下垂，一紧张就又回到原来的位置了，病也痊愈了。以前我们对附子、乌头的认识不多，就认为它性热，究其作用，它们的确是恢复生理功能的药物，尤其是代谢功能。你看对心脏衰弱，甚至无脉，附子也起作用，四逆汤就是例子，通脉四逆汤也是。它恢复心脏生理功能不光是治寒，心脏衰竭到了那个地步病人都虚脱了，当然就是有"寒"了。它能促进心脏生理功能的恢复，是因为有强心作用。所以附子、乌头的作用中，性温是一方面，另一方面，它能促进身体某一方面生理功能衰竭的恢复，这一点通过临床大量病例，通过古文献都可以体会到[7]。

临床应用 本方对阳虚寒痛的胃肠痉挛、寒疝痛及风湿痹证都可选用。

2. *血虚内寒*

原文18 寒疝腹中痛，及胁痛里急者，当归生姜羊肉汤主之。

当归生姜羊肉汤方 当归三两，生姜五两，羊肉一斤。

水八升，煮取三升，温服七合，日三服。寒多者，加生姜一斤；痛多而呕者，加橘皮二两，白术一两。加生姜者，亦加水五升，煮取三升二合，服之。

参考量 当归30克，生姜50克，羊肉160克。水1600毫升煮取600毫升，温服200毫升，日三服。

原文解读 论述血虚内寒的寒疝证治。本证主证为腹痛、胁腹拘挛而疼痛，属血虚内寒导致。腹胁痛里急，因气血虚寒，经脉拙急。里急指腹肌拘急紧张。

既属虚寒，其痛势必较缓，喜温喜按。

辨证要点及方证指征　①多见于大出血后或有慢性出血史的患者；②表现为两胁及腹部隐隐作痛或拘急似痛非痛，喜温喜按；③面色苍白或萎黄，并有血虚心悸、头晕，脉细弱等症状。

病机　血虚有寒。属太阴血虚证。

治法　养血散寒，补虚止痛。用当归生姜羊肉汤。

方解　当归、生姜，养血散寒；羊肉，补虚生血。合用温补气血，养正为主，散寒为次。寒多者，加生姜至一斤（160克）；痛多者，加橘皮二两（20克），白术一两（10克）。

名医解方　胡希恕说，此里急与小建中的里急同，为血虚津枯的应征，故此腹中痛及胁痛，是血虚津枯所致，与乌头所主之沉寒疝痛不同，故以本方主之。

临床应用　凡气血不足，感受寒邪引起的疼痛均可用（包括痹症等各种疼痛）。尤其适用于产后血虚腹痛、闭经、产后腹痛、低血压、血虚眩晕或产后发热等。

3. 寒疝兼表

原文19　寒疝腹中痛，逆冷，手足不仁，若身疼痛，灸刺诸药不能治，乌头桂枝汤主之。

乌头桂枝汤方　乌头。上一味，以蜜二斤，煎减半，去滓。以桂枝汤五合解之，得一升后，初服二合；不知即服三合；又不知，复加至五合。其知者，如醉状，得吐者，为中病。

桂枝汤方　桂枝（去皮）三两，芍药三两，甘草（炙）二两，生姜（切）三两，大枣十二枚。上五味，剉，以水七升，微火煮取三升，去滓。

使用注意　按《千金方》用法（《金匮》用蜜二斤，《千金方》用蜜一斤）。

①煎法，生川乌25克（不破，用整个的）加蜂蜜500毫升，待煎至蜜减少一半时，去滓，取蜜汁。另取已煎取的桂枝汤100毫升，加川乌蜜100毫升，混合至200毫升。（桂枝汤须按《伤寒论》的原方原量和煎法要求）；②服法，初服40毫升，不知（没反应）可加至60毫升，如仍无反应，第三次可服100毫升，至有反应为止。其反应为微感头晕，站立不稳，如酒醉状，全身微感发麻；服药后出

现轻度呕吐。有这两种反应者，疗效好。

注：①乌头的有效量即轻度中毒量；②乌头有毒，服时注意，可按仲景法，小量递加。

原文解读　　论述寒疝兼表的证治。主症见剧烈腹痛、四肢逆冷、甚至出现手足知觉迟钝、麻痹不仁。本证属寒疝兼表，表里俱寒。既有大乌头煎之里寒腹痛，更见逆冷，手足不仁，其里寒程度更重，又有表寒之身疼痛。腹痛，手足逆冷不仁，属里寒；身痛，属表寒。故本证属表里俱寒。

辨证依据及方证指征　　①有内寒腹痛剧烈伴四肢逆冷，手足麻痹等寒气内结，阳气不能外达四末的症状；②有外寒身体疼痛，或恶寒无汗、头痛等寒邪束表的表现；③舌淡苔白而水滑，脉多弦紧。

病机　　寒疝兼表，表里俱寒。属少阴合病证。

治法　　两解表里之寒邪。用乌头桂枝汤主之。

方解　　乌头，散寒止痛（治里寒）；桂枝汤，解肌散寒（治表寒）。二者同用，表里兼治。

注：①川乌有毒而量重，用蜜煎乌头是为使药物吸收缓慢，减轻药物的毒性反应及副作用；②据仲景治重证多用单捷小方重投以取捷效的特点，本方中治外寒所用的应是单味桂枝而非桂枝汤。

临床应用　　本方常用于治疗痛风、风湿与类风湿关节炎、坐骨神经痛等风寒湿邪外侵，但以寒邪为主者均可用之。本方略事加减，对风寒湿痹痛疗效极好。

鉴别　　寒疝三方鉴别比较。①大乌头煎、乌头桂枝汤、当归生姜羊肉汤三方均能治疗寒疝腹痛。②大乌头煎用于里寒重，痛势剧烈，肢冷白汗；乌头桂枝汤用于表里俱寒，腹痛逆冷，身疼痛；归姜羊肉汤用于血虚有寒，胁腹痛里急，痛势较缓。

（二）附方

附方1：柴胡桂枝汤《外台秘要》

原文20　　治心腹卒中痛者。

柴胡桂枝汤方　　柴胡四两，桂枝（去皮）一两半，黄芩一两半，人参一两半，甘草（炙）一两，半夏（洗）二合半，芍药一两半，大枣六枚，生姜一两半。

上九味，以水六升，煮取三升，去滓，温服一升。

参考量 柴胡40克，桂枝15克，黄芩15克，人参15克，炙甘草10克，半夏20克，芍药15克，生姜15克，大枣4枚。水1200毫升，煎取600毫升，温服200毫升，日三服。

原文解读 论述心下腹部突然疼痛的证治。

辨证要点及方证指征 ①心下胃脘部及腹中突然疼痛；②可伴有发热，身疼等太阳表证；③亦可有呕恶，口苦等少阳枢机不利表现。

病机 太少并病，木郁乘土。本证属少阳、太阳合病证。

名医解方 胡希恕教授说："这不是寒疝，虽然心腹间骤然痛，小柴胡汤也治腹痛，不是有'邪在上，其痛必下'那句话么？桂枝汤有芍药，也治腹痛，小建中汤是在桂枝汤基础上加重芍药。有突然肚子痛，没有其他证候，就有用这个方子的机会"[8]。

泰安赵正俨先生说："《伤寒论》云：'伤寒，阳脉涩，阴脉弦，先与小建中汤，不差者，小柴胡汤主之'。若将两方合用，为柴胡桂枝汤，余用其治疗消化性溃疡、慢性浅表性胃炎，证属湿热互结、胃气虚弱型者，效果良好。泛酸者加乌贼骨、左金丸；幽门螺杆菌感染加公英、黄连；痛剧者加金铃子散。"

附方2：走马汤《外台秘要》

原文 治中恶心痛腹胀，大便不通。

巴豆二枚（去皮心熬），杏仁二枚。上二味，以绵缠捶令碎，热汤二合，捻取白汁，饮之当下，老小量之。通治飞尸鬼击病。

用法用量 巴豆两个炒熟，杏仁两个。两味药，用绵裹在一起，用锤子打碎了制成霜，用热水40毫升沏一下，捻取白汁，饮之，当下。泻的厉害，喝二两冷水马上就止住。

解词 中恶，指感受秽毒或不正之气，出现突然厥逆，不省人事的一种疾病。又称客忤、卒忤。

原文解读 论述寒实腹胀痛、大便不通的证治。

辨证要点及方证指征 ①饮食不洁：着凉受寒或吃了秽浊不干净的东西；②

发病急骤：猝然间心腹胀痛，欲吐吐不出，憋闷得厉害；③无热证表现：面色晦暗，大便不通，病情很急。本证属太阴、阳明合病证。

治法　温下寒积。用走马汤下之。

名医解方　胡希恕教授说，走马汤是个热性泻药，治寒实内积，心痛腹胀，大便不通，没有热候。制法是：巴豆两个去皮心，熬。巴豆的毒都在它的油上，咱们制成霜，把油弄掉。把巴豆炒熟，用能吸油的草纸包裹住，压成粉，其油都被纸吸去了，就成巴豆霜了。另搁杏仁两个，这两味药，用绵裹在一起，用锤子打碎了，然后用热水40毫升砸一下，捻取白汁，饮之，当下。巴豆是个快泻药，病在上他吐，病在下他泻。这个药峻烈，老人、小儿要减量。这个药好使，如果猝然心腹胀痛，憋闷的厉害，大便不通，本药有用的机会，而且无害。泻得厉害，喝二两冷水马上就止住。它是热药让你泻，见着冷的马上就止。这病来得突然，猝然间发生，古人那个时候想不明白，认为是鬼击了，死人冲着了，其实都不是[1]。

三、宿食

（一）证治

1. 宿食在下

原文21　问曰：人病有宿食，何以别之？师曰：寸口脉浮而大，按之反涩，尺中亦微而涩，故知有宿食，大承气汤主之。

原文22　脉滑而数者，实也，此有宿食，下之愈，宜大承气汤。

原文23　下利不欲饮食者，有宿食也，当下之，宜大承气汤。

原文解读　此三条同论宿食在下的脉症和治疗。前两条论述宿食可下之脉，①寸脉浮大（有力），按之涩（有力），是宿食内积，气壅于上；尺脉（稍）微而涩（有力），是宿食较久，胃肠气滞，此为宿食已入下脘或肠，当下之；②脉滑，主宿食；脉数，主里热。主食热相结积于内，非下则热食不去，当下之。

后一条指出宿食可下之证，下利，为邪有下达之势不欲食，是积滞仍有之象。

辨证要点　表现在脉象和证候两方面。脉象有两种，一是寸脉浮大有力而重按稍感滞涩，尺脉稍感涩滞有力；二是脉滑数有力。证候表现亦有二，一是下利臭秽如败卵且行而不畅；二是腹满腹痛，嗳腐吞酸、厌食恶食。此当因势利导，通因通用，当下之。以上三证，均可下之，皆宜大承气汤。

2. 宿食在上

原文24 宿食在上脘，当吐之，宜瓜蒂散。

瓜蒂散方　瓜蒂一分（熬黄），赤小豆一分（煮）。

上二味，杵为散，以香豉七合煮取汁，和散一钱匕，温服之，不吐者，少加之，以快吐为度而止。亡血及虚家不可与之。

参考量及用法　瓜蒂4克，赤小豆4克。①将瓜蒂和赤小豆分别捣细和匀，每服1.5～3克，用豆豉10克煎汤送服（顿服）；②服后得快吐即止，切莫过剂。若药后不吐者，可少少增其量，以吐为度。

使用注意　①若痰实已吐出，大邪已去，而吐势不止者，可服姜汁葱白汤，或少许麝香，以解瓜蒂之吐；②因本方力猛，凡年老体弱、孕妇、产后、有出血倾向者，均应慎用或禁用。

原文解读　论述宿食在上的证治。宿食在上脘，上脘即胃的上部，宿食停于上脘可见如下表现。①心下胃脘部痞闷不适；②感胸咽胀满，温温欲吐，但吐不出来。

病机　宿食阻滞胸脘，气机郁而不展，有上越之势。

治法　涌吐宿食。方用瓜蒂散。

方解　甜瓜蒂（极苦），涌吐痰涎；赤小豆（酸苦），利水消肿；香豆豉，轻清宣泄。诸药合用，酸苦涌泄，涌吐上脘宿食。此即《素问·阴阳应象大论》之"其高者，因而越之"之谓，宿食在上脘，当因势利导，使用吐法，实邪经吐之后，上焦得通，中焦得畅，而取效甚捷。

关于治病需因势利导：黄煌教授说：因势利导，这个势，就是抗病的趋向，或汗，或吐，或下，或进食，或睡眠，等等。如果压制或替代机体的抗病能力，逆向而治，就是误治。

参考文献

［1］胡希恕. 胡希恕金匮要略讲座. 北京：学苑出版社，2008

［2］黄煌. 经方的魅力. 北京：人民卫生出版社，2006

［3］黄煌. 经方100首. 南京：江苏科学技术出版社，2005

［4］［日］大塚敬节. 汉方诊疗三十年. 北京：华夏出版社，2011

［5］冯世纶，张长恩. 中国汤液经方：金匮要略传真. 北京：人民军医出版社，2010

［6］冯世纶. 经方传真：胡希恕经方理论与实践. 北京：中国中医药出版社，1994

［7］段治钧，冯世纶，廖立行. 胡希恕医论医案集粹. 北京：中国中医药出版社，2014

［8］胡希恕. 胡希恕病位类方解. 北京：人民军医出版社，2008

五脏风寒积聚病脉证并治第十一

本章论述五脏中风、中寒、真脏脉、三焦病及积聚病。是本书错简最严重的一篇。本章原文脱失较多，且许多原文难以解释。所以本篇只择其方证俱备，临床实用的条文阐述。

病名含义

积聚　是指腹内有结块的病证。

积　属脏属阴。其结块按之不移，痛点固定。

聚　属腑属阳，积块聚散不定，或推之可移，痛无定处。

一、五脏风寒（略）

二、五脏病证治举例

（一）肝着

原文7 肝着，其人常欲蹈其胸上，先未苦时，但欲饮热，旋覆花汤主之。

旋覆花汤方 旋覆花三两，葱十四茎，新绛少许。

上三味，以水三升，煮取一升，顿服之。

参考量 旋覆花（包煎）30克，葱白十四根，茜草10克。水600毫升煎取200毫升，顿服。

解词 ①肝着，附着、依附。指肝经气血郁滞，着而不行之病。②蹈其胸上，蹈，足踏之意。此处指推、揉、捶、按胸部。

原文解读 论述肝着的证治。肝着由肝脏气血郁滞、着而不行导致。肝脏气血郁滞，胸胁痞满不舒，甚或胀痛、刺痛。捶打揉按患处，可使气血暂畅而证减，故常欲蹈其胸上；病初在气分，热饮可使气血暂畅而证减，故先未苦时，但欲热饮。本病为病入血络，络脉瘀滞。

辨证要点及方证指征 ①胸胁部痞闷不舒，甚或胀痛刺痛，常喜用手捶打揉按其胸胁部；②在未发病之前常喜饮热水，舌质暗滞。

病机 肝脏气血郁滞，着而不行。属外邪里饮的太阳、太阴合病证。

治法 行气活血，通阳散结。方用旋覆花汤。

方解 旋覆花，下气散结；新绛（茜草），活血祛瘀；葱白，通阳散结。可加当归须、桃仁、郁金等以增强疗效。旋覆花汤用新绛，葱白散结通郁阳。

注：关于新绛，①认为是绯帛（多是由红花汁、苏木汁或茜草汁染成之帛）；②认为是茜草（能活血止血），陶弘景认为绛即茜草，新绛即新刈之茜草，现临床上多用之。

名医解方 秦伯未："本方用药虽只三味，立法极佳。《叶天士医案》中逢到久痛入络，当用此方加减，所加归须、桃仁、郁金等药，效果卓著"。

（二）脾约证

原文15 趺阳脉浮而涩，浮则胃气强，涩则小便数，浮涩相搏，大便则坚，其脾为约，麻子仁丸主之。

麻子仁丸方 麻子仁二升，芍药半斤，枳实（炙）半斤，大黄（去皮）一斤，厚朴（炙，去皮）一尺，杏仁（去皮尖，熬，别作脂）一升。

上六味，蜜和丸如梧桐子大，饮服十丸，日三服，渐加，以知为度。

参考量 麻仁100克，芍药125克，炙枳实125克，大黄250克，厚朴30克，杏仁（去皮尖，炒，别作脂）60克。上药制蜜丸如梧桐子大，每服十丸，日三服，渐加，以痊愈为度。

解词 ①趺阳脉，指足背两筋腕中，动脉应手处。为足阳明胃经之冲阳穴。②以知为度，知，《方言》"差、间、知、愈也"。即以愈为准。

原文解读 论述脾约的病机和证治。趺阳脉候脾胃之气，浮是胃热气盛；涩为津液不足；脾约，不能为胃行其津液，津液不得四布，肠道失润，大便坚，偏渗膀胱，小便数。

辨证要点及方证指征 ①大便硬，小便数，经常便秘而无所苦；②心下痞、腹挛痛、大便干涩、外观壮实、肌肉坚紧者；③两关脉或两足部冲阳穴脉浮且涩滞有力。老年人小便次数多而大便坚硬的便秘即属此证。

病机 胃肠实热，津液不足。属阳明证。

治法 润燥泄热，缓通大便。方用麻子仁丸。

方解 麻仁，润肠养阴通便；杏仁，润肠通便利肺；白芍，养阴敛阴和营。小承气汤（大黄、厚朴、枳实），泻热通便。蜜丸，润下缓通。适用于老弱经常便秘而无所苦者。

现代应用 现代多用其治习惯性便秘、肛肠术后便秘、痔疮便秘便血、产后便秘、急性支气管炎、哮喘等属胃热肠燥津亏者。用本方加油当归治产后便秘、老人便秘、腹部手术后便秘效好。

（三）肾着

原文16 肾着之病，其人身体重，腰中冷，如坐水中，形如水状，反不渴，小便自利，饮食如故，病属下焦，身劳汗出，衣里冷湿，久久得之，腰以下冷痛，腹重如带五千钱，甘姜苓术汤主之。

甘草干姜茯苓白术汤方 甘草、白术各二两，茯苓、干姜各四两。

上四味，以水五升，煮取三升，分温三服，腰中即温。

参考量 甘草、白术各20克，茯苓、干姜各40克。水1000毫升，煮取600毫升，分温三服。

解词 形如水状，指形似水气病。

原文解读 论述肾着病的成因和证治。病因病机是由身劳汗出，衣里冷湿，寒湿着腰，久久得之。身体重（由于组织里有水湿），腰中冷，如坐水中，腰以下冷痛，腹重如带五千钱，由冷湿着腰，阳气不化所致。形如水状，反不渴，小便自利，饮食如故，主要指出本病与水气病鉴别。病属下焦，更进一步指出本症由下焦腰部受寒湿导致。本条腰痛的特点是"冷痛"与"重痛"，冷表示有寒，重表示有湿。

辨证要点及方证指征 ①腰部以下有冷痛感、重压感、酸痛感、小便频数量多、女子可见带下淋漓不断；②浮肿或平素好发浮肿、全身倦怠感；③腹泻或便溏；④干姜舌（舌质淡、舌苔白厚或腻或白滑，或舌面罩一层黏液，或根部厚腻）。

病机 寒湿着腰，阳气不化（里虚寒太阴证）。

治法 健脾利水，温中祛湿。方用甘姜苓术汤。

方解 干姜、甘草，温中散寒；白术、茯苓，健脾祛湿。诸药合用，燠（音育）土制水。

名医解方 冯世纶教授说，本方是里虚寒太阴证，以腰冷重、小便自利为主证，用于腰痛、水肿，以及遗尿、尿床等证均有验。本方是胡希恕先生常用于腰痛水肿及遗尿、尿频的效方，但前提是当病人出现肾着汤证时才可用，而且每用必效。冯老指出本方证的辨证要点是"腰冷重，小便自利者"。这里的"小便自利"并非指小便正常，而是指"尿频"或"尿失禁"。其发生机制与小便不利相同，只是临床表现有别而已。冯老常以本方治腰痛、腰酸而口中和者，也常以本方治疗小便异常而伴见腰酸痛、口中和者。舌苔白腻者，常以苍术易白术[1]。

病案举例1：尿频量多（糖尿病合并前列腺增生）

余某，男，60岁。2014年8月23日诊。有糖尿病史14年，慢性前列腺炎并前列腺增生10余年，平时尿频排尿无力，夜尿增多，起夜5~6次，多次查血糖、糖化血红蛋白指标正常，曾服滋肾通关丸、缩泉丸、桑螵蛸散、金匮肾气丸等均无明显疗效。半月前自感尿频、尿急、尿道刺痛感，在县医院查尿常规：白细胞（＋），尿微量蛋白指标轻度异常，医生建议用左氧氟沙星加三金片以控制尿路感染，用药1周尿路刺激感逐渐消失，但尿频加剧，每天排尿20余次，色清白而量多（24小时尿量约4000毫升），并感腰酸困重，全身乏力，下肢凉，足凉，大便稀溏，日3～4次，食欲减，来诊时病人有倦容，舌质淡舌体胖，脉缓弱无力。因思此患虽有糖尿病，但查其空腹、餐后血糖、糖化血红蛋白及肾功能均正常，显然尿多非糖尿病所致；尿虽频而无尿痛、尿急、尿检无阳性指标，亦非尿路感染引起；经详细观察，发现其尿频而量多色清白，口干而不渴，大便稀溏，腰酸重，身倦乏力，下肢及足凉，舌体胖质淡而脉缓弱。辨证为糖尿病日久，阴损及阳，素体阳虚，又因误服三金片等寒凉药损伤太阴少阴阳气，形成太阴少阴里虚寒阴证。太阴（脾）少阴（肾）阳虚，脾失健运，肾失蒸腾，三焦气化失固，水液代谢失常而见尿频量多。寒湿着于腰部，经脉不利，则见腰部酸重，下肢及足凉。《金匮要略·五脏风寒积聚病脉证治》第16条说"肾着之病，其人身体重，腰中冷，如坐水中，形如水状，反不渴，小便不利，饮食如故……甘姜苓术汤主之"。方选甘姜苓术汤温行阳气，散寒除湿，暖土制水。加桑螵蛸、益智仁、覆盆子温肾缩尿。炙甘草15克，干姜30克，茯苓30克，白术15克，桑螵蛸30克，益智仁20克，覆盆子15克。3剂，水煎服。

3剂服完而尿频转常，每夜2～3次，精神转佳，大便已成形，效果之快出人意料。本欲巩固治疗，无奈患者嫌药太辣，停药观察。

按语：甘姜苓术汤是治疗肾着病的主方，本证为里虚寒太阴证，以腰冷重、小便自利为主证。本方由甘草干姜汤加苓、术而成。《金匮要略·肺痿肺痈咳嗽上气篇》说："肺痿吐涎沫而不咳者，其人不渴，必遗尿，小便数，所以然者，以上虚不能制下故也……甘草干姜汤以温之"。甘草干姜汤能温中生津液，是治遗尿、尿频的效方。冯世纶指出甘姜苓术汤证的辨证要点是"腰冷重，小便自利者"。这里的"小便自利"并非指小便正常，而是指"尿频"或"尿失禁"。其发生机制与小便不利相同，只是临床表现有别而已。笔者受冯老启发，多次用本方治疗小便异常而伴见腰酸痛、口中和者，疗效显著。

参考文献

［1］鲍艳举. 冯世纶经方带教医案. 北京：人民军医出版社，2012

 # 痰饮咳嗽病脉证并治第十二

病名含义

痰饮　是指人体水液代谢失常，停留在体内局部所产生的一种病证。有广义和狭义之分，广义的痰饮是诸饮的总称，狭义的痰饮是四饮中的一个类型。多由肺、脾、肾三脏阳衰，水液代谢失常，潴留局部导致。当以温药和之。

根据饮邪停留的部位和症状不同，可分为四类。

痰饮：素来形盛体胖，患痰饮病后逐渐消瘦，经常出现腹中肠鸣辘辘，似有水流之声，为水饮留于胃肠的痰饮病（狭义）。

支饮：指饮邪留居于胸膈间，影响肺气的肃降。证见：咳嗽、咯痰、气喘不能平卧，短气，面目身体似有浮肿等。

悬饮：是饮邪滞留于胁下，出现咳嗽吐痰时牵引到胸胁部作痛，严重时胁下疼痛牵引到缺盆处（即锁骨上窝）亦痛。

溢饮：指饮邪泛溢于四肢肌表，出现身体疼痛而沉重，有的还出现四肢浮肿，无汗等症。

一、成因、脉症与分类

（一）成因与脉证

原文12　夫病人饮水多，必暴喘满；凡食少饮多，水停心下，甚者则悸，微者短气。脉双弦者寒也，皆大下后善虚；脉偏弦者饮也。

原文解读　论述广义痰饮的成因与主症。本条分三个层面理解，①"病人饮水多，必暴喘满"，指出痰饮病骤发的成因。饮水过多，水湿不及运化，停积于胃，上逆犯肺：气喘胸满（必暴喘满）；②"凡食少饮多……微者短气"，指出饮病渐得的原因。中焦阳虚，脾不健运，胃纳不佳，故食少；气化失常，气不布津，津不上承，则口渴，饮多；食少饮多，内虚外犯，内外相引，致水停心下。重者水气凌心（悸）；轻者妨碍呼吸（短气）；③"脉双弦者……脉偏弦者，饮也"，指出寒与饮的脉象鉴别。脉单弦（有力）为饮，饮多犯局部，偏注一侧（单弦）；双弦（无力）为寒，寒因大下体虚，波及全身（双弦）。

（二）四饮与主症

原文1 问曰：夫饮有四，何谓也？师曰：有痰饮、有悬饮，有溢饮，有支饮。

原文2 问曰：四饮何以为异？师曰：其人素盛今瘦，水走肠间，沥沥有声，谓之痰饮；饮后水流在胁下，咳唾引痛，谓之悬饮；饮水流行，归于四肢，当汗出而不汗出，身体疼重，谓之溢饮；咳逆倚息，短气不得卧，其形如肿，谓之支饮。

解词 ①素盛今瘦，指痰饮病人，未病之前身体丰满，既病之后，身体逐渐消瘦。②沥沥有声，指水饮在肠间流动时所发出的声音。③咳逆倚息，指咳嗽气逆，不能平卧，须倚床呼吸。

原文解读 论述痰饮的分类和四饮的主症，是痰饮篇的总纲。①何谓痰饮？痰饮是体内水饮停聚，不得输化的疾病。痰饮有广义与狭义之分，广义的痰饮是诸饮的总称；狭义的痰饮是饮留胃肠的一个类型；②痰饮的分类。分类原则以水饮停积的部位及见症为依据。饮留胃肠为痰饮，形体素盛今瘦，肠间沥沥有声。

饮留胁下称悬饮，咳唾牵引胸胁痛；饮溢四肢肌表为溢饮，当汗出而不汗出，身体疼重；饮阻胸膈为支饮，咳逆倚息，短气不得卧，其形如肿。饮证的特定脉以弦脉为主；饮证的特定舌象，为淡胖有齿痕，舌苔垢腻。

（三）留饮与伏饮

原文8 夫心下有留饮，其人背寒冷如掌大。

原文9 留饮者，胁下痛引缺盆，咳嗽则辄已。

原文10 胸中有留饮，其人短气而渴，四肢历节痛。脉沉者，有留饮。

解词 ①咳嗽则辄已，辄已指转甚、加剧。指咳嗽时疼痛更加剧烈。②留饮，指饮邪停留不去，时间长、病情深而言。

原文解读 论述留饮在心下、胁下、胸中的脉症。留饮的症状，以饮邪停留的部位不同而症状有异。①饮留心下，心下有留饮，其人背寒冷如掌大。心下即胃脘部位，心下有留饮实际是胃有停饮，胃部有水，反映在后背部，其人背寒冷如掌大。②饮留胁下，留饮者，胁下痛引缺盆，咳嗽则转甚。本条留饮是指饮留胸胁的悬饮。饮留胁下，则胁痛牵引至缺盆（锁骨上窝），咳嗽则其痛益甚。③胸中留饮，胸中有留饮，其人短气而渴，四肢历节痛；胸中留饮，阻碍呼吸，故呼吸短气；气不布津，渴而不欲饮；饮流四肢骨节，四肢历节痛（溢饮）。留饮的脉象，脉沉。水饮停内，阳气闭郁。留饮与四饮的关系，留饮指饮邪停留不去，时间长、病情深而言。临床以饮留部位不同，而并属四饮。饮停心下为痰饮；饮停胁下为悬饮；饮停胸中为支饮；饮留四肢为溢饮。

原文11 膈上病痰，喘满咳吐，发则寒热，背痛腰痛，目泣自出，其人振振身瞤剧，必有伏饮。

解词 伏饮，指潜伏于体内，根深蒂固，难以攻除，伺机而发的一种饮病。

原文解读 论述伏饮发作前后的临床表现。胸中有停饮，患者平素有气喘、胸满、咳嗽吐痰。病情发作时可见恶寒发热，从肩背至腰部疼痛，涕泪流出，身体剧烈震颤摇动者，其人胸中必伏有饮邪。

本条阐述四个问题：①痰饮久伏胸膈，阻碍肺气，肺失宣降。平时即有胸满咳喘，咳吐痰涎，但病情较轻而相对稳定。②一旦气候突变，外寒引动伏饮，内外合邪。恶寒发热，背痛腰痛，喘满咳吐加剧，目泣自出，身体震颤动摇，不能自主。外邪引动内饮，伏饮发作。③伏饮久停体内，耗伤人体阳气，使抗邪能力下降，易感外邪。咳喘反复发作，病情顽固，缠绵难愈。伏饮属本虚标实。④伏饮属现代医学的哮喘病，以发作性痰鸣气喘为主。其治则是发作期以祛邪气为主，缓解期以扶正气为先。咳喘发作时，若寒喘夹热者，用大青龙汤；夹寒者，用小青龙汤。平时以扶正为主，扶助阳气，补益脾肾以固其本。

二、治疗原则

原文15 病痰饮者，当以温药和之。

原文解读 指出痰饮病的治疗大法。本条所述的"痰饮"是指广义的痰饮。

痰饮的形成：是因肺脾肾三脏阳衰，气化不利，水液停聚而成。痰饮属阴邪，治疗大法"温药和之"，包括有两层含义：①温药。本证多为阳虚饮停所致，温药能振奋阳气，健运中州，开发腠理，通行水道。既消已成之饮，又杜再生之源。实为治本之法；②和之。指温药不可太过，亦不可燥之、补之。过补碍邪，过燥伤正，而应以"和"为原则，调和人体阳气，实为治本之法。

三、四饮证治

（一）痰饮

1. 饮停心下

原文16 心下有痰饮，胸胁支满，目眩，苓桂术甘汤主之。

苓桂术甘汤 茯苓四两，桂枝三两，白术、甘草（炙）各二两。

上四味，以水六升，煮取三升，去滓。分温三服。

参考量 茯苓40克，桂枝30克，白术、甘草（炙）各20克。水1200毫升，煮取600毫升，去滓。分温三服。

原文解读 论述痰饮停留心下（即胃脘部）的证治。胃脘部停有水饮，胸胁部痞塞满闷，眩晕。本证由中阳不振，脾虚水停，饮邪聚留于胃导致。水饮停胃，以形碍虚，胸胁支满；水饮上乘，头晕目眩。本条可结合《伤寒论》有关条文研究。

辨证要点及方证指征 ①平素肥胖，患病后消瘦，腹部软弱而胸胁部胀满、胃内有振水音；②气上冲胸，眩晕站立时更甚，心悸，气短；③小便不利，浮肿倾向；④舌体胖大、苔白滑，脉沉弦。苓桂术甘汤以胃脘部振水音，胸胁胀满，眩晕起立时加重为应用指征。

体质特点及主证 根据黄煌经方体质学说，分为如下几种：①体质虚弱消瘦，或平素肥胖，患病后渐消瘦。②面色黧黑，或黑色见于额、颊、鼻梁、唇围、下颌等处，或出现类似色素沉着之黑斑。③舌淡嫩，苔水滑欲滴。并指出，"气上冲胸"是苓桂术甘汤的病机所在；"起则头眩"是本方方证的特征表现[1]。

病机 饮停心下，阻碍气机升降。属太阳、太阴合病证。

治法 健脾利水，温阳化饮。用苓桂术甘汤。

方解 茯苓，淡渗健脾利水；桂枝，辛温通阳化气；白术，甘温健脾燥湿；炙甘草，甘温补气和中。诸药合用，共奏温阳健脾，化饮利水，降逆平冲之效。

名医解方 黄煌教授认为，本方用于以眩悸为特征的疾病，如眩晕症、心脏病、心律失常、神经症、眼疾等。本方证有发作无定时，时好时坏的特征，即发作时各种症状甚剧，来势颇猛，但去后则相安无事，精神刺激、身心疲惫是诱发本证之因。如伴有呕吐者，可合小半夏加茯苓汤。本方主要用于以心悸、浮肿为主诉的心脏病，尤其多见于以风心病为代表的心瓣膜病。这类疾病出现轻度心衰时可用本方。此时，既要用桂枝，又要加肉桂，心悸甚者还要加龙骨、牡蛎。心衰严重者加附子，或与真武汤合用。

本方是一张对"证"方而非对"病"方，应用时要严格把握方证的规定。本方证有发作无定时，时好时坏的特点，发作时各种症状甚剧，来势猛，但去后则相安无事。所以临症时，判断有无水饮内停的指征，如眩晕、动悸、小便不利、胃内振水声、咳嗽、痰多清稀、浮肿倾向、胸胁支满、苔滑等，对正确使用本方有关键的意义[1]。

病案举例1：痰饮眩晕

患者，程某，男，46岁，2008年12月1日诊。因脑出血在本县医院住院1个月，回家后继续巩固治疗，所在村医给输液一周未补钾，致低血钾而出现浑身酸软，心悸胸闷，急到本所就诊。查血钾3.1mmol/L，经输液补钾3天，血钾升至5.1mmol/L，身酸软消失，能下床行走而回家休息将养。隔天其弟急邀余出诊，言患者回家后，自觉有气上冲胸部，随即胸闷气短，心悸，眩晕，卧则减轻，坐起加重。刻诊：患者述症如前，兼睡眠不安，诊脉沉而迟紧，两寸弱甚，舌淡胖边有齿痕，苔白而水滑。余辨为脾虚水停，痰饮上逆兼胸中大气下陷。治宜健脾利水，补气升陷。方用桂苓术甘汤合升陷汤。桂枝15克，茯苓30克，白术15克，甘草10克，黄芪30克，柴胡6克，升麻10克，桔梗8克，知母10克，龙骨30克，牡蛎30克。水煎服。2剂。

二诊：患者诉当天服中药1剂，夜间即感胸闷气短减轻，能坐起而眩晕未发，二剂服完，病若失，自己步行来本所就诊。复诊继用上方2剂巩固治疗。

按语：《伤寒论》67条说："伤寒若吐若下后，心下逆满，气上冲胸，起则头眩，脉沉紧，发汗则动经，身为振振摇者，苓桂术甘汤主之"。本例患者见气上冲胸，起则头眩，胸闷（即心下逆满），脉沉迟而紧，为脾虚水停，饮邪上逆；胸闷气短，少气不足以息，脉两寸弱甚，为心肺气虚，胸中大气下陷。治用桂苓术甘健脾化饮以平饮邪之上逆，升陷汤益气升阳，以理大气之下陷，龙牡敛神固脱。由于药合病机，故收桴鼓之效。

2. 饮及脾肾

原文17　夫短气有微饮，当从小便去之，苓桂术甘汤主之；肾气丸亦主之。

解词　微饮，指饮邪之轻微者。

原文解读　论述微饮在肾、在脾的不同证治。本条是水饮轻证，仅有短气、小便不利，由阳弱饮停，阻碍气机升降导致。阳气不化，水饮内停，有属肾、属脾的不同。属脾，更兼胸胁支满，目眩等症，是中阳不运；属肾，更兼畏寒足冷，小腹拘急，是肾阳不化。

治法　在脾，用苓桂术甘汤；在肾，用肾气丸。二方共属"温药和之"。

鉴别　苓桂术甘汤与肾气丸鉴别，如下表。

	病机	主证	治法
苓桂术甘汤	脾阳虚不能运化水湿，水停心下	胸胁支满，目眩，心下悸	健脾渗湿，通阳利水
肾气丸	肾阳虚不能化气利水，水泛心下	畏寒足冷，腰酸，少腹拘急	温肾蠲饮，化气利水

3. 下焦饮逆

原文31　假令瘦人，脐下有悸，吐涎沫而癫眩，此水也，五苓散主之。

解词　①瘦人，即"素盛今瘦"的互词。②癫眩，即头晕目眩。③五苓散方：猪苓三分，泽泻一两一分，白术三分，茯苓三分，桂枝（去皮）二分。

原文解读　论述下焦水逆的证治。身体消瘦之人，脐下有悸动，吐涎沫或痰，时有眩晕或发癫痫，为停水所致。瘦人即"素盛今瘦"之人，此类患者，脾失健运，水饮结于下焦，而无去路，变生诸症。饮积于下，动于下，脐下悸动冲逆；逆于上，吐涎沫而癫眩。以方测证，本条更兼小便不利。

笔者认为，五苓散可治体内停饮上冲脑部的癫痫发作，其特点是：平素形盛体胖，发病后逐渐消瘦，常有脐下悸动，小便不利，发作时先感眩晕，然后昏倒不省人事，吐涎沫，抽搐，移时苏醒，此为停水致痫。

胡希恕教授说，饮家多瘦，以久病水饮，津液不充形体也；脐下有悸者，为水气冲动于脐下也；吐涎沫而癫眩者，谓脐下有悸则发作吐涎沫的癫痫、眩冒证也，此癫痫为水饮所致，五苓散主之[2]。

辨证要点　脐下悸，小便不利，眩晕，呕吐，舌体胖大而有明显的齿痕。

方证指征　①小便不利，口渴多饮，发热，有浮肿倾向；②水入即吐、泄泻、头晕、头痛；③舌淡润、苔薄白或滑，脉浮或弦。

病机　饮停下焦，气化不利，水饮逆动。属太阳、太阴、阳明合病证。

治法　温化下焦，通利水道。方用五苓散。

名家医案1（大塚敬节医案）：口渴尿少眩晕

患者为47岁略胖的男性，诉数日前天气炎热，食欲不振，进食后出现恶心和眩晕，频繁的打哈欠，走路时身体摇晃。虽口渴饮水，但尿少，大便一天一次。

脉寸浮，关、尺略沉。腹部大而结实，无振水音。

根据以上诸证，投予五苓散三日量，服后再来诊时，几乎是痊愈的状态。为巩固疗效，又给予五日药量。

4. 饮逆致呕

原文41　先渴后呕，为水停心下，此属饮家，小半夏加茯苓汤主之。

原文解读　论述水饮上逆致呕的证治。一般情况下，先呕吐伤津，后口渴欲饮。若先口渴欲饮，饮后呕吐，为水饮内停，脾不散津，津不上承而渴。因渴而饮水过多，水停心下而成为新饮，饮邪上逆而呕吐。此为停饮呕吐。本证为素有停饮，饮阻气机，津液不布，故渴。先口渴后呕吐，因渴而饮，新饮必助旧饮，逆而遂呕，是水饮内停心下的停饮呕吐。

胡希恕说，先渴饮而后呕吐者，为水停胃中不消，此属饮家而非消渴，治宜小半夏加茯苓汤主之。

辨证要点 ①先口渴欲饮水，饮水后即呕吐，吐出清水痰涎；②舌淡苔白滑或白腻。

病机 渴，属脾不散津，津不上承；呕，属饮停心下，胃气上逆。

治法 降逆止呕，引水下行。小半夏加茯苓汤主之。

鉴别 本条证应与五苓散的水逆证鉴别。①本证与水逆证均有渴欲饮水，水入即吐。②本证属水停心下，病在中焦，虽有渴欲饮水，水入即吐，而小便通利；水逆证属水停膀胱，病在下焦，有渴欲饮水，水入即吐，兼小便不利。

5. 留饮欲去

原文18 病者脉伏，其人欲自利，利反快，虽利心下续坚满，此为留饮欲去故也，甘遂半夏汤主之。

甘遂半夏汤方 甘遂（大者）三枚，半夏十二枚（以水一升，煮取半升，去滓），芍药五枚，甘草（如指大，炙）一枚。

上四味，以水二升，煮取半升，去滓，以蜜半升，和药汁煎取八合，顿服。

煎服法：甘遂与半夏同煮；芍药与甘草同煮。后将二者药汁合后兑白蜜煎服。

原文解读 论述留饮欲去的证治。本条证属水饮痼留胃肠，欲去不能，而见以下诸证。脉伏（有力），是水饮痼留胃肠，阳气不通；心下坚满，欲自利，留饮有欲去之势；利反快，留饮从利有减；虽利，心下续坚满，旧饮未尽去，新饮又复聚，此属水饮痼结，欲去不能。

辨证要点方证指征 ①上腹部胀满，欲下利，利后反觉轻快，但利后不久上腹部又胀满不舒；②大小便不利；③舌苔腻，脉沉伏有力。

病机 水饮痼留胃肠。属阳明夹饮证。

治法 因势利导，攻逐水饮。方用甘遂半夏汤。

方解 半夏，降逆蠲饮散结；甘遂，攻逐心下留饮，相反相激；白芍、蜜，甘缓酸收，安中解甘遂毒。诸药合用，攻破利导。

注：本方中加蜜最重要，万勿忽视加蜜可使药物缓缓吸收，减轻毒副作用。

临床应用 本方多用于结核性胸膜炎，胸腔积液，心包积液，肝硬化腹水，对留饮胃痛，腹壁脂肪增多等亦有效。

6.肠间饮聚成实

原文29 腹满，口舌干燥，此肠间有水气，己椒苈黄丸主之。

己椒苈黄丸方 防己、椒目、葶苈子（熬）、大黄各一两。

上四味，末之，蜜丸如梧子大，先食饮服一丸，日三服，稍增，口中有津液。渴者，加芒硝半两。

原文解读 论述肠间饮聚成实的证治。水走肠间，饮邪内结，阻遏气机，故腹满；津不上承，口舌干燥。本证当有素盛今瘦，平素肥胖，患病后逐渐消瘦，二便不畅利，浮肿等症。

辨证要点及方证指征 ①素体肥胖，患病后消瘦；②有腹满肠鸣或水肿、腹水；③有大、小便不利；④有口舌干燥、口渴等热证。本证有三大主症，即腹满、肠鸣、便干。

病机 饮聚肠间，阻滞气机，津不上承。本证属阳明证。

治法 分消水饮。用己椒苈黄丸。

方解 粉防己、椒目，辛宣苦泄，导水于前；葶苈子、大黄，攻坚决壅，推饮于后。诸药合用，前后分消。服药后口中有津液，是饮去病解。

名医解方 胡希恕教授说，这就是"素盛今瘦"那种痰饮了，这个水都走于肠间，它不生津液而充形体，所以人瘦，同时口舌干燥，没有津液。水都在肠子里，这个人肚子非胀不可，指肠间有水气，"其人素盛今瘦，水走肠间，沥沥有声，谓之痰饮"。同时水饮因部位不同，治疗就不一样。它这个在肚子里，所以本方有治腹水的机会，如果大便干，腹胀满的厉害，这个方子我用过，挺好使。防己、椒目、葶苈全是利尿逐水的药，与大黄一起，使之泻下，肠间水饮与大便同去。大黄不仅利大便，也利小便，所以吃大黄的小便特别黄，因它有利小便的作用。这个方特别好，无论什么腹水，都有用的机会。二便不利的腹水证，有用本方的机会。曾以本方合大柴胡汤治肝硬化腹水得捷效[3]。

临床应用 凡水饮内留化热，引起的臌胀、咳喘、支气管炎、肺心病、肺性脑病昏迷等，都可用本方加减应用。

名家医案2（胡希恕医案）：大柴胡汤合己椒苈黄丸治疗肝炎肝硬化腹水

王某，男，25岁。患者腹胀，纳差，下肢水肿，经某医院诊为肝炎、肝硬化。症见：腹胀，低热，纳差，乏力，头晕，便溏，尿黄，形体消瘦，腹部膨隆，腹水征阳性，下肢水肿，舌质红，苔薄白，脉弦数。化验：ALT＞600U/L，TTT 17U，TFT（＋），乙肝表面抗原（＋）。超声波检查：肝肋下1.5cm。

首服大柴胡汤合己椒苈黄丸。柴胡12克，半夏10克，黄芩10克，枳壳10克，白芍10克，生姜10克，大枣4枚，木防己10克，椒目10克，大黄6克，葶苈子10克。

七日后因出现鼻衄，心中烦热而予三黄泻心汤，服四剂鼻衄止，心中烦热消失，以少腹坠痛、肝区疼痛、纳差、下肢水肿为主，与四逆散合当归芍药散加减。服药月余，纳增，面丰满而红润，而以肝区疼痛、气短、小便少、下肢肿为主，故改服柴胡桂枝干姜汤合当归芍药散加丹参、茵陈。半个月后查腹水已消，下肢水肿也不明显，仍以大柴胡汤合己椒苈黄丸加减治疗五个月余，查肝功已正常。

（二）悬饮

原文21 脉沉而弦者，悬饮内痛。

原文22 病悬饮者，十枣汤主之。

十枣汤方 芫花（熬），甘遂、大戟各等份。

上三味，杵为散，以水一升半，先煮大枣肥者十枚，取八合，去滓，内药末，强人服一钱匕，羸人服半钱，平旦温服之。不下者，明日更服加半钱。得快下利后，糜粥自养。

原文解读 ①三药分别研末；②用肥大枣十枚煎汤，送服三药粉末；③体质壮实者每次服一钱匕（2克），体弱者服半钱匕（1克）；④清晨温服；⑤若下利少而病不除者，每次再加服半钱匕（1克）；⑥若服药后快利者，可让患者服糜粥自养，以补养正气。

使用注意 ①中病即止，不可过服，且应加强饮食调养；②服药常有头晕、恶心、呕吐等不良反应。轻者注意观察，重者停药，并给予对症治疗；③表未解者禁用；体弱者、孕妇、有出血倾向者禁用。

解词 ①内痛，指胸胁部牵引疼痛。②平旦，指清晨。

原文解读 论述悬饮的脉症与治疗。悬饮病为水饮停于胸胁，证见咳嗽，胸胁部牵引疼痛，脉沉弦。脉沉，主里；弦，主饮，主痛。胸胁内痛，咳唾更甚，是饮停胸胁，气机升降受阻。本病属水饮内结的实证。

辨证要点 咳而胸闷胁痛，心下痞硬满，脉沉弦。

方证指征 ①病前有发热、盗汗等外感症状；②有咳嗽胸胀满痛，胸胁引痛，难以平卧，脉弦；③胸部叩诊，患侧呈浊音或实音，X线胸透或B超检查胸腔有渗出液。

病机 水饮停滞胸胁，气机升降不利。属阳明证。

治法 攻逐水饮。用十枣汤。

方解 芫花、甘遂、大戟，峻逐水饮；大枣，固护胃气。合用峻逐水饮，使邪去而正不伤。十枣汤中大枣为君药。

名医解方 胡希恕教授说，临床常以本方治腹水、胸水屡验，尤以胸水更有捷效。不过药味用量和煎服法有所改变，即先煮大枣一斤，用大砂锅煮烂去皮核，内芫花、甘遂、大戟各9克，上火再煮少时，去滓，每服一小匙，一日4～5次，得快下，停后服。病不除，明日再续服。此法稳妥，于人无伤[4]。

十枣汤作用强弱与煎服法的关系：本方为攻水峻剂，长于泻胸腹之水。其泻水力强弱，与煎服法关系密切。①三药为末，每次1.5～3克，用枣汤冲服，1次/日，即能泻水数次；②若将药末与枣汤同煎，则泻水作用较缓，煮沸时间越长，效果越差。

现代应用 本方为攻逐水饮之峻剂，现代用治胸腔积液（包括结核性和恶性胸水）、肝硬化腹水、血吸虫病腹水、急慢性肾炎、肾病综合征腹水、小儿耐药菌株肺炎、良性颅内压增高等，属水饮内停、正气不虚者均可酌情用之。现代药理研究表明本方有强烈的泻下及明显利水作用。

病案举例2：悬饮（渗出性胸膜炎）

周某，男，58岁，1990年9月10日诊。以发热，咳嗽，胸闷，多汗10余天来本所就诊，查体温39摄氏度，呈弛张热，午后为重，汗出较多，尤以睡中更甚。咳嗽，咯痰不多，胸胁隐痛，气急，平卧及右侧卧位时气急更甚。望诊左侧胸廓稍隆起，肋间饱满，心尖向右侧移位。叩诊左肺上浊下实，右肺呈过清音，听诊心音遥远，右肺呼吸音增强，左肺呼吸音上部减弱，下部消失。诊为"左侧结核性渗出性胸膜炎"。给予抗结核化疗、激素、先锋5号静滴、胸穿抽水等治疗。治疗一周，抽水3次后（共抽出淡黄色透明胸水1800毫升），经X线胸透见胸水平第5肋，并呈包裹性，不宜再行穿刺，因见患者体质较强，故改用中药十枣汤攻逐水饮。醋芫花1克、醋甘遂1克、醋大戟1克。上药研为细粉。用大枣10枚煎汤于清晨冲服上药末顿服。

上药服后胃脘感微闷不适，当天下午泻下水样便3次，小便量明显增多。泻后即感呼吸顺畅。第二日改用下方：柴胡20克，黄芩15克，法夏12克，黄连12克，全瓜蒌30克，桔梗12克，枳壳15克，冬瓜仁30克，葶草60克，椒目10克，桑皮15克，葶苈子（包煎）20克，生姜12克，大枣5个。水煎服，2剂。

以上2方第1天服十枣汤一剂，第2～3天服第2方煎剂2剂，2方交替服用。一周后复诊，热退汗止，精神好转，咳嗽止，呼吸顺畅，X线胸透，胸水全部吸收，仅留胸膜稍增厚，后用六君子汤调理而安。

按语：渗出性胸膜炎与中医悬饮症相符，其病机为饮停胸胁，气机升降不利。此例患者体壮而正盛邪实，故用十枣汤以峻逐水饮，加味柴胡小陷胸汤和解枢机、清热化痰蠲饮以利气机之升降。两方交替服用，扶正祛邪兼顾，故获速效。

（三）溢饮

原文23　病溢饮者，当发其汗，大青龙汤主之；小青龙汤亦主之。

大青龙汤方　麻黄（去节）六两，桂枝（去皮）二两，甘草（炙）二两，杏仁（去皮尖）四十个，生姜（切）三两，大枣十枚，石膏如鸡子大（碎）。

上七味，以水九升，先煮麻黄，减二升，去上沫，内诸药，煮取三升，去滓。温服一升。取微似汗。汗出多者，温粉扑之。

小青龙汤方　麻黄（去节）、芍药、细辛、干姜、甘草（炙）、桂枝（去皮）各三两，五味子半升，半夏（洗）半升。

上八味，以水一斗，先煮麻黄减二升，去上沫，内诸药，煮取三升，去滓。温服一升。

参考量 大青龙汤方：麻黄60克，桂枝20克，炙甘草20克，杏仁12克，生姜30克，大枣8枚，石膏40克。水1800毫升，先煎麻黄减400毫升，去上沫，内诸药，煮取600毫升。温服200毫升。取微似汗。汗出多者，温粉扑之。

小青龙汤方：麻黄、芍药、细辛、干姜、炙甘草、桂枝各30克，五味子20克，半夏40克。水2000毫升，先煎麻黄去沫，内诸药，煮取600毫升。温服200毫升，日三服。

原文解读 论述溢饮的证治。溢饮即浮肿，多因感受外邪，或口渴暴饮，使肺气闭郁，饮溢四肢肌肉，当汗不汗导致。主症见发热恶寒，身体疼重，当汗出而不汗出。

胡希恕教授说，溢饮本当汗出而不汗出，在表的病，首当发其汗。大青龙汤主之，小青龙汤亦主之者，谓二方均有发汗祛水的作用，可依证选用二方中的一方主之。

辨证要点 ①肢体肌肉或关节疼痛而沉重，伴寒热无汗；②或有轻度浮肿者。要先辨有无表证；次辨里饮的寒热。溢饮以身体轻度水肿、肢体肌肉或关节疼痛而沉重为主症。风湿及类风湿所致的关节疼痛、关节腔积液、神经痛及急性肾炎、肾病综合征的发病初期也属溢饮范畴。临床观察，风湿性关节炎关节腔积液者用本方加石膏效果很好。

治法 因势利导，以汗解之。大、小青龙汤同治溢饮，具体应用时，应当区别。

（1）大青龙汤：外寒内热，表证偏重。无汗而喘，烦躁而渴，脉浮紧，苔薄黄。散寒化饮，清热除烦。

麻黄汤，发汗散寒（散饮），宣肺平喘；石膏，宣泄郁热；生姜，助麻黄汤发汗；甘草、大枣，补中调和诸药。诸药合用，共奏外散风寒，内清郁热之效。药后汗出表解，热除烦解，犹如龙升雨降，郁热顿除，故名大青龙汤。

本方为发汗峻剂，使用时应注意以下几点：一是注意体质特点，黄煌教授强调，适用本方的体质有以下几点。①身体胖壮，面色黑黄，面部毛孔粗大，或鼻翼两侧毛孔粗大的麻黄体质；②体壮无汗，口渴烦躁，皮肤干燥；③身体困重疼痛而无汗，水湿郁遏较重；④脉浮紧有力；⑤是血压不高，心肺功能好。二是原方麻黄用六两，折现代为90克，为3次服用剂量，即1次量麻黄为30克，剂量是麻黄汤的2倍。因剂量太大，仲景在用本方时反复告诫说："一服汗者，停后服。若复服，汗多亡阳遂虚，恶风，烦躁，不得眠也。"临床时要根据病人体质的强弱、感邪的轻重、南北的差异、发病的季节等因素而选择用量大小，一般为15～20克为宜。且应用时以汗出即止，不宜再剂。三是用本方要注意向病人及家属交代好药后的注意事项，如汗出的多少、汗后有无心悸、恶风、烦躁等。若出现汗多亡阳表现，应立即输液及中药救逆，可酌情选用桂枝加附子汤、茯苓四逆汤或真武汤。

黄煌教授说，其治疗溢饮，即是通过发汗后体内潴留水分重吸收而达到消肿目的。这种情况下，即使发汗过多，也不至于出现厥脱。体内多余水分会及时吸收入血，以补充血容量，相当于内补液。溢饮多见于急性肾炎。另外，关节炎的肿胀，急性炎性青光眼也有使用本方的机会。

（2）小青龙汤：外寒内饮，表证较轻。咳喘痰多，胸痞干呕，脉弦紧，苔白滑。温里化饮，止咳平喘。

麻黄配桂枝，发汗平喘，通阳利水；桂枝配芍药，调和营卫；干姜配细辛，散寒温肺，化痰涤饮；五味子，敛肺止咳；半夏，降逆止呕，燥湿祛痰；炙甘草调和诸药。诸药合用则解表涤饮，表里双解。

黄煌教授认为小青龙汤是气管与支气管炎症的专方。是剧烈咳嗽和大量稀痰的镇咳剂与化痰剂，具有明显的近期疗效。对于以"咳""喘""痰稀"为主诉的呼吸系统疾病，的确是名医手中的一张王牌药。根据临床经验，本方多用于急性支气管炎和慢性支气管炎的急性发作期。病人咳嗽越是严重，本方的效果也就越好。

临床所见，病人咳嗽多伴随大量的痰液，尤其是夜间更多。如果细心观察该类病人，不难发现一大早其人床前的痰盂或纸篓里总是装得满满的。这种痰如果吐在地上，则呈鸡蛋清状或带有泡沫，很快就渗入土中而不见。病人自己也会说痰清凉凉的滑溜溜的很好吐。过敏性鼻炎也流大量清稀的分泌物，伴有频繁的喷嚏。从症状的比类来看，其鼻涕类似于痰，喷嚏类似于咳，故也同样适合运用本方。对此，我把它们形象地归纳为"水样的鼻涕水样的痰，治水的青龙把水蠲"[1]。

病案举例3：风寒兼饮咳嗽（慢性支气管炎急性发作）

患者刘某，男，54岁，五里川人。2012年10月23日诊。主诉咳嗽、咯痰一个月。患者素有"慢支"病史，每至秋、冬天气转凉时即发作，咳嗽、咯痰，迁延不愈，往往经月余治疗稍缓解，至次年天气转暖时方愈。本次于一月前受凉感冒后咳嗽又发，在本地久治不愈，今来本所诊治。

刻诊：时时咳嗽，咯痰，于早、晚气温稍低时较剧，鼻塞清涕多而不断，痰清稀色白而量多，落地迅速化为水，畏寒怕冷，食欲、二便正常，面色青黄，舌质淡，苔白滑，脉弦紧。

诊断：慢支急性发作。中医辨证为风寒兼饮，肺气不宣。方选小青龙汤。桂枝15克，白芍15克，干姜15克，细辛15克，半夏15克，五味子10克，麻黄12克，炙甘草12克，茯苓20克，苍耳子15克。3剂，水煎服。

服3剂咳减痰少，清涕已止。用桂苓术甘汤合苓甘五味姜辛夏汤继服5剂，痰消咳止。以六君子汤调理善后。来春后介绍其亲戚来诊病，问及病情，言今冬咳嗽未发。

按语：小青龙汤不仅能治哮喘，亦能止咳嗽。故临床上不论是咳嗽或气喘，或鼻炎清涕不止，只要病机符合外寒内饮，邪实而正不虚者，均可应用。其应用指征为咳喘痰多而色白清稀量多，或痰如凉粉，落地化为水，或鼻炎鼻涕多而清稀，即"水样的鼻涕水样的痰"，舌质淡苔白滑，或舌面涎水欲滴，脉弦或滑或紧者。

（四）支饮

1.膈间支饮

原文24 膈间支饮，其人喘满，心下痞坚，面色黧黑，其脉沉紧，得之数十日，医吐下之不愈，木防己汤主之；虚者即愈，实者三日复发，复发与不愈者，木防己汤去石膏加茯苓芒硝汤主之。

　　木防己汤方　　木防己三两，石膏（如鸡子大）十二枚，桂枝二两，人参四两。

　　上四味，以水六升，煮取二升，分温再服。

　　木防己汤去石膏加茯苓芒硝汤方　　木防己、桂枝各二两，人参、茯苓各四两，芒硝三合。

　　上五味，以水六升，煮取二升，去滓，内芒硝，再微煎，分温再服，微利则愈。

　　参考量　　木防己汤方：木防己30克，石膏320克，桂枝20克，人参40克。水1200毫升煎取400毫升，分温作两次服。

　　木防己汤去石膏加茯苓芒硝汤方：木防己、桂枝各20克，人参、茯苓各40克，芒硝15克。水1200毫升煎取400毫升，去滓内芒硝，再微煎，分温作两次服，微利则愈。

　　解词　　①虚者，指痞结虚软。②实者，即坚结成实。

　　原文解读　　指出膈间支饮痞坚成实的证治。饮停膈间，水饮上冲，凌心射肺，则喘满；胃虚饮停水结，则心下痞坚（饮滞化热）；水饮上注，阻碍营卫运行，则面色黧黑；饮寒结聚，阻遏脉行，见脉沉紧；病程日久，饮停正虚，故得之数十日医吐下之不愈。本证属饮热相杂，虚实错综，以实以饮为主。

　　黄煌教授在《经方100首》中指出，支饮指咳逆倚息，短气不得卧，其形如肿，为现代医学的肺水肿、肺瘀血、心功能不全等严重的心肺疾病。"膈间"即病位，表明病位在胸中心与肺部。本证实质是全身重度体液潴留，多见于慢性心肾功能的衰竭，本证侧重于心脏衰竭。"喘满"是肺水肿造成的呼吸困难；"心下痞坚"为心源性肝硬化（瘀血性肝大）；"面色黧黑"是慢性缺氧表现，如为肾衰，当为黄胖浮肿貌；"其脉沉紧"，提示充血性心衰[5]。

　　辨证要点及方证指征　　①有肺动脉高压、缺氧表现：颜面黧黑或紫暗，或两颧暗红，唇紫舌黯、杵状指（趾）；②有心功能不全、肺水肿表现：咳逆倚息，短气不得卧，呼吸急促，喘息、动悸；③有循环瘀血表现：心下痞坚（瘀血性肝大），全身乏力或口舌干燥，腹满（胃肠瘀血），或面目肢体浮肿，小便不利；

④舌质暗淡、苔少乏津、脉沉紧。充血性心衰、心瓣膜病、冠心病等见活动时呼吸困难、喘促、浮肿等属本证。

腹证：为心下痞硬而坚，按之稍痛且悸，小便不利。

面部特征：面色紫暗或两颧暗红是本证特征。

病机　膈间支饮，痞结成实。属太阳、太阴、阳明合病。

治法　利水降逆，扶正补虚。用木防己汤。

方解　防己，苦寒行水（日本学者大塚敬节用粉防己）；桂枝，辛温通阳；人参，扶正补虚；石膏，清热降逆。诸药合用，散饮，补虚，清热。

名医解方　胡希恕教授说，木防己利二便、逐水饮于下，桂枝降气冲，止饮逆于上，石膏下气解烦，亦治喘满，人参健胃而主心下痞硬，诸药协力，故治支饮喘满、心下痞坚、烦渴而脉沉紧者。若实，就是大便秘结，二便不利，只用本方里实下不去，可加茯苓加强利水，芒硝软坚泻实。这两方可合用[2]。

加减：①人参用东北人参，党参力微，恐难胜任；②若胸闷喘息，心胸壅塞者可合葶苈大枣泻肺汤；③心烦、咳吐黄黏痰，可合小陷胸汤；④肺心病桶状胸可合苓桂术甘汤；⑤心下痞坚甚者可加枳实、白术。

服后变证：若服药后痞结由虚软变坚硬，是水停气阻，结坚成实，再用本方已不能胜任，应在原方中去石膏之辛凉，加茯苓之淡渗，助防己、桂枝行水；芒硝之咸寒软坚消积以去实，即木防己汤去石膏加茯苓芒硝汤。

注：本证多为器质性疾病，且多为中晚期，本方只能消除或改善症状，难以根治。

临床应用　用于肺源性心脏病、心脏瓣膜病（如风湿性心脏病），渗出性包炎等出现的慢性心功能不全（右心功能不全），可合真武汤或小青龙汤；血栓性静脉炎、肋软骨炎、渗出性胸膜炎、关节炎、尿毒症等也可见到本方证。

病案举例4：支饮喘悸（心力衰竭伴心房纤颤）

患者莫某，女，49岁，2017年2月9日诊。患风湿性心脏病二尖瓣狭窄20年，长期口服强心、利尿、改善心脏负荷的西药维持心脏的代偿功能。近二年感稍活动即胸闷憋气，呼吸困难，心悸心慌，双下肢水肿，且病情逐渐加重，去年秋天来本所求诊，诊为风心病心力衰竭并心房纤颤，用真武汤合四参转律汤（红参、丹参、苦参、玄参、龙牡、枣仁、琥珀）、葶苈大枣泻肺汤十余剂病情得以控制，因忙于家务未来复诊。本次来诊诉去年用药后病情很稳定，但因准备春节过于劳累病情复发，感呼吸困难，活动时加重，走路稍快即胸闷气憋、心前区闷痛。平时身倦乏力，后背怕冷，夜尿多而清长。

刻诊：面色晦暗，两颊紫红，口唇发绀，听诊心尖部可闻及三级混合性杂音，心率130次/分，心律快慢、强弱、心脉不齐，肝剑突下3cm，Ⅱ度硬，上腹部压痛，双下肢肌肤甲错，轻度浮肿，舌质淡紫，舌边尖部有瘀斑，脉涩。

予真武汤合四参转律汤、木防己汤。附子25克，白芍15克，白术15克，茯苓60克，干姜15克，丹参30克，红参15克，苦参15克，玄参15克，肉桂15克，炒枣仁15克，柏子仁12克，龙牡各30克，琥珀10克，木防己15克，生石膏20克，半夏20克。5剂，水煎服。

2月15日二诊：因病情改善不明显，上方剂量略加调整，继服5剂。

2月21日三诊：呼吸困难虽略有改善，但心房纤颤仍如前。余思考再三，详细询问才知其原委，一是原服的地高辛每天0.25毫克已停药；二是原服方中合有葶苈大枣泻肺汤未用。于是嘱患者加服地高辛0.25毫克/日，服3天停1天；中药拟用木防己汤合真武汤、四参转律汤、葶苈大枣泻肺汤。

①粉防己15克，生石膏20克，肉桂15克，红参20克，炒葶苈子（包煎）40克，附子30克，茯苓60克，白芍15克，白术15克，生姜50克，丹参20克，苦参15克，玄参15克，琥珀（冲服）12克，炒枣仁12克，炒柏子仁12克。10剂，水煎服；②大黄䗪虫丸4盒，每服1丸，每天2次。用以改善因长期缺氧而造成消化道瘀血、肝脾充血肿大、肌肤甲错等血瘀状态。

3月23日复诊：患者诉，经上述调整中西用药后第3天即感呼吸困难改善，疲劳感减轻，食量增加，尿量增多，五天后胸闷、心悸消失，活动后不感劳累。查其心率80次/分，房颤明显减少，可闻及正常心律，口唇发绀消失。腹诊：肝在剑突下3cm，Ⅱ度硬，压痛不明显。腿诊：双下肢肌肤甲错改善，水肿消失。患者很高兴，要求多开几天。上方继服。现在仍在治疗中。

按语：本案为风湿性心脏病二尖瓣狭窄伴心房纤颤，Ⅲ级心力衰竭。笔者以胸闷憋气，呼吸困难，面色紫黯、唇绀、下肢浮肿辨为膈间支饮、饮郁化热的木防己汤证；以心悸心慌，双下肢水肿，身倦乏力，后背怕冷，夜尿多而清长，辨为阳虚水泛的真武汤证；以呼吸困难、平卧加重伴下肢肿辨为支饮阻肺的葶苈大枣泻肺汤证；以重度房颤、三不齐加用调整心律之经验方四参转律汤。前三诊不效之因有二：一是忽略应用强心、改善心肌收缩力的西药地高辛；二是忽视饮郁化热、饮停胸膈及支饮阻肺之病机。治疗体会：一是治疗重度顽固性心力衰竭要中西医合用取长补短、优势互补，尽快改善心肌的缺血、缺氧，恢复心肌的劳损状态；二是治疗重度顽固性心力衰竭伴重度房颤时，既要重视主症、亦要照顾兼症，注意分析病变过程中存在的各种病理环节，选方遣药时本着"有是证，用是方，有是症，选是药"，单一病证、单一病机，一方可用；多组病证、多重病机者，数方合用；三是本病属器质性疾病，只能改善临床症状，不能根治，症状缓解后，尚需长期用药维持以巩固疗效。

名家医案3（胡希恕医案）：**支饮喘满（充血性心力衰竭）**

贺某，男，62岁。初诊日期1965年10月15日。双下肢浮肿、胸闷、喘满2个月。有冠心病、心肌劳损已5年，近两个月来胸闷、心悸加重，动则喘满，且出现双下肢浮肿。西医给服强心利尿药，未见明显疗效。又服中药10余剂，症亦不见好转，更感头晕、心悸明显，而找胡老治疗。近症：胸闷，心悸，头晕，气短，心下痞满，口唇发绀，口干，大便干，小便少，双下肢浮肿明显，舌苔白腻，舌暗紫，脉沉弦细。胡老予木防己去石膏加茯苓芒硝汤：木防己4钱，桂枝3钱，党参6钱，茯苓6钱，芒硝4钱（分2次）。

结果：上药服3剂，下肢浮肿明显消退，头晕、喘满、心下痞满明显减轻。上方去芒硝，加生石膏1两，服6剂，浮肿已，胸闷、心悸各症亦不明显。

按语：本例是中气虚寒非常明显的冠心病，因此以党参、桂枝温补中气。因中虚寒甚而饮邪上逆，故见胸闷、喘满、心悸等症；又因饮邪盛溢于下，故见双下肢浮肿。此时应温阳利水，用温补中气药理所当然，但痰饮停久，常易化热，乘虚上逆，治本应降逆，一些人常忽略于此，却囿于黄芪为补气之长，于此用其温补中气，使气升不降，饮邪亦随上逆，故使胸闷加重，更出现头晕等症。胡老辨证为木防己去石膏加茯苓芒硝汤，是因本患者不但中气虚甚，而且气逆水盛也明显，同时又有心下痞满、二便不利、口干明显等症，因此，以党参温补中气为君，以桂枝温中降逆为臣，以防己茯苓利水化饮为佐，并使以芒硝清热除坚满，标本兼治，故见效迅速。这里更强调的是桂枝降冲逆的作用，是与黄芪升提正相反，一味之差，疗效迥异。关于桂枝的降逆作用，胡老反复强调，熟读桂枝汤诸方证可自明。

2. 支饮眩冒

原文25　心下有支饮，其人苦冒眩，泽泻汤主之。

泽泻汤方　泽泻五两，白术二两。

上二味，以水二升，煮取一升，分温再服。

参考量　泽泻50克，白术20克。水400毫升，煎取200毫升，分温作2次服。

解词　冒眩，冒，如有物蒙蔽；眩，即视物旋转。指头昏目眩较重。

原文解读　指出支饮冒眩的证治。苦于冒眩，指突然发作的剧烈眩晕。特点是头晕眼花，经常眼前发黑，终日昏昏沉沉，如在云雾中。多兼恶心，呕吐，吐出清稀痰涎等。苦冒眩，由水停心下，水邪上犯，清阳不升，浊阴上冒导致。

辨证要点及方证指征　①头晕目眩，泛恶作呕，如坐舟车之中，动则加重；②小便不利而身重；③舌体胖大，苔白腻或白滑，或伸舌涎水欲滴。脉弦或沉弦。

刘渡舟教授对泽泻汤的临床特征总结如下，可供参考：①本方证的苦冒眩，言头目冒眩有莫可言状之意，特点是头目冒眩，终日昏昏沉沉，如在云雾之中，它异于普通的头目眩晕；②其脉象则或弦或沉，或沉弦共见；③面部色诊：或见黧黑，或呈青黯，或色黄而晦暗，因人而异，不能一致；④舌象：其舌色必淡，苔多水滑，或见白腻而厚，然最具特征的是其舌体特别肥大而异于寻常，它质厚而宽，占满口腔使人望之骇然。舌体肥大，是辨认心下支饮的一个有力根据[6]。

病机　支饮上犯，蒙蔽清阳。属太阴病证。

治法　健脾化饮，降逆止眩。方用泽泻汤。

方解 泽泻，利水除饮；白术，补土制水。泽泻与白术之比是5：2。诸药合用，导水下行，使清阳升而眩冒止。

名医解方 黄煌教授说：本方治"心下有支饮，其人苦冒眩。"就其描述来看，类似于今天的美尼尔综合征，即内耳眩晕症。本病是内耳淋巴积水和迷路水肿引起的内耳功能损害，既有眩晕、恶心、呕吐等前庭位置觉的障碍，又有耳鸣、进行性耳聋等听觉的损害，从性质上来说也属于广义的痰饮病范畴。由此引申，对于中耳炎引起的外耳道流淌清稀分泌物，本方也同样可以运用[1]。

临床应用 用于脾虚水饮的眩晕头痛，美尼尔综合征、颈性眩晕，心悸胸闷、高脂血症、心脑血管疾病、单纯性肥胖等见眩晕、身体困重、自汗、少气、口渴而小便不利者。多与防己黄芪汤、玉屏风散、黄芪桂枝五物汤、葛根汤合用。

鉴别 本方与苓桂术甘汤均能治痰饮眩晕，二者应予鉴别。①苓桂术甘汤眩晕较轻，以起立即眩，平卧即缓，有明显体位特征，伴胸胁支满；②泽泻汤眩晕较重，以视物旋转的眼眩为主，与体位无关，伴耳鸣、舌体肥大。

注：本方虽是治疗美尼尔综合征的高效方，但并非是唯一处方。吴茱萸汤、旋覆代赭汤、小半夏及小半夏加茯苓汤、还有上述的两张桂枝类方，都有运用的机会，临证要仔细鉴别。

病案举例5：支饮眩冒（美尼尔综合征）

马某，男，54岁，卢氏县朱阳关镇人，2007年7月15日诊。主诉剧烈眩晕伴呕吐半月。患者于半月前突然出现剧烈眩晕，急送五里川医院，诊为美尼尔综合征，治疗一周好转出院。第二天眩晕复发，在本乡医院治疗一周无效，特来接我往诊。

刻诊：患者体型稍胖，面色黧黑，闭目不敢睁眼，自诉"发作时天旋地转，房屋欲倒，耳鸣耳聋，恶心呕吐，吐出物为黏液痰涎"。诊其脉沉弦，舌质淡，舌体胖大，伸舌满口，苔白滑腻，舌面涎水欲滴。

诊断：美尼尔综合征。中医辨证：支饮眩冒。

《金匮要略·痰饮咳嗽病脉证并治篇》说"心下有支饮，其人苦冒眩，泽泻汤主之"。方用泽泻汤。泽泻60克，白术30克。3剂，水煎服。

其子见方太简，疑而问曰："家父已重病卧床半月，先生方中只两味药，能胜任如此重病乎？"余笑而答曰："方不在贵贱大小，在于能中病耳，余料其3剂可见效机，请不妨一试。"

三天后，其子接我复诊，言眩晕已止，能下床活动。继用泽泻汤合苓桂术甘汤调理一周而痊。

按语：泽泻汤的病机为脾虚饮停，上冒清阳。其典型表现如下：①阵发性旋转性眩晕，天旋地转，房屋欲倒，闭目不敢睁眼，头部不敢转动，伴剧烈恶心呕吐，呕吐物为清水痰涎夹食物；②舌象表现为舌体胖大满口，舌质淡，苔白滑或白腻；③脉象表现为脉弦或滑，或沉；④面部表现为面色黧黑或青黄。以上四条为泽泻汤的典型指征，若能正确掌握其临床指征，及时应用泽泻汤，的确能收到一剂知、两剂已之效。

3. 支饮呕吐

原文28 呕家本渴，渴者为欲解，今反不渴，心下有支饮故也，小半夏汤主之。

小半夏汤方 半夏一升，生姜半斤。

上二味，以水七升，煮取一升半，分温再服。

参考量 半夏80克，生姜80克。水1400毫升煎取300毫升，分温作2次服。

原文解读 论述痰饮呕吐的预后和治法。经常呕吐的人，因伤津失水，多伴口渴。今吐后不渴，是因胃中停水所致。"呕家"指经常出现恶心、呕吐的体质状态，多见于半夏体质。痰饮呕吐，若吐后口渴，饮去阳复，病欲解；若吐后不渴，饮邪仍留，病未解。"呕而不渴"是痰饮呕吐的辨证关键。

辨证要点及方证指征 ①恶心呕吐，呕吐清水痰涎；②吐后口不渴或不甚渴，或口多清涎，或咳嗽痰多质稀，或心下有振水音，胸膈胀满；③舌淡苔白腻或白滑，较厚。

病机 饮邪内停，胃气上逆。属太阴证。

治法 散寒化饮，降逆止呕。方用小半夏汤。

方解 半夏，涤痰化饮，降逆止呕；生姜，温中降逆，散寒化饮。尤怡说："半夏味辛性燥，辛可散结，燥能蠲饮；生姜制半夏之悍，且以散饮止呕也。"

应用本方注意四点：一是适合本方证的属敏感体质，此类人平素易精神紧张，情绪波动大，且胆小易惊、易眩晕、易恶心呕吐、常有咽部异物感，其脉多滑，苔多白腻或滑苔黏腻，或舌边有两条由细小唾液泡沫堆积而成的白线。本方初起用量宜小，半夏、生姜从10～15克起，后根据病情可逐渐加量。呕吐明显时，药液宜放凉，一次数口，小量频服，以防服后吐出。二是注意半夏剂量不同，主治有别：半夏小剂量（6～12克）化痰止咳；中等剂量（15克左右）降逆止呕、散结消痞；大剂量（30克以上）镇静安神，故用于失眠时用量要大，以60克以上效好；超大剂量（90克以上）配南星可治骨痛。三是生半夏有毒是指新鲜生半夏外面的一层滑涎而言，其毒麻辣棘舌，可致喉头水肿、痉挛，使人窒息甚至死亡。仲景用半夏多是未经炮制的生半夏，故多于方后注明（洗），并多配伍生姜或干姜以制半夏之毒，并协同增效，用本方止呕时，一定要重视生姜一药的协同作用。半夏用大剂量（30克以上）时，煎煮时间要长（40分钟以上），经过高温煎煮可破坏其毒性，而并不影响疗效；四是本方所用半夏为商品之旱半夏（个大饮片大），现在市场上所供应的水半夏（个小饮片小）不是正品，用于本方疗效不好，不可用于本方所适之证。

临床应用 本方为止呕之祖方，凡胃有停饮，上逆作呕，呕而不渴者，本方均有较好的效果。本方证多见于神经性呕吐、妊娠恶阻、胃切除及药物引起的呕吐，亦有人用本方治疗内耳眩晕证伴呕吐清水者。

病案举例6：恶阻（妊娠剧吐）

患者，李某，女，23岁，2009年5月8日诊。妊娠2个月，呕吐不食20天，虽经多次输液支持治疗，仍呕吐不止，经人介绍，来本所就诊。

刻诊：患者经人挽扶来诊，面黄肌瘦，眼眶凹陷，精神萎靡，少气无力，不时泛吐清水痰涎，诊其舌质淡水滑，苔薄白，脉弦细无力。

余诊为痰饮内停之恶阻。治以小半夏汤以化痰蠲饮。生半夏（打碎）30克，生姜30克，赭石粉30克。1剂。水煎30分钟后，滤出药液，加蜂蜜50毫升，每次

1口，频频呷服。

第二天患者家属来门诊说，服药1剂，呕吐已止，今晨进稀饭1碗，希望再进两剂以巩固治疗。按上方加西洋参12克，再取2剂，3天后家属告诉说病已痊愈。后经随访，愈后未再呕吐，足月顺产一男婴。

原文30　卒呕吐，心下痞，膈间有水，眩悸者，小半夏加茯苓汤主之。

小半夏加茯苓汤方　半夏一升，生姜半斤，茯苓三两。

水七升，煮取一升五合，分温再服。

参考量　半夏80克，生姜80克，茯苓30克。水1400毫升煎取300毫升，分温作两次服。本药放凉，小量频服效果好。

原文解读　指出痰饮呕吐眩悸的证治。突然呕吐，胃脘部痞塞感，伴有心悸、眩晕的，是因胸中胃脘有停水所致。膈间有水，饮逆于上，卒呕吐；饮滞于气，心下痞；饮凌于心，心悸；饮蔽清阳，头眩。

辨证要点及方证指征　①突然呕吐，吐势较剧，吐出清水痰涎；②伴眩晕，心下痞闷，心悸、小便不利；③舌淡苔白滑或白腻。

本证即小半夏汤证伴见水饮证，以呕、痞、眩、悸为特征。特点是呕吐、心下痞满、小便不利、眩晕、心悸肉跳等。本证呕吐不同于五苓散证吐出大量的水，而是恶心较重。

病机　膈间停饮，饮邪上逆。属太阴病证。

治法　蠲饮降逆，宁心镇悸。方用小半夏加茯苓汤。

方解　生姜、半夏，蠲饮降逆；茯苓，化饮定悸。本方主治以恶心呕吐为主诉的疾病，如神经性呕吐、幽门梗阻、妊娠呕吐、肿瘤化疗毒副反应等。对恶心吐水者及呕吐、心下悸、失眠多梦者最宜。本方为恶阻呕吐者最常用的方剂，于方中加灶心土或代赭石则疗效会更好，服用本方时，可以放凉后一次服一口，频繁地间歇服下，一次大量的服用有可能会诱发呕吐。

日本人用本方治疗化脓性鼻窦炎，并治由此引起的眉棱骨痛；《古方药囊》指出："突感恶心而吐，胃处痞，似堵塞，眩晕、动悸者，用小半夏加茯苓汤可也。"

鉴别　①泽泻汤与小半夏加茯苓汤的鉴别。二方均可治支饮眩晕；泽泻汤治眩晕天旋地转而胸闷气短，无呕吐；小半夏加茯苓汤治眩晕而伴突然呕吐，心下痞闷，心悸。这两个方子都可治颈椎病、内耳迷路积水所致的眩晕，效果很好。②小半夏汤与小半夏加茯苓汤的鉴别。二方均能治饮邪上逆的呕吐；小半夏汤主饮停心下，饮阻气逆致呕，吐势较缓，且无兼证；小半夏加茯苓汤主饮停膈间，胃气上逆致呕，吐势较急并兼痞眩悸。③小半夏加茯苓汤与五苓散、半夏泻心汤、吴茱萸汤都有止呕的作用。五苓散证饮水则呕，且呕吐物多为水分，小便不利比较突出；半夏泻心汤呕吐而伴心烦、口苦、肠鸣、便溏，心下痞较突出；吴茱萸汤呕吐与头痛、吐涎沫并现，兼见烦躁、脉沉细迟，阴寒之象明显；小半夏加茯苓汤呕吐兼见心下痞、眩悸、小便不利、舌胖有齿印，着眼于"呕、痞、眩、悸"四字。

病案举例7：痰饮病（慢性胃炎）

患者张某，女，41岁，本镇珠宝沟人。2009年12月16日诊。因上腹部痞闷胀满，伴嘈杂不适1周，经余弟诊为慢性胃炎，给予潘妥洛克加多潘立酮片、赛胃安，服后呕吐加剧，并感上腹痞闷加重，伴心下悸、头目眩晕，阵发性发作，因患者对西药有反应，要求为其用中药治疗。余察其舌质淡，苔白滑，并据其突然呕吐伴心下痞满、头眩心悸，属痰饮病之饮停心下证。《金匮要略》曰："卒呕吐，心下痞，膈间有水，眩悸者，小半夏加茯苓汤主之"。遂书：半夏15克，生姜30克，茯苓15克。水煎服，3剂。

第4天患者面带喜色来告曰："此药服1剂，当夜即呕止痞消，3剂服完，诸症全失，因效果极好，请再开3剂以巩固之"。

按语：此例为典型的痰饮呕吐，因饮停心下胃脘，阻滞气机故上腹部痞硬胀满，颇似胃炎而实非胃炎。由于笔者用药切中病机，故获捷效。

名家医案4（黄煌医案）：大剂小半夏加茯苓汤治头痛

某女，50岁。因头痛来诊，询得连日来头痛频发甚剧，发作时恶心呕吐，痛苦不堪。视其肤色虽滋润而黄，面庞眼睑虚浮，问其睡眠：曰不得眠。有无晕车恐高？点头曰是。察其舌，大而胖；切其肤，滑而利。当属痰体。遂用小半夏加茯苓汤。半夏50克，茯苓50克，干姜10克。药后痛势即缓，后转方未遇我，他医加药数味，效不如前，还用原方服用月余而愈。半夏一味，少则降逆和胃，重用止痛安眠。痰湿体虚而头痛者，非至30克以上不可。

问：小半夏加茯苓汤、吴茱萸汤都可治头痛呕吐，如何区别？

黄煌答：小半夏加茯苓汤人滋润，吴茱萸汤人干瘦。人不同而已。

4. 支饮胸满

原文26　支饮胸满者，厚朴大黄汤主之。

厚朴大黄汤方　厚朴一尺，大黄六两，枳实四枚。

上三味，以水五升，煮取二升，分温再服。

参考量　厚朴20克，大黄60克，枳实40克。水1000毫升煎取400毫升，分温作两次服。

原文解读　论述饮热郁肺，腹满的证治。主症是腹满。肺合大肠，饮热郁肺，肺气不宣，大肠气机阻滞。

辨证要点及方证指征　①咳嗽气喘，气急；②胸腹胀满，大便秘结；③舌红有齿痕，苔黄腻。

病机　饮热郁肺，腑气不通。属阳明证。

治法　理气逐饮，荡涤实邪。方用厚朴大黄汤。

方解　厚朴，行气消胀；枳实，下气除满；大黄，泻下积热。

名医解方　胡希恕教授认为，本方大黄量太重。厚朴、枳实量可不变，大黄量宜减至每剂10克左右，不可太重。

临床应用　用于支饮兼胸腹满，常与化痰止咳药同用；用于实热脘腹痛，可与消导药同用；用于渗出性胸膜炎，可与柴胡陷胸汤同用。

鉴别　厚朴三物汤、小承气汤、厚朴大黄汤鉴别如下表。

	组成	配伍	主治
厚朴三物汤	厚朴八两、枳实五枚、大黄四两	君枳朴，行气力强，泻下力弱	实热内结，大便不通，腹满痛
小承气汤	厚朴二两、枳实三枚、大黄四两	君大黄，泻下为主，理气为辅	燥屎内结，热结旁流，腹满痛
厚朴大黄汤	厚朴一尺、枳实四枚、大黄六两	君厚朴，理气为主，泻实为辅	饮阻气逆，腑气不通，腹满

5. 支饮不得息

原文27 支饮不得息，葶苈大枣泻肺汤主之。

原文解读 论述支饮阻肺不得息的证治。水饮停留于胸膈心肺，出现呼吸困难的，用葶苈大枣泻肺汤治疗。主症为支饮不得息（即呼吸困难），因支饮阻肺，气机不利。当有胸满或张口抬肩，口吐稀涎，咽干不欲饮，脉滑数等。

辨证要点 ①咳嗽气喘，胸满，呼吸困难，张口抬肩；②口吐稀涎，咽干不欲饮，脉滑数。

病机 支饮阻肺，气机不利。

治法 泻肺逐饮，开闭利气。用葶苈大枣泻肺汤。

名医解方 胡希恕教授说，"支饮不得息"是指呼吸困难，是水饮上逆，饮邪迫肺，得赶紧用葶苈大枣泻肺汤泻肺里的痰水。因葶苈子可上行治肺水，饮邪迫肺不得息，就用本方。

注：本证若兼有表证的，一定要先解表，用小青龙汤。表证解了，喘息还不解，就用本方。临床上慢性咳喘，多因外感而诱发或加重，治疗时一定要遵循先解表，后治里的原则，这是临床取效的关键，一定要记住[3]！

临床应用 本方可用于慢性肺心病，充血性心力衰竭，渗出性胸膜炎，肺脓肿等，凡出现饮热壅肺之急症时均可随证加减应用。

6. 支饮咳嗽

原文32 咳家其脉弦，为有水，十枣汤主之。

原文解读 论述水饮犯肺咳嗽的证治。咳嗽日久不愈，脉见弦象，为水停胸肺的支饮证，用十枣汤攻逐水饮。咳家，指久咳之人。主症为咳家其脉弦，病机是膈间或胁肋停饮，久留不去，阻碍气道，肺失肃降，久咳不止。

辨证要点　咳嗽日久，咳唾胸胁引痛，短气，盗汗，脉弦。

病机　饮停胸膈，肺失肃降。

治法　峻逐水饮。用十枣汤。

胡希恕教授说："咳家其脉弦"，弦主少阳部位，悬饮脉也弦。这种咳，是水在肺，属支饮。本条既指支饮也含悬饮，宜赶紧去水，用十枣汤[3]。

7. 随证施治

原文35　咳逆倚息不得卧，小青龙汤主之。

原文解读　外寒引动内饮的支饮证治。咳逆倚息不得卧，病机为内停水饮，外感风寒，外寒引动内饮，水邪壅肺。本证当有发热恶寒等表证。

辨证要点及方证指征　①咳喘痰多，痰液稀白或呈水样，或如凉粉样黏冻，落地可化为水，伴鼻塞、喷嚏、鼻涕多而如水样；②恶寒怕冷，发热无汗或不发热，或感背部寒冷，咳喘剧时可伴汗出；③舌苔白滑、脉象弦紧。

病机　外寒引动内饮，水邪壅肺。

治法　散寒化饮。用小青龙汤。

名医解方　胡希恕教授说，"咳逆倚息不得卧"是支饮证，其人凭几而倚，一躺下就上不来气，因躺下则水饮上逆，肺更受压迫，本病临床多见。是感受风寒，外邪内饮迫肺的小青龙汤证，用小青龙汤。

注：本方对慢性支气管炎、哮喘、肺炎、过敏性鼻炎等病见咳喘清稀量多或鼻涕清稀如水者效好。

◆支饮服小青龙汤后的变证：以下五条等于一份痰饮咳喘的完整病例，记录了体虚支饮患者服小青龙汤后的变证，并提出相应的治法。

● 一变：气逆上冲

原文36　青龙汤下已，多唾口燥，寸脉沉，尺脉微，手足厥逆，气从少腹上冲胸咽，手足痹，其面翕热如醉状，因复下流阴股，小便难，时复冒者，与苓桂五味甘草汤，治其气冲。

苓桂五味甘草汤方　茯苓四两，桂枝四两，炙甘草三两，五味子半升。

上四味，以水八升，煮取三升，去滓，分温三服。

参考量　茯苓40克，桂枝40克，炙甘草30克，五味子20克。水1600毫升，煎取600毫升，分温3服。

解词　①手足痹，指手足麻木。②面翕热如醉，指面部泛起一阵微红且热，如醉酒状。③阴股，指两大腿内侧。

原文解读　本条论述服小青龙汤后发生冲气的证治。小青龙汤辛温大散，支饮属形证俱实者服后吐出大量稀痰涎沫，并感口中干燥，为寒饮将去之象；若下焦阳虚，饮邪上盛者，服后更损下元，出现变证气逆上冲。

支饮上盛下虚者服小青龙汤后，寒饮得解而未尽，口燥多唾；下虚上实仍在，寸沉（上焦饮邪未尽）、尺微（下焦血虚）、肢厥而手足痹（阳虚失温）；胃热上熏其面，其面翕热如醉状；冲气因而上逆，气从少腹上冲胸咽，气机随之上逆，故小便难，时复冒。

辨证要点　支饮咳喘服小青龙汤后，频吐唾沫，口中干燥，寸脉沉尺脉微，手足厥冷麻痹，有气从小腹向上冲逆致胸咽部，颜面红赤如醉酒状，且上冲之气亦可向下流动至小腹部及大腿内侧，小便排出困难、时时出现头部如戴物状沉重不清醒。

方证指征　日本大塚敬节在《金匮要略研究》中指出本证特点有五：①手足冷；②气上冲颜面；③头部如戴物状轰热感；④脉沉微；⑤尿量少。并指出本证的特点有：①患者有反复发作的感冒，鼻塞，出现耳部症状，多是分泌性中耳炎水液潴留，小便短少，少有热性症状，咯出稀薄水样痰；②临床有耳部闭塞感，头部戴物感、醉酒貌等。以此引申用于治疗分泌性中耳炎、头面部过敏性皮炎等具备本证特点者[7]。

病机　下焦真阳素虚，饮邪上盛。属太阳、太阴合病。

治法　敛气平冲。用桂苓五味甘草汤。

方解　桂枝，平冲逆；茯苓，利水饮；五味子，敛肺气；甘草，安中

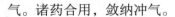

气。诸药合用，敛纳冲气。

名医解方　胡希恕教授说，桂枝甘草降气冲而缓急迫，茯苓利小便而祛水饮，五味子治咳逆上气。故治气冲饮逆、咳逆而小便不利者。

临床应用　以呼吸不利为主诉的疾病，如支气管哮喘、慢性支气管炎、肺不张、肺气肿、肺心病等；心脏病、原因不明的低血压、神经衰弱等。

名家医案5（大塚敬节医案）：出现瘙痒、灼热感的皮炎

26岁男性，数天前满脸出现皮疹、瘙痒，有灼热感，部分红赤，表面出现大量粟粒样小疹，并有很多水疱。患者的婚礼定于1月上旬，现在的面部状况无法出现在结婚仪式上，很焦急。根据症状，考虑可能是桂苓五味甘草汤证，于是进行了如下问答。"有没有下肢发冷，好像有什么东西盖在头上的感觉？"答："确实有。"问："小便次数少吗？"答："没注意。"然后诊脉，类似于沉微脉。

现在想起来曾使用桂苓五味甘草汤治疗过3例分泌性中耳炎，脉象均沉微。但本患者的脉象不是典型的沉与微，更像是浮小之脉。此时不知如何是好，先投予桂苓五味甘草汤。

3天后复诊，面部潮红减轻，瘙痒去了大半。又服7天，正月婚礼如期进行。

由本例我得到一个经验，桂苓五味甘草汤证脉象不一定沉微。

名家医案6（大塚敬节医案）：多量渗出液的中耳炎

23岁妇人，从昨天开始出现右耳堵塞疼痛，来院就诊。脉象沉微，但模糊不清。问是否有头部轰热感，回答说从数天前起，吃饭时，与人说话时，会有面部发热、气往上冲的感觉。同时觉得好像有什么东西盖在头上。出现这种现象时两下肢非常冷。患者担心中耳炎的病情。

投予桂苓五味甘草汤，服用一天，耳痛、耳堵、面部轰热、两下肢冷等均减。

自此之前，我曾用本方治愈过中耳炎。那名患者为分泌性中耳炎，无疼痛和发热，头重，如有物覆顶。中耳内常有渗出液潴留，为避免引起耳聋，便通过手术取出中耳内液体，但术后的第2天又出现和原来一样的液体潴留。这时会出现脉沉微、下肢发冷、头面部轰热感等症状。这些症状与《金匮要略》中桂苓五味甘草汤条文的描述一致。另外，这种情况多出现尿量减少，也是重要指征之一。

● 二变：肺饮复动

原文37 冲气即低，而反更咳，胸满者，予桂苓五味甘草汤，去桂加干姜、细辛，以治其咳满。

苓甘五味姜辛汤方 茯苓四两，炙甘草、干姜、细辛各三两，五味子半升。

上五味，以水八升，煮取三升，去滓，温服半升，日三服。

参考量 茯苓40克，炙甘草、干姜、细辛各30克，五味子20克。水1600毫升煎取600毫升，温服100毫升，日3服。

原文解读 承上条论述服用桂苓五味甘草汤后，冲气已平，支饮复现的证治。

服桂苓五味甘草汤后，冲气平，咳满复作。此水饮又动，上逆犯肺。

辨证要点及方证指征 服上药后冲气已平，而又见：①阵发性胸满咳嗽，遇冷更咳，咯吐清稀泡沫痰；②舌淡苔白滑，脉沉弦。本证的特异性在于患者自觉口鼻内有冷气，舌面或咽下唾液也觉冰冷。

病机 寒饮内动，上逆犯肺。属太阴证。

治法 温肺散寒，化饮止咳。方用苓甘五味姜辛汤。

方解 茯苓、甘草，化饮安中；干姜、细辛，散寒泄满，化饮止咳；五味子，敛肺止咳。

名医解方 胡希恕教授说，服苓桂味甘汤后，冲气即低，而寒饮复盛，故反而更咳胸满，因去治冲气的桂枝，加祛寒饮的姜辛。故以本方治疗咳而胸满，吐白痰，口不渴者[2]。

注：本方用于支气管哮喘、喘息性支气管炎、慢性支气管炎等见恶寒不渴而咳喘、痰多清稀者。大便溏、舌苔白滑有齿痕者尤为适宜。

鉴别 本方与小青龙汤均可治寒饮咳喘。

①本方纯为里饮，除见胸闷喘逆、咳嗽痰稀、苔白滑之证外，更有眩、悸或小便不利、心下不适之证；②小青龙为外寒里饮证，临床既有恶寒发热无汗等表证，亦见胸闷喘逆、咳嗽痰稀、苔白滑等里证。

临床应用 本方为治寒饮的祖方，可用于以咳喘、痰多为主诉的疾病，如慢支、肺气肿、哮喘、肺心病等迁延性咳嗽。若咽痒甚加苏叶、防风、杏仁；呛咳面红便秘的加大黄、石膏。

病案举例8：慢支迁延不愈

刘某，男，66岁，卢氏人。2015年11月14日诊。以阵发性咽痒作咳反复发作，日久不愈来诊。患者诉平素体质较差，特别怕冷，2年前因天冷出现喉痒咳嗽，久治不愈，迁延至来春气候转暖后自止，入秋天气转凉时复发，多处求治，均按"慢性支气管炎"给抗生素、化痰止咳药及中药治疗无效，经人介绍特来求诊。

刻诊：患者消瘦，面色㿠白，诉阵发性咽痒咳嗽，早晚气温偏低或受凉时咳嗽加剧，上午较轻，痰液清稀色白如蛋清状而发凉，泡沫多，既无恶寒发热，也无鼻塞流涕，口无异味，饮食、二便如常。舌质淡、苔白而滑腻，脉虚弦。此为寒饮内停，饮邪犯肺之咳嗽。用苓甘五味姜辛汤治之。茯苓30克，炙甘草12克，五味子15克，干姜15克，细辛15克。5剂，水煎服。

5天后患者如期应诊，言上药服完，咳减痰少，精神大增，效果之好，出乎预料。效不更方，上方继服7剂痊愈。

● 三变：冲气复发

原文38 咳满即止，而复更渴，冲气复发者，以细辛、干姜为热药也，服之当遂渴，而渴反止者，为支饮也，支饮者，法当冒，冒者必呕，呕者复内半夏，以去其水。

桂苓五味甘草汤去桂加干姜细辛半夏（苓甘五味姜辛夏汤）汤方　茯苓四两，炙甘草、干姜、细辛各二两，五味子、半夏各半升。

上六味，以水八升，煮取三升，去滓，温服半升，日三服。

参考量　茯苓40克，炙甘草、干姜、细辛各20克，五味子20克，半夏40克。水1600毫升煎取600毫升，温服100毫升，日3服。

原文解读　承上条论述服用苓甘五味姜辛汤后冲气复发或支饮尚盛的证治。

苓甘五味姜辛汤服后，有咳满止、病渐愈者；亦有冲气复发者。这里的冲气复发有两种情况，一是下焦阳虚冲气；二是饮邪上逆冲气。

两者均有眩冒，但病机不同，应予鉴别。①下焦阳虚冲气，症见口渴，不呕，无咳满，因姜辛温热，转从燥化，动其冲气；②饮邪上逆冲气，症见不渴，呕吐，咳满，是水气内盛，饮邪上逆所致。本条无明示咳满，唐容川"通观支饮皆有咳满，则此处有咳满之意在"。本条证即苓甘五味姜辛汤证又兼眩晕呕吐者，为饮邪上逆犯胃。

辨证要点及方证指征　上证服苓甘五味姜辛汤后，出现①咳满止而稍有微咳；②并出现先感渴而后渴自止，眩晕、呕吐、舌淡苔白滑。

注：本方与小青龙均能温肺化饮治咳喘。不同点是小青龙汤为外感风寒，内有寒饮；本证则外无风寒，里有寒饮，是温肺化饮之剂，故可称之为"在里的小青龙"。

病机　冲气复发，饮邪上逆犯胃。属太阴病证。

治法　①下焦阳虚冲气，敛气平冲，治以桂苓五味甘草汤。②饮邪上逆冲气，散寒化饮降逆，治以苓甘五味姜辛夏汤。本方为苓甘五味姜辛汤，干姜、细辛各减一两，以防辛热太过，使饮邪复发，气机上逆。

名医解方　胡希恕教授说，本方治咳而胸满，吐稀白痰，头晕呕逆者。此于苓甘五味姜辛汤，更加逐饮止呕的半夏，故治苓甘五味姜辛汤证饮多而呕逆者[2]。

● 四变：饮郁形肿

原文39　水去呕止，其人形肿者，加杏仁主之。其证应内麻黄，以其人遂痹，故不内之。若逆而内之者，必厥，所以然者，以其人血虚，麻黄发其阳故也。

苓甘五味加姜辛半夏杏仁（苓甘五味姜辛夏杏汤）汤方　茯苓四两，炙甘草、干姜、细辛各三两，五味子、半夏、杏仁各半升。

上七味，以水一斗，煮取三升，去滓，温服半升，日三服。

参考量　茯苓40克，炙甘草、干姜、细辛各30克，五味子20克，半夏40克，杏仁30克。水2000毫升煎取600毫升，温服100毫升，日三服。

原文解读　论述服苓甘五味姜辛夏汤后呕冒止而饮郁形肿的证治及禁忌。饮邪上逆者，服苓甘五味姜辛夏汤后，里气转和，水去呕止；表气不宣，外形浮肿，四肢麻木。

辨证要点　服三变方后，呕止冒解，又出现身形浮肿，四肢麻木。咳唾白痰，无寒热是本方证的辨证要点。老人慢支多见本证。

方证指征　①多为慢性喘息性支气管炎、支气管扩张等伴发肺气肿；②主症见咳嗽频发、痰多、稍微活动即呼吸困难、气喘喉鸣；③痰量多、可轻易咯出，有轻度浮肿，心功能差（肺气肿至肺心病的过渡期）。

注：对于慢性肺气肿，频咳、稍微活动即呼吸困难，轻度浮肿，吐稀白痰，无表证者，用本方比小青龙汤效果好。

病机　饮邪内郁，肺失通调，水溢皮肤。属太阴病证。

治法 辛开苦降，宣利肺气。用苓甘五味姜辛夏汤加杏仁，宣利肺气。

名医解方 胡希恕教授说，此于苓甘五味姜辛夏汤更加逐水气的杏仁，故治苓甘五味姜辛夏汤证而兼头面或四肢浮肿者。若咽痛者均可加桔梗[8]。

按语 本条按证应用麻黄以宣利肺气，因有手足麻痹，属气血虚象，故不用。若用之，必耗散阳气，会出现四肢厥冷的变证。

名家医案7（胡希恕医案）：干咳咽痒

黄某，女，38岁，病案号67951。初诊日期1966年2月12日。干咳咽痒一月多。始服止嗽散加减，后服桑杏汤、麦冬汤等加减，咳不但不减反而愈来愈重。近干咳，咽痒，口干，不思饮，嗳气，胸闷，大便溏稀，日1～2行，舌苔白厚腻，脉滑细。与苓甘五味姜辛夏杏汤加减：茯苓4钱，细辛2钱，五味子4钱，半夏5钱，炙甘草2钱，陈皮5钱，生姜3钱，杏仁3钱，苦桔梗3钱，炙枇杷叶3钱。

结果：上药服1剂咳减，3剂咳即止。

此患者干咳、咽痒、口干，这些症状常见于肺热、肝火或阴虚。但本患者有不思饮、嗳气、胸闷、大便溏稀、苔白厚腻、脉滑等，皆是痰饮之症。干咳主因乃是痰饮犯肺，肺失宣降。而口干、咽痒，是痰饮阻滞津液不能上承所致，因此，治疗这种干咳，用苦寒清热、甘寒滋阴皆是在加重痰饮阻滞，也即在加重痰饮上犯，故越治越重，迁延不愈。而按痰饮治疗，因方药对证，3剂即愈。

● **五变：饮热上冲**

原文40 若面热如醉，此为胃热上冲熏其面，加大黄以利之。

苓甘五味加姜辛半夏杏仁大黄汤方　茯苓四两，炙甘草、干姜、细辛各三两，五味子半升，半夏半升，杏仁半升，大黄三两。

上八味，以水一斗，煮取三升，去滓，温服半升，日三服。

参考量　茯苓40克，炙甘草、干姜、细辛各30克，五味子20克，半夏40克，杏仁20克，大黄30克。水2000毫升煎取600毫升，温服100毫升，日3服。

原文解读　承上条论述支饮未尽兼胃热上冲的证治。本条指上条证悉具，更兼面热如醉，饮热夹胃热上冲。

辨证要点　①咳嗽、胸满、眩晕、呕吐、形肿；②又见面热如醉。

病机　饮邪挟胃热上冲。属太阴、阳明合病。

治法　治当在前方基础上加一味大黄以清泄胃热。

名医解方　胡希恕教授说，本条证为苓甘五味加姜辛夏杏汤证兼见上热而大便难，故于上方中加通便泄热的大黄。稍加点大黄清热即可。

临床应用　本方常用于慢性支气管炎、慢阻肺、慢性肺心病、癫痫发作等。

（五）附方

附方：茯苓饮《外台秘要》

原文　治心胸中有停痰宿水，自吐出水后，心胸间虚气，满不能食，消痰气，令能食。

茯苓、人参、白术各三两，枳实二两，橘皮二两半，生姜四两。

上六味，水六升，煮取一升八合，分温三服，如人行八九里进之。

参考量　茯苓、人参、白术各30克，枳实20克，橘皮25克，生姜40克。水1200毫升煎取360毫升，分温三服。

原文解读　论述胃虚水停心下不能食的证治。本条主证为胃脘胀满、心下痞闷、纳差、嗳气、小便不利。

冯世纶教授解释，心胸中有停痰宿水，即指胃中有水饮。胃中有宿饮，因常自吐水，但吐出水后，心胸间仍有气胀而不能食，本方有祛水饮消胀、进食的作用，故治之。

辨证要点及方证指征　以胃脘部痞塞不适感伴不欲食为要点。①胃脘部痞闷胀满、吐水、打嗝、嗳气；②食欲不振；③小便不利；④舌淡苔白腻。

注：本证多见于慢性胃炎、功能性消化不良、胃弛缓病人。临床表现多见：①心下部位感觉胀满，胃部有振水音；②自感口中口水或唾液多，时时上涌；③食欲差，或进食后感觉不适，大便偏稀，爱打嗝，易疲劳。

病机　胃有停饮，气滞痰阻。属里虚寒太阴证。

治法　益气和胃，理气化饮。用《外台秘要》茯苓饮。

方解　本方是橘皮枳实生姜汤加健胃的人参、利尿的茯苓、白术，故治橘枳姜汤证心下痞硬、小便不利或有停饮者。本方治慢性胃病所致的胃脘痞闷胀满，不能吃东西，吐水、打嗝、嗳气。

名医解方　胡希恕教授认为，本方加半夏效尤佳，不问吐水与否，若以心胸满不能食为目的用于治疗胃炎、胃下垂及溃疡诸病，均有良验。本方与旋覆代赭汤均属治胃良方。本方证亦常有噫气，但患者以噫气为快，且大便多溏，与旋覆代赭证苦于噫气不除、大便虚秘者显异[4]。心胸满甚，可酌增橘枳用量，痛剧可加玄胡。本方与半夏泻心汤同治心下痞满，但本方用于里虚寒之太阴病，半夏泻心汤用于上热下寒、半表半里阴证之厥阴病，临证不可不辨。

临床应用　本方用于慢性胃炎、胃排空障碍，出现胀闷少食，舌苔白腻者效果好，也可配合半夏厚朴汤，对改善食欲、缓解痞闷感很有效。

名家医案8（大塚敬节医案）：胃弛缓症

患者为21岁男性，1年前因感冒时服用过量的阿司匹林，损伤了胃。

主诉心窝部无力并有痞塞感，下腹部经常感觉胀满，易疲劳，乏力。有食欲，但进食后感觉不适。大便1天1次。脐部有振水音，有胃弛缓的症状。

对于这种情况，可选的方剂有理中汤、四君子、六君子汤、茯苓饮等，其中茯苓饮应用于偏于实者。若有足冷、尿频、脉弱等症，可给予理中或四君子类，该患者无这些症状，腹部比较有弹力，便投予了茯苓饮。

开始服药后即觉食后的胃部膨满感消失，疲劳感也不明显了。从1943年4月8日至8月24日，一直未停的持续服药，完全恢复了健康。

四、预后

原文34 久咳数岁，其脉弱者，可治；实大数者，死。其脉虚者，必苦冒，其人本有支饮在胸中故也，治属饮家。

原文解读 痰饮咳嗽的脉症和预后。①预后，久咳数岁，脉弱，久咳伤肺，其气必弱。脉证相应，可治；脉实大数，久咳伤肺，正虚邪实。脉证相逆，死。

一般而言，新病邪实，脉衰难治；久病正虚，脉盛难疗。②脉虚者，必苦冒。饮邪上逆，治以蠲饮降逆为主。③辨治要领，判断预后的基本规律是：脉证相符，预后较好；脉证不符，预后较差。

参考文献

[1] 黄煌. 经方的魅力. 北京：人民卫生出版社，2006

[2] 冯世纶，张长恩. 中国汤液经方：金匮要略传真. 北京：人民军医出版社，2010

[3] 胡希恕. 胡希恕金匮要略讲座. 北京：学苑出版社，2008

[4] 冯世纶. 经方传真：胡希恕经方理论与实践. 北京：中国中医药出版社，1994

[5] 黄煌. 经方100首. 南京：江苏科学技术出版社，2005

[6] 陈明，刘燕华，张保伟. 刘渡舟伤寒临证指要. 北京：学苑出版社，2006

[7] [日] 大塚敬节. 金匮要略研究. 北京：中国中医药出版社，2016

[8] 鲍艳举. 冯世纶经方带教医案. 北京：人民军医出版社，2012

消渴小便不利淋病脉证并治第十三

病名含义

消渴 以多饮、多食易饥、小便频多，久则形体消瘦为特征。临床根据症状及病理变化，分为上、中、下三消。上消，口渴多饮为主；中消，多食易饥为主；下消，多尿如脂为主。多同时存在，仅主次不同。

小便不利 即小便不通利，短少或尿出不畅。是多种疾病中的一个症状。

淋病 以小便淋漓涩痛为主的病症。后世分为石淋、膏淋、气淋，劳淋、血淋等。

一、消渴

（一）证治

1.肺胃热盛、津气两伤

原文12 渴欲饮水，口干舌燥者，白虎加人参汤主之。

原文解读 论述上消的证治。肺胃热盛，耗气，气虚不能化津；伤津，津亏不能上承。故见渴欲饮水，口干舌燥。当兼舌红少津，脉洪数、滑数。

辨证要点 口渴多饮，饮后仍口舌干燥而渴，舌红苔黄燥，短气乏力，脉虚数。

方证指征 ①在外感热病中见身大热、大汗出、口大渴而气短乏力者；②在内科杂病（糖尿病、肺结核、甲亢、尿崩症）中见口渴多饮、口干舌燥、少气脉虚、精神体力不佳者；③舌质红乏津、苔薄黄，脉洪大无力或虚数。

病机 肺胃热盛，气津两伤。属阳明经证。

治法 清热益气，生津止渴。用白虎加人参汤。

按语 糖尿病早期阳明有热津液损伤，有多饮多食多尿（三多），渴欲饮水时，本方加麦冬合栝楼牡蛎散，对控制"三多"非常有效。花粉、牡蛎止渴作用非常强，随着"三多"的改善，血糖指标也可得到明显的下降。

临床应用 本方对糖尿病、尿崩症而见渴饮不解、消谷善饥，小便频数效果较好。若渴饮不解者可加花粉、牡蛎、黄连、葛根；舌红绛无苔者加生地黄、元参、麦冬、玉竹、石斛等。

病案举例1：消渴（糖尿病）

李某，男，54岁，2005年5月7日诊。口渴多饮，尿频量多，倦怠乏力一个月。患者于两个月前，初觉口干，尿量较平时稍多，怀疑患糖尿病，到县医院查空腹血糖6.5mmol/L，因达不到糖尿病诊断标准，未加理会。近一月来感口渴加重，每天要喝水2000～3000毫升，喜饮凉水，同时尿量明显增多，每夜要解3～4次小便，食量也较以前增加，饥饿时感心悸头晕，出冷汗，全身倦怠乏力，且感消瘦较快，听说笔者善用中药治糖尿病，特来门诊求治。

刻诊：诊脉洪数无力，体瘦面白多汗，轻度脱水貌，口唇干燥起黏丝，舌质红少津，苔薄黄。查：空腹血糖16.5mmol/L，尿糖（+++）。

临床诊断：2型糖尿病。中医辨证：消渴病。阳明经热亢盛，气阴两虚。

《金匮要略·消渴小便不利淋病脉证治》曰："渴欲饮水，口干舌燥者，白虎加人参汤主之。"方选白虎加人参汤合生脉散。西洋参12克，麦冬30克，五味子10克，生石膏60克，天花粉40克，知母15克，粳米一撮，甘草12克，生山药30克。5剂，水煎至米熟汤成，分3次餐前半小时服。美比达5毫克，3次/日，餐前半小时服。

5月14日二诊：口渴已止，尿量减至每天5次约2000毫升，食量减少，乏力减轻，舌红转淡，舌面仍乏津，苔薄白，脉大而微数。查：空腹血糖7.8mmol/L，餐后2小时血糖13.5mmol/L，尿糖（+）。

上方减石膏为40克，花粉30克，加苍术15克，玄参15克。7剂，水煎服。西药同上。

5月22日三诊：口渴，尿多消失，全身有力，自感病已痊愈。查：空腹血糖5.6mmol/L，尿糖（-）。

嘱停服中药。用格列吡嗪5毫克，3次/日，继续维持治疗。

2. 肾气亏虚

原文3 男子消渴，小便反多，以饮一斗，小便一斗，肾气丸主之。

原文解读 论述下消的证治。本证属肾阳虚气化失职的下消证。肾阳虚，不能蒸津上润，口渴欲饮；无力约束水液，小便反多，故见饮一溲一，可兼舌淡少津，脉沉无力等。

辨证要点 ①小便频数而量多，口渴多饮，饮一溲一；②少腹拘急，腰膝酸软，四肢发凉。

病机 肾阳虚不能固摄津液。属厥阴病证。

治法 温补肾阳，蒸化津液。方用肾气丸（方见虚劳）。

谭日强说："下消阴虚，以六味地黄丸加生脉散，加猪胰子煎服疗效尚好。"

名医解方 大塚敬节说，本方可用于治疗糖尿病，用时可加人参使用。也可用于老年人糖尿病并发白内障，有提高视力之效果。本方加钩藤可用于慢性肾炎引起的高血压，加钩藤、黄柏可治慢性肾炎[1]。

二、小便不利

（一）膀胱气化不行

原文4 脉浮，小便不利，微热消渴者，宜利小便，发汗，五苓散主之。

原文5 渴欲饮水，水入即吐者，名曰水逆，五苓散主之。

五苓散方 猪苓三分，泽泻一两一分，白术三分，茯苓三分，桂枝（去皮）二分。

上五味，为末，白饮服方寸匕，日三服。多饮暖水，汗出愈。

参考量 猪苓12克，泽泻14克，茯苓12克，白术12克，桂枝8克。上药为末，每服3克，每日3次，开水冲服。服后多喝热开水，出微汗则愈。

使用注意 ①五苓散服后，多饮暖水，汗出愈；②本方有解表作用，属表里分消之剂；③本方既可作散剂，温开水冲服，每次3克，日2～3次，亦可作汤剂服用。但用于治疗水肿、水逆症时，散剂疗效优于汤剂。

原文解读 指出气不化津的小便不利证治。本症2条均由水饮内停所致。第

4条脉浮，小便不利，微热消渴，是表邪不解，热不得泄，膀胱气化失职；第5条渴欲饮水，水入即吐，是水热互结，津不上承，故渴欲饮水；水饮内停，上干胃腑，胃失和降，水入拒而不受，故水入即吐。

辨证要点及方证指征 ①小便不利（指尿少或排出不畅）；②小腹硬满或胀满；③渴欲饮水但饮后欲吐；④或兼发热恶寒，苔白滑，脉浮或浮数。

大塚敬节在《汉方诊疗三十年》中指出，本证以口渴甚，大量饮水反而尿少为特征。常伴浮肿、或呕吐、或腹泻、或头痛，但均伴以尿少为特点。

水逆证特点：表现为频繁的出现口渴欲饮，饮水后停留一段时间，较多的水突然一次吐出，其势犹如拨出。吐后仍渴，饮而再吐，如此循环，伴有尿量减少。此时用五苓散，呕吐会很快停止，口渴也消除。同时，伴有发热者会出汗，尿多量排出；无发热的则无汗而仅尿量增多而病情好转。

病机 水蓄膀胱，气化不利，兼有表证未罢。（本证不一定有表证。）

治法 通阳化气行水，兼散表邪。用五苓散。

方解 桂枝辛温，解太阳之表，化膀胱之气；白术甘温，健脾胃之阳，化中焦之气；茯苓、猪苓、泽泻，甘淡利水，疏通水道。合用则解表温阳，化气行水。

名医解方 大塚敬节说，在婴幼儿，水逆性呕吐经常见到。在感冒发热之际，或热退后有消化不良症状时，如果频繁的出现口渴、饮水、饮后即吐、随后又欲饮水，饮后仍吐，同时伴有尿量减少（必须注意追问尿量）烦躁而辗转不安，为水逆证。此时服用五苓散，呕吐会立即停止，约半小时，原伴有发热者会出汗，随后会排出小便，且原伴有烦躁诸证随即消失，病情即可好转[2]。

使用五苓散的重要指征是口渴与尿量的减少，务必关注此点。

日人村井琴山曾说："五苓散对剧烈头痛有效。"临床上，体内蓄水所致的头痛，大多都以头痛伴口渴和尿量减少为指征，用五苓散很快见效。笔者认为，用五苓散治体内蓄水的头痛，其机制与颅内高压头痛静推甘露醇等脱水剂无异。

黄煌教授在《经方的魅力》一书中指出，五苓散是一张调节人体水液分布异常的方剂。水液的异常分布，《伤寒论》的注家们称之为"蓄水"证。但"蓄水"时水液并非仅仅停留在下焦的膀胱，可以停留在人体的任何部位。蓄于下则小便不利；蓄于中则见"心下痞"和水入则吐的"水逆"；蓄于上则见"吐涎沫而癫眩"；蓄于表则有汗出；蓄于肠则有下利；蓄于肌肤则有水肿。至于现代医学中青光眼的眼压增高，美尼尔综合征的内耳迷路的积水，以及脑积水、肝腹水、胸水、心包积液等等，都可以认为是"蓄水"的表现形式。只要出现口渴、小便不利、舌体胖大、边见齿痕者，都可以考虑使用本方。

我临证常将五苓散用于以下疾病：一是以腹泻、大便稀溏为表现的疾病，如夏秋季节的肠炎，包括小儿的腹泻都常常用到。这类疾病往往表现为水样的泄泻，次频无度，甚或空洞无物。多伴有肠鸣辘辘、小便不利、渴欲饮水，久用抗生素而不见效。二是治疗以水肿腹水等为表现的疾病。如肾脏病的水肿、肝腹水，以及柯兴综合征的水钠潴留性肥胖。三是其他水液代谢障碍性疾病。诸如多汗症，用黄芪、麻黄根等固表止汗药无效者，当细审有无口渴、小便不利之方证。对此，《伤寒论》73条明言"伤寒汗出而渴者，五苓散主之。"青光眼、假性近视等眼病，也有用本方的机会。其人视物眩而不舒，类似于《金匮要略》中所载的"癫眩"。另外，我还以此方治一例脑垂体瘤，证见口渴、手抖、视力下降，大便稀、下肢肿。用本方后口渴、手抖、浮肿及大便情况明显好转[3]。

病案举例2：水肿（水钠潴留）

患者，张某，女，80岁，2007年4月10日诊。因患慢性肝炎，医以甘利欣静滴2个月，致下肢水肿，尿量减少，血压升高，出现钠水潴留。诊其苔白滑而脉微浮，辨为水蓄下焦，气化不利。方选五苓散以化气行水。猪苓15克，泽泻20克，白术15克，茯苓30克，桂枝10克。水煎服，5剂。

服3剂尿量增多，5剂服完，诸证消失。复查血压、电解质正常。

按语：本例患者年高肾元本虚，气化无力，复因过用甘草酸类药，使水钠潴留而水肿。五苓散温阳化气行水，以复膀胱之气化功能，故五剂而愈。

名家医案1（大塚敬节医案）：胸廓成形术后的剧烈呕吐（水逆症）

32岁的高个子男性，为治疗右肺结核而在某医院行胸廓成形手术，术后随即口渴严重，无法忍耐而饮少量水，但水入后随即吐出，吐后又是严重口渴。医院禁止一切饮食，只给静点和经肠道补充营养剂。患者口渴很厉害，无法忍受。给予少量米汤后还是被吐出，即使不进任何饮食也仍有干呕。于是同我商量，问有无止住这种口渴和呕吐的方法。

我说，这个药很便宜，服用一次口渴和呕吐就会止住。便给予了五苓散粉末2.0克，嘱其用米汤送下。并又追加一句，只要药能过喉咙便不会再吐出来。1剂五苓散解除了数日的痛苦。

名家医案2（冯世纶医案）：发热、腹胀案

吴某，女，45岁，2011年3月24日诊。诉一年前作腰椎微创术后发热至今，体温37.1～37.5摄氏度，胃有烧灼感，一到下午2-4点体温就高，早晚体温正常，下肢凉，体温高时心率快，腰痛、腹胀、打嗝、纳差，自觉肠蠕动，眠差，口稍干不欲饮，小便灼热，大便日2次，质稀，灼热，舌淡苔薄白，脉弦数。

辨六经属太阳阳明太阴合病，辨方证为茯苓饮合五苓散加半夏汤方证。清半夏15克，党参10克，陈皮30克，枳实10克，苍术10克，茯苓12克，泽泻6克，猪苓10克，桂枝10克，生姜15克。7剂，水煎服，日1剂。

结果：服后体温降至36.9摄氏度，胃胀减，胃热已，打嗝已，纳增，小便还有点热，大便灼热已。

按语：本案证为胃虚有停饮，故用茯苓饮加半夏温胃化饮，降逆消胀；时发热、心率快、口稍干不欲饮、小便灼热、大便质稀灼热、舌淡苔薄白，脉弦数为外邪里饮证，宜五苓散解外利水，导热外出。两方相合则饮除热去胀消，诸症可安。

（二）上燥下寒水停

原文10 小便不利者，有水气，其人苦渴，栝楼瞿麦丸主之。

栝楼瞿麦丸方　栝楼根二两，茯苓、薯蓣各三两，炮附子一枚，瞿麦一两。

上五味，末之，炼蜜丸梧子大，饮服三丸，日三服；不知，增至七八丸，以小便利，腹中温为知。

解词　水气，指水湿之邪。

原文解读　论述上燥下寒小便不利的证治。下焦阳虚，水气不化，津乏上燥，其人苦渴；下寒水结，小便不利。本条病机是上燥下寒。

辨证要点及方证指征　①是小便不利；②是水肿，尤以腰以下肿明显；③是小腹发凉（下寒）；④是口渴喜饮（上燥）。

病机　阳虚水停，上燥下寒。属太阴、阳明合病证。

治法　温阳化气，利水润燥。方用栝楼瞿麦丸。

方解　花粉、山药，润燥生津；附子，温阳化气；瞿麦、茯苓，渗泄利水。诸药合用，寒润辛温，并行不悖。

名医解方　刘志杰先生说，这条，是阳明、太阴两家的病，就是寒热错杂，阴阳不调。一方面，津液大伤；一方面，水寒不化津液……上热下寒，阳明太阴，归属厥阴了。因此，他的药也是寒热并用。花粉、山药滋养津液而清热；茯苓、瞿麦化水饮利尿；茯苓也治疗水不化津液的焦渴，附子温阳，蒸化水液[4]。

临床应用　本方对脾肾虚寒的产后水肿及前列腺肥大所致的癃闭、小便不利有效。对因阳弱气化不利，水停不行，上喘、中胀、下癃的慢性肾炎，尿毒症，心源性水肿，可在本方基础上加椒目、沉香、车前子、怀牛膝。

病案举例3（朱培府医案）：小腹冷痛，阳痿遗精

彭某，男，38岁。去冬因涉水救人，当晚出现尿道刺痛，尿道口有黄稠分泌物，小便秘涩不下，在某诊所输液三天未缓解，求治于我。

刻诊：患者诉腰酸，身重乏力，夜寐不安，小便滴沥刺痛，溺后心烦头眩而欲倒，口微渴，小腹冷痛而紧张，大便不硬但不畅，舌淡苔薄，脉沉弦。

辨六纲为太阴阳明属厥阴。辨五证是饮滞烦。辨方证是栝楼瞿麦丸加滑石。

栝楼根20克，茯苓20克，怀山药30克，炮附子10克，瞿麦10克，滑石（包煎）15克。水1200毫升，煮取600毫升，去滓，温服200毫升，日3服。2剂。药后大便爽，小便利，小腹温暖，一诊而愈。

（三）湿热夹瘀，脾肾亏虚

原文11　小便不利，蒲灰散主之；滑石白鱼散、茯苓戎盐汤并主之。

蒲灰散方　蒲灰七分，滑石三分。

上二味，杵为散，饮服方寸匕，日三服。

滑石白鱼散　滑石二分，乱发（烧）二分，白鱼二分。

上三味，杵为散，饮服半钱匕，日三服。

茯苓戎盐汤　茯苓半斤，白术二两，戎盐弹丸大一枚。

上三味，先将茯苓、白术煎成，入戎盐，再煎，分温三服。

解词　①蒲灰，指蒲黄。②白鱼，指衣鱼，即蛀书的小虫。③戎盐，指卤盐，即矿物盐。

原文解读　论述小便不利的三种治法。小便不利仅是一个症状，病因很复杂，本条仅言主症，并列三方，必须以药测证，才能掌握具体运用。

1. 蒲灰散证为湿热瘀结，膀胱气化不行的小便不利

辨证要点及方证指征　①小便不利，或短赤，或有血尿，溲时茎中艰涩疼痛如刺；②少腹拘急，痛引脐中。

治法　凉血化瘀，泄热利湿。方用蒲灰散。

方解　蒲黄，止血化瘀利尿；滑石，清热利湿通窍。本方可用于男性的前列腺炎、女性的急性尿路感染的尿道涩痛、尿血者。可与猪苓汤或黄连阿胶汤合方用。涩痛甚者，亦可合通淋散（怀牛膝30克，乳香3克）。

2. 滑石白鱼散为下焦湿热夹瘀的小便不利

辨证要点　小便不利，尿中有血，小腹胀痛。

治法　清热利湿消瘀。方用滑石白鱼散。

方解　滑石，清热利湿通窍；白鱼（蒲黄代），利尿通淋消瘀；血余炭，止血化瘀利尿。

3. 茯苓戎盐汤为中焦脾虚湿盛，下焦肾虚有热的小便不利

辨证要点　①溲时轻微刺痛，尿后余沥不禁，或少量尿血；②兼见食少便溏，体倦乏力，腰膝酸软，舌淡苔白等。

治法　健脾利湿，益肾清热。方用茯苓戎盐汤。

方解　茯苓、白术，健脾利湿；戎盐，咸寒益肾。诸药合用，通中有补。

（四）水热互结伤阴

原文13 脉浮发热，渴欲饮水，小便不利者，猪苓汤主之。

猪苓汤方 猪苓（去皮）、茯苓、泽泻、阿胶、滑石（碎）各一两。

上五味，以水四升，先煮四味，取二升，去滓，内阿胶烊消，温服七合，日三服。

参考量 猪苓（去皮）、茯苓、泽泻、阿胶、滑石（碎）各10克。水800毫升，先煎四味取400毫升，纳胶烊消。温服140毫升，日三服。

原文解读 论述水热互结伤阴的小便不利证治。脉浮发热，是客热内入，里热郁蒸于表所致；渴欲饮水，小便不利，是热盛伤阴，水热互结，膀胱气化不行。

小便不利有广义和狭义之分。狭义的小便不利指排出不畅、小便量少，淋漓不尽；广义是指尿频、尿急、尿痛、小便短赤急迫，尿道涩痛。本方是治疗泌尿系感染的专方。

辨证要点及方证指征 ①尿频、尿急、尿血或排尿后疼痛，尿色黄赤、淋漓涩痛伴少腹胀满；②渴欲饮水，发热、呕、心烦不得眠；③舌质红苔滑、脉浮。

黄煌教授认为，辨别本证要注意以下两点：一是辨小便是否畅利，尿次频数而量少涩痛、淋漓窘迫是辨证要点，伴见肉眼或镜下血尿。二是辨感染所在部位。上尿路感染伴有腰痛，肾功能受损时，可出现水肿、蛋白尿。下尿路感染如前列腺炎、淋病等多伴有小便不通及小腹胀满、尿潴留。产后尿路感染，则多见癃闭。

病机 阴虚水热互结。属阳明病证。

治法 育阴清热利水。方用猪苓汤。

方解 阿胶，滋阴润燥；滑石，清热利水；茯苓、猪苓、泽泻，淡渗利水。诸药合用，养阴润燥，清热利水。

名医解方 胡希恕教授善用猪苓汤加生苡仁、大黄治疗前列腺炎偏湿热者，以渴为辨治依据。猪苓汤为治疗阴虚水热互结证的主方，对泌尿系感染、结核，尿路结石，急慢性前列腺炎，多囊肾，肾积水等都有卓效。胡老治泌尿系结石，喜用猪苓汤或五苓散二方，偏热有尿道刺激感的用猪苓汤加苡米；热象不显，兼有表证者用五苓散加苡米。有疼痛，病变偏于一侧的加大黄3克以化瘀止痛[5]。

五苓散治前列腺炎以外有恶寒或恶风低热等表证，内有小便不畅、尿频、尿不尽，或伴心下痞、心悸、头晕等水饮内停，水气上逆表现为辨证要点。

黄煌教授指出：猪苓汤是治疗尿路感染如膀胱炎、肾盂肾炎以及尿路结石、肾积水等泌尿系疾病的专方。该类病人常常伴有心中烦躁，因此我每加山栀、连翘、黄芩以除烦。也有与四逆散合方使用的机会。泌尿系感染出现的尿频、尿急、尿痛的膀胱刺激征与下利的里急后重表现很相似，只不过是部位前后的不同罢了。尿路结石伴有疼痛者，则要与芍药甘草汤合用；肾积水者再加牛膝[3]。

鉴别： 本证与黄连阿胶汤都主心烦不得卧，二者应予鉴别。①本方为水热互结，以发热、渴、小便不利为主，兼见心烦不得卧；②黄连阿胶汤为火邪伤阴，以心烦不得卧为主，兼见心下痞、腹痛烦渴、躁扰。

临床应用 用于现代之慢性肾炎、泌尿系感染、肾结核、肾盂积水、肾结石、乳糜尿、紫癜性肾炎、前列腺增生等血尿等见小便不利，微热或低热，舌红少苔或少津，脉细数者。

病案举例4：石淋（尿路结石）

王某，女，47岁，2014年5月7日诊。主诉左腰部牵及左下腹阵发性疼痛8小时。

患者早晨起床后觉左腰部阵发性疼痛，尚能忍受，后逐渐疼痛加剧，并牵及左下腹部，阵阵而作，疼时大汗淋漓，在本处卫生所用解痉止痛药痛势稍缓而仍发作，急来我处求治。

刻诊：患者体型稍胖，诉阵发性左腰疼痛，疼痛牵及左下腹部，每次持续半小时，伴有尿急、尿痛、尿色微红，尿道涩滞感，口干口渴，舌质红苔薄，脉弦稍数。尿检：红细胞满视野。B超检查：左输尿管上、中段有0.4cm×0.5cm、0.3cm×0.4cm两个结石。

诊断：左侧输尿管结石。辨证：湿热蕴结下焦，阴虚水热互结。遵胡希恕经验，用猪苓汤加大黄、生苡米。猪苓20克，茯苓20克，泽泻30克，滑石30克，阿胶15克，生苡米40克，大黄12克。4剂。

服1剂痛缓，3剂痛止，尿色转淡。继服4剂，B超复查，结石消失。

病案举例5：热淋（急性膀胱炎）

王某，女45岁，2015年3月7日诊。主诉小腹痛伴尿频、尿急、尿道涩痛感半个月。

患者平素常发"小便火"，发时吃几天"消炎药"就可控制。半月前因打麻将忍尿后当天下午出现尿频、尿急、尿痛，排尿艰涩不畅，急到卫生所开"消炎药"5天服后无效，又输液一周效仍不显，今天来求我用中药治疗。

刻诊：患者面色青黄，性情急躁，爱发脾气，诉排尿涩痛不畅半个月，小腹胀痛，尿道灼热，尿频尿急，尿色黄赤而量少，大便偏干，便前腹痛肠鸣，口干渴，眠差梦多，腹诊：小腹部腹肌紧张，轻度压痛，舌质红苔薄黄，脉弦数。

诊断：慢性膀胱炎急性发作。中医辨证：少阳阳明合病，枢机不利，阴虚水热互结。用四逆散合猪苓汤加大黄、苡米、白头翁。猪苓15克，茯苓15克，泽泻20克，滑石20克，阿胶15克，柴胡30克，白芍30克，炒枳实15克，生甘草15克，生苡米30克，大黄10克，白头翁30克。4剂，水煎服。

3月13日二诊：4剂药服完，尿路刺激感大减，大便通畅，小腹痛消失，尿道灼热感减轻，上方稍事化裁，继服12剂症状全消，停药观察，2个月后问及病情，言愈后未发。

按语：本案属慢性尿路感染急性发作，因对抗生素耐药，故用中药治疗。本例有两组症状：一是患者面色青黄，平时脾气急躁易怒，属柴胡体质，更见小腹胀痛，大便前腹痛肠鸣，脉弦等，为少阳枢机不利的四逆散证；二是排尿涩痛不畅，尿道灼热，尿频尿急，尿色黄赤而量少，口干渴，眠差梦多，小腹部轻度压痛，舌质红苔薄黄，脉数，为下焦阳明郁热，阴虚水热互结的猪苓汤证。故用二方合用加生苡米以清热利湿，加大黄以泻阳明热而除滞。四逆散合猪苓汤治尿路感染效果的确好，我临床上喜用之，且屡用屡验。应用指征是既有小腹痛或拘急不适或尿意窘迫感之气机不利表现，又有小便不利、涩痛，或尿频、尿急、尿不尽的尿路刺激感。若尿道灼热感明显的可合白头翁汤；尿路感染伴发热的合小柴胡汤。

参考文献

［1］［日］大塚敬节．金匮要略研究．北京：中国中医药出版社，2016

［2］［日］大塚敬节．汉方诊疗三十年．北京：华夏出版社，2011

［3］黄煌．经方的魅力．北京：人民卫生出版社，2006

［4］刘志杰．《金匮要略增补》师承课堂实录．北京：人民军医出版社，2009

［5］冯世纶．中医临床家——胡希恕．北京：中国中医药出版社，2001

 # 水气病脉证并治第十四

病名含义

水气病　即水肿病，以身体浮肿，按之凹陷不起为主症。分为风水、皮水、正水、石水四种。

一、分类与辨证

（一）四水与黄汗

原文1　师曰：病有风水有皮水有正水有石水有黄汗。风水，其脉自浮，外证骨节疼痛，恶风；皮水，其脉亦浮，外证胕肿，按之没指，不恶风，其腹如鼓，不渴，当发其汗。正水，其脉沉迟，外证自喘；石水，其脉自沉，外证腹满不喘。黄汗，其脉沉迟，身发热，胸满，四肢头面肿，久不愈，必致痈脓。

解词　胕肿，胕与肤通，胕肿即肌肤浮肿。

原文解读　论述风水、皮水、正水、石水、黄汗的主症治法及预后。①水气病的成因。肺失通调、脾失健运、肾失开阖，使水液代谢失常，泛滥全身，即为水气病。②水气病分为风水、皮水、正水、石水、黄汗五种。③各类的脉证与病机。风水，水肿多由头面开始，兼有脉浮，恶风、骨节疼等，因风邪外袭，肺失通调，水湿潴留肌表；皮水，脉浮，浮肿（四肢先肿），按之"没指"（凹陷不起），腹如鼓（腹部浮肿），不渴，不恶风，因脾失健运，肺失通调，水湿潴留

221

皮肉；风水、皮水均属表，治当"发其汗"。正水，脉沉迟，腹部浮肿胀满，气喘，是肾阳不足，气化不行，水气停蓄，循经上犯；石水，脉沉，下腹部胀满，浮肿，但无气喘，因肾阳不足，水寒下结。二者相类属里，均属阳虚，治当温阳利水。正水、石水与肾关系密切风水未言浮肿，正水未言腹满，均属省文法。黄汗，以汗出色黄如柏汁为主症，由汗出入水，水从汗孔而入，使湿郁热伏，湿热交蒸于肌肤。黄汗因初起有发热、四肢头面肿，类似水气病而不属水气病。故应与水气病进行鉴别。

原文3 寸口脉沉滑者，中有水气，面目肿大有热，名曰风水。视人之目窠上微拥，如蚕新卧起状，其颈脉动，时时咳，按其手足上，陷而不起者，风水。

解词 ①目窠上微拥，指眼胞微肿。②颈脉，指人迎脉，在喉结两旁的颈动脉。

原文解读 论述风水病增剧的脉症。脉浮为风水的本脉，沉为风水的变脉，沉滑，时肿势严重，皮肤臃肿，病重之脉；面目肿大，目窠上微拥，如蚕新卧起状，颈脉动，为水湿上壅；发热，是水湿郁卫；时时咳，为水湿渍肺；按其手足上，陷而不起，为水溢四肢。

辨证要点 上身先肿，头面肿大，眼泡微肿形如卧蚕，颈动脉搏动明显，发热，咳嗽，四肢呈指陷性水肿，小便不利，脉沉滑。以上属风水病加剧之证，宜早治。

（二）血分、水分

原文20 病有血分水分，何也？师曰：经水前断，后病水，名曰血分，此病难治；先病水，后经水断，名曰水分，此病易治。何以故？水去，其经自下。

原文解读 本条以妇人病为例，论述血分与水分之异。血分先见经闭，后病水肿。经血闭阻不通，影响水液运行，瘀血阻滞水道。病情重，病位深，病因复杂，难治；水分先病水肿，后见经闭。水液内停，影响营血运行，水液内停阻滞血道。病较轻浅，水去，其经自下，易治（水湿去，水肿消，月经自然来潮）。

本条血分、水分之辨是以先病血及先病水为依据。水分治以利水为主，五苓散类可用；血分治以活血祛瘀为主，当归芍药散合桂枝茯苓丸可选。本条血分、水分之辨，不仅适于妇人，男子亦可使用。

二、治法

（一）利小便、发汗

原文18　诸有水者，腰以下肿，当利小便，腰以上肿，当发汗乃愈。

原文解读　论述水气病利小便与发汗的治法。①水气病的治疗大法。腰以上肿，病在表在上，当发汗（开鬼门）；腰以下肿，病在下在里，当利小便（洁净腑）。治当因势利导，就近祛邪。②临床应用的注意点：单纯运用发汗利尿、逐水之法，只适于阳证、实证；若是阴证、虚证，应以温阳扶正为大法；人体表里上下经络贯通，彼此影响，故发汗利小便二法不能截然分开。有些腰以下肿，单用利水疗效不好时，可少佐发汗（肺气不开则肾气不泄）则疗效很好。

（二）攻下、逐水

原文11　夫水病人，目下有卧蚕，面目鲜泽，脉伏，其人消渴。病水腹大，小便不利，其脉沉绝者，有水，可下之。

原文解读　论述水气病可下的脉症。水病目下有卧蚕，面目鲜泽，皮中有水，肤色光亮；消渴，因气不化津，津不上承病水腹大小便不利，时水聚于内，气机壅滞；脉伏沉绝，为水势太甚，脉道受遏。本条腹大为可下之主症，由于水壅气闭，急当下水（去菀陈莝法）。

关于治疗方药与运用注意点：①文中曰"可下之"有斟酌之意，未出具体方药。何梦瑶《医碥》"内水腹大，小便不利，脉沉甚，可下之。十枣汤、浚川散（甘遂、木香、二丑、芒硝、大黄、郁李仁），盖水可从小便利，亦可从大便而下也"。己椒苈黄丸、舟车丸及疏凿饮子等均可随证选用；②水病用下水峻剂，非邪实正盛者，不得用之。

三、证治

（一）风水

1. 表虚

原文22　风水，脉浮身重，汗出恶风者，防己黄芪汤主之，腹痛者加芍药。

原文解读　论述风水表虚的证治。脉浮，身重，为风水在表；汗出，恶风，是卫阳不固。故本证属风水表虚证。

胡希恕先生认为，本证不是风水，形象像风，其实是皮水，"风水证是需要发汗的"。"腹痛者加芍药"五字当是衍文。

辨证要点及方证指征　①浮肿、以下肢为甚，尿量减少；②身重短气，多汗、汗后恶风加重；③脉浮无力或浮缓，舌淡苔白或腻。

病机　风水表虚。属太阳、太阴合病证。

治法　补卫固表，利水除湿。方用防己黄芪汤。

鉴别　①桂枝证与黄芪证均有汗出。②黄芪证是汗出而肿，常有身困重；桂枝证是汗出而不肿且气上冲，常伴关节冷痛。

名家医案1（黄仕沛医案）：水肿

章某，男性，66岁。高血压、糖尿病病史近20年。一年前开始出现胸闷、心悸、气促，双下肢浮肿。辗转我市多家三甲医院门诊治疗及留观，诊断为"冠状动脉粥样硬化性心脏病"并有严重心功能不全并肾功能不全。一年来胸闷、心悸、气促症状反复发作，逐渐加重。2008年12月1日经人介绍，来我院住院，入院时已是面色㿠白，唇甲发绀，喘息不能平卧，胸闷、心悸，全身浮肿，纳食甚少，小便点滴而出，舌淡胖大，苔白厚，脉沉细。

我院其他医师予诊，考虑心肾阳虚，开合失常，水饮凌心，予真武汤加减。

熟附子24克，白术24克，茯苓24克，白芍15克，党参24克，生姜9克。日1剂，水煎服。服药8天，结合西药利尿、强心治疗，症状稍好转，但小便仍少，并因心衰发作抢救多次。

12月9日值黄师查房，认为全身水肿，小便少，为水气，真武汤证俱，患者全身肿明显，可加防己黄芪汤加强散水气力度，处方如下：北黄芪30克，防己24克，附子24克，桂枝15克，茯苓30克，白术15克，白芍15克，枳实15克，肉桂（炮）6克，车前子（包煎）30克，生姜20克。日1剂，水煎服，如是服药约两天，患者小便明显增多，全身浮肿较前改善，体重下降4斤，家属戏称有判若两人之感。后患者多次来我院住院，以真武汤合防己黄芪汤加减均效，患者见人皆称颂"唯黄老之方能治我"。

按语： 水气病指脏腑功能失调，导致津液运行障碍，致水湿停聚，泛溢人体各部形成以肿为主证的疾病，即通常所说的水肿病。

本例为心阳不振，饮邪凌心，以真武汤自不待言，而黄师于方中重用生姜，是关键所在。原方中用三两，方后云："若呕者去附子加生姜，足成半斤"。成为仲景方用生姜最重方之一。此证虽以心阳不振为本，但水气内停不可忽视，须赖生姜资附子以散水气。前方仅用9克故效不显，黄师加至20克，并嘱家属煎药时生姜必须用足。足见黄师之用意也。

2. 夹热

原文23　风水恶风，一身悉肿，脉浮不渴，续自汗出无大热，越婢汤主之。

越婢汤方　麻黄六两，石膏半斤，生姜三两，大枣十五枚，炙甘草二两。

上五味，以水六升，先煮麻黄，去上沫，内诸药，煮取三升，分温三服。恶风者加附子（炮）一枚；风水加术四两。

参考量　麻黄60克，石膏80克，生姜30克，大枣10枚，炙甘草20克。

水1200毫升，先煎麻黄去上沫，内诸药，煎取600毫升，分温3服。

加减：①恶风者，加炮附子10克；②风水，加白术40克。

解词　①一身悉肿，"悉"作"全""都"解，指全身都水肿。②续自汗出，指陆续汗出。

原文解读　论述风水夹热的证治。一身悉肿，因风激水溢；恶风脉浮，为风邪在表；续自汗出，为风热所迫；表无大热，因汗出之故；脉浮不渴，是风水特征。本证属风水夹热。胡希恕教授认为，本证"不渴"二字是要点，也是风水需要发汗的依据。若要渴，就不能用越婢汤发汗以重伤津液。

辨证要点及方证指征　①麻黄体质；②既有头面先肿，继而全身浮肿，伴脉浮，恶风等水湿在表的症状；③又见发热、无大热，汗持续或断断续续的外出，口不渴或微渴，且汗出后恶风症状不加重等阳明里热症状。

体质特点　属麻黄体质。即体形偏胖，肌肉坚紧，皮肤黄黑、不易出汗、舌红唇暗、脉象浮紧等。平素多爱受寒或咳喘，每感冒则先见鼻流清涕，肌肉酸痛、头重腹胀等。石膏证多出现烦躁、多热、口渴、汗出。本证可看作是麻黄体质见有石膏证。故越婢汤的浮肿，多伴有汗出、发热、舌干、脉浮滑而烦躁等证。

病机 风水兼热。属太阳、阳明合病证。

治法 散水清热，发越阳气。方用越婢汤。

方解 麻黄，解表发汗去水；石膏，清解阳明里热；姜枣，解表养卫护津；甘草，扶正温养胃气。风水是本方主治的重点。

加减：恶风甚，加附子温经止汗；水湿过盛，加白术健脾除湿。

名医解方 黄煌教授说，越婢汤在《金匮要略》中是治疗"风水"之方。"风水"类似于现代医学的急性肾小球肾炎的初期以及慢性肾炎的急性发作期，临床所见以头面周身浮肿，小便不利，脉浮为特征。发病前多有受凉感冒史，或遭雨淋湿，紧接即发热、浮肿。因此，可以认为本方所主是见有表证的水肿。急性肾小球肾炎是由水钠潴留所致，属于高血容量性水肿，常伴有继发性的高血压。药理研究表明，麻黄含有麻黄碱和伪麻黄碱，前者有发汗作用，后者则有利尿作用。越婢汤重用麻黄达6两，既发汗，又利水，是"开鬼门"与"洁净府"的代表方。值得一提的是，本方麻黄与石膏配在一起，呈现的作用则以利尿为主，服后通常尿量大增，效果可以与西药的呋塞米相媲美，但解表之功确是呋塞米所不及。由于本方的强大利尿作用可以使血压下降，因此不必担心麻黄的升压作用。本方所主的水肿为全身性，血容量高和心功能好是用方的必备条件[1]。

临床应用 以上半身水肿为主的疾病，如急性肾小球炎、肾病综合征、肾盂肾炎、妊娠水肿等。临证时常加用连翘、益母草、茯苓皮等清热利水消肿之药；感冒、喉炎、急性支气管炎、鼻窦炎、麻疹性肺炎、声哑、银屑病等。

鉴别 ①本方与防己黄芪汤均治风水证，均有脉浮、汗出恶风。②越婢汤是风水挟热，偏邪实有内热，恶风在汗出前，以一身悉肿为主；防己黄芪汤是风水表虚，偏正虚无内热，恶风在汗出后，以身重为主。

名家医案2（胡希恕医案）：眼睑浮肿

《金匮要略·水气病脉证并治》说："腰以下肿，当利小便，腰以上肿，当发汗乃愈"。我曾治一个小姑娘，眼睑浮肿，我给她吃越婢汤，现在她还挺好。

3. 风水与正水的汗法异治

原文26 水之为病，其脉沉小，属少阴；浮者为风。无水虚胀者，为气。水，发其汗即已。脉沉者宜麻黄附子汤；浮者宜杏子汤。

麻黄附子汤 麻黄三两，甘草二两，附子（炮）一枚。

上三味，以水七升，先煮麻黄去上沫，内诸药，煮取二升半，温服八合，日三服。

杏子汤方 未见，疑是麻杏石甘汤。

参考量 麻黄附子汤方：麻黄30克，甘草20克，炮附子10克。水1400毫升，先煎麻黄去沫，内诸药，煎取500毫升，温服160毫升，日三服。

原文解读 指出风水与正水的不同发汗法。从脉象上辨别风水与正水。正水，脉沉小，肾阳不足，水寒内聚；风水，脉浮，外感风邪，肺郁水溢。"无水虚胀者，为气"是插笔，指出水胀与气胀的鉴别。水胀，叩之音浊，压之有痕；气胀，叩之如鼓，压之无痕。

◆麻黄附子汤证

辨证要点及方证指征 ①腹部及下肢浮肿为主，重者可波及四肢，尿少；②兼有畏寒无汗，倦怠思睡，四肢冷，或有咳嗽、气喘等；③舌淡苔白，脉沉小或沉迟等。

病机 肾阳不足，属正水。

治法 温经发汗，用麻黄附子汤。

方解 麻黄，发汗去水；附子，温经助阳；甘草，甘缓扶中。

◆杏子汤证

辨证要点及方证指征 ①头面及上肢浮肿为主，重者可波及全身；②伴身重、尿少，脉浮。

病机 水邪郁肺，属风水。

治法 宣肺散邪，用杏子汤。

方解 魏念庭说"杏子汤为内水湿而外风寒，其挟热者可用麻杏石甘汤；不挟热者，莫妙于前之麻黄甘草汤加杏子，今谓之三拗汤矣"。

（二）皮水

1. 夹热

原文5 里水者，一身面目黄肿，其脉沉，小便不利，故令病水。假令小便自利，此亡津液，故令渴也，越婢加术汤主之。

《千金方》越婢加术汤 麻黄六两，石膏半斤，生姜三两，甘草二两，白术四两，大枣十五枚。

上六味，以水六升，先煮麻黄，去上沫，内诸药，煮取三升，分温三服。

参考量 麻黄60克，石膏80克，生姜30克，大枣10枚，炙甘草20克，白术40克。水1200毫升，先煎麻黄去上沫，内诸药，煎取600毫升，分温三服。

校勘：里水，《脉经》有："一云皮水"。

原文解读 论述皮水夹热的证治。本条"假令小便自利，此亡津液，故令渴也"属插笔，"越婢加术汤主之"应接在"故令病水"之后。意在强调若小便自利而渴，为津液已亡，不宜再用越婢加术汤发汗散水。一身面目黄肿，脉沉，小便不利，由脾虚不运，肺气不宣，水气内蓄，郁而化热，壅遏皮肤所致。

胡希恕教授认为"里水"是指由于小便不利发于里所致，其证是"一身面目黄肿、其脉沉，小便不利"。特点是不但面目肿，还比较黄。多指现代医学的慢性肾炎急性发作之水肿。并认为本条将"里水"改为"皮水"是不对的[2]。

辨证要点及方证指征 ①一身面目黄而浮肿兼小便不利，肌肉酸重，或关节肿痛；②或伴有发热、烦躁、口渴，舌苔黄，脉沉等。

病机 皮水夹热。属太阳、阳明合病证。

治法 宣肺清热，健脾利水。方用越婢加术汤。

方解 越婢汤，宣肺清热利水；白术，健脾祛湿。小便自利，口渴者，不可用越婢加术汤。

名医解方 胡希恕教授指出，越婢加术汤治肾性水肿、腹水均有效，治肝硬化腹水无效。究其原因，是因腹水、水肿亦有在气、在血之别：肾性水肿腹水是病在气分，用越婢加术汤有效；肝硬化腹水为病在血分，故越婢加术汤无效。70年代本院有一个住院病人，患的是肾炎腹水，腹水症状挺厉害，主治医生找我会诊，我用的就是越婢加术汤，病人吃了就好了。后来又遇到肝硬化腹水，这个科的医生就用越婢汤治疗，结果无效。他们试验了很多次，同是越婢加术汤，治肾炎腹水有效，治肝硬化腹水就无效[3]。

鉴别 ①越婢加术汤与防己黄芪汤均能利水消肿而治风水。②越婢加术证肌肉紧凑，有口渴，全身重度水肿，腰以上为重，脉沉；防己黄芪证肌肉松软，自汗恶风，水肿偏于下肢，早轻晚重，脉虚浮。

病案举例1：风水证（急性肾小球肾炎）

王某，男，7岁，2000年3月17日诊。其母代诉："昨日晨起见患儿双眼胞浮肿如卧蚕状，没注意。今晨浮肿已延及整个面部，因怀疑患肾炎，急来就诊"。

刻诊：患者一周前曾因"感冒，咽痛"自服克感敏+利君沙，现感冒已愈。查见患者头面身半以上水肿，目胞浮肿，小便减少，昨天至今只小便2次，且每次尿量也明显减少，兼见苔薄黄，舌红口渴，脉浮数，按其双足踝部有指陷性水肿。查尿常规：蛋白（+++），红细胞（++），白细胞（-）。

诊断：急性肾小球肾炎。辨证：风水兼热。

《金匮要略·水气病脉证并治》说："诸有水者，腰以下肿，当利小便；腰以上肿，当发汗乃愈。"治宜清热宣肺利水。方选越婢加术汤化裁。麻黄10克，苍白术各10克，石膏15克，蝉衣10克，白花蛇舌草12克，二花15克，车前草15克，野菊花12克，益母草15克，茅根30克，大小蓟各15克，猪苓10克，泽泻10克。3剂，水煎服。西药用青霉素160万U，肌注，2次/日。氢氯噻嗪片25毫克，1片，3次/日，口服；消旋山莨菪碱片5毫克，1片，3次/日，口服。

上中西药合用，3天后尿量明显增加，水肿减轻，用药一周水肿消失。尿常规复检：蛋白（-），RBC（-），临床痊愈。停药观察，愈后未发。

按语：本案既有发病急，头面身半以上水肿的风水症特征；又有苔薄黄，舌红口渴，脉数等热象表现，诊为风水兼热，用越婢加术汤随证化裁1周而愈。后笔者遇急性肾炎属风水症见风寒证象者，喜用麻黄汤随症化裁；风水兼热者用本方化裁；风水兼疮毒用麻黄连翘赤小豆汤合五味消毒饮。药后常见得汗而尿量增多，水肿及尿生化指标迅速恢复。笔者近十年用中西医结合治疗急性肾炎40余例，常在1～2周内痊愈。经统计，中西医结合治疗急性肾炎较单用中药或单用西药疗效比较，无论是临床症状改善，或尿生化指标复常等方面，均存在明显优势。

注：这是我初用经方时写的医案，因加减过乱，尽失经方规矩，让大家见笑！

2. 表实

原文25 里水，越婢加术汤主之；甘草麻黄汤亦主之。

甘草麻黄汤 甘草二两，麻黄四两。

上二味，以水五升，先煮麻黄去上沫，内甘草，煮取三升，温服一升，重覆汗出，不汗，再服。慎风寒。

参考量 甘草20克，麻黄40克。水1000毫升，先煎麻黄去沫，内甘草，煮取600毫升，温服200毫升，重盖衣被使汗出，若不汗，再服。慎风寒。

原文解读 指出皮水属表实的不同证治。本条包括皮水夹里热和皮水表实无里热的不同证治。①皮水夹有郁热的，证见前条，用越婢加术汤治疗；②皮水郁热不明显，仅有水郁皮肤的，甘草麻黄汤主之。

◆甘草麻黄汤证

方证指征：剧烈喘息或身面目浮肿、腰以上肿甚，无汗、脉浮者。

治宜用：甘草麻黄汤发汗利水，去肌表的水肿。

方解 麻黄，宣肺利水；甘草，和中健脾。合用发汗利水，去肌表的水湿。本方是发汗利水方，对浮肿而恶寒无汗者有效。

注：笔者认为，麻黄剂小儿耐受力较强，副作用不明显。老年人（特别是老年男性）耐受力很差，用后可致排尿困难、失眠兴奋、或心悸、血压升高等副作用，尤其甘草麻黄汤类小方副作用更强烈，老人宜慎！用时剂量宜小。

名医解方 胡希恕教授认为，本方适用于治风水无汗，不适于里水小便不利。麻黄发汗治喘，甘草缓急，故治无汗而喘且急迫者。若里水见此证，亦当用之，以麻黄有发越水气的作用。

临床应用 以浮肿为特征的疾病。如急、慢性肾小球性肾炎，血管神经性水肿等；以喘息为主症者。

3. 气虚阳郁

原文24 皮水为病，四肢肿，水气在皮肤中，四肢聂聂动者，防己茯苓汤主之。

防己茯苓汤方 防己三两，黄芪三两，桂枝三两，茯苓六两，甘草二两。

上五味，以水六升，煮取二升，分温三服。

参考量 防己30克，黄芪30克，桂枝30克，茯苓60克，甘草20克。水1200毫升煎取400毫升，分温三服。

解词 四肢聂聂动，指四肢肌肉轻微振动。

原文解读 论述皮水气虚阳郁的证治。皮水是指水气停留于皮肤内，以四肢浮肿及肌肉轻微振动为特点。诸症由气虚脾虚不能行水，水气潴留于皮肤，阳气被郁所导致。气虚脾弱，水停阳郁，水在皮肤，四肢浮肿；正邪相争，四肢聂聂动。

辨证要点及方证指征 ①水肿较重，四肢肿胀明显；②四肢肌肉轻微振动；③伴有腹满、小便不利、肢凉、短气等。本证以全身水肿，下肢及四肢肿甚，伴四肢肌肉轻微振动为辨证要点。

病机 气虚脾弱，水停阳郁。属太阳、太阴合病。

治法 通阳利水，益气健脾。方用防己茯苓汤。

方解 防己、茯苓，利水行湿；黄芪、甘草，益气行水；桂枝、茯苓，通阳利水。

注：麻黄类方（如越婢汤、越婢加术汤）适用于上半身的水肿，而黄芪类方（如本方与防己黄芪汤）则适应于下半身的水肿，防己黄芪汤主要用于腰以下，特别是脚浮肿。防己茯苓汤适用于肘膝关节无痛性肿胀。

名医解方 胡希恕教授说，四肢聂聂动，是既有水气在皮肤里，又有气上冲，水气相激，要微微动，"聂聂动"就是微动的一个状态。如果只有水，没有气上冲，它不会动的。所以桂枝配茯苓，就治筋剔肉瞤、肉跳。桂枝平冲，茯苓祛水。以桂枝配甘草治气上冲；用大量茯苓六两以祛水；合用能治筋肉跳动。皮水在表，肯定脉络虚，表不实，水气不去。黄芪既能补中，又能实表，本方以防己、茯苓祛水，黄芪实表。假设这个方子只用防己、桂枝、茯苓、甘草，不用黄芪，当时也能消肿，但是马上病情就会反复，因为它表气还虚着呢，水气还会来，你非得解决表虚这个根本，表不虚了，水就会彻底去掉了。所以皮水见四肢聂聂动，有气上冲的情形，有桂枝甘草汤证，又有表虚，就非得用本方[4]。

鉴别 ①防己黄芪汤与防己茯苓汤同用防己、黄芪，均能治水肿、小便不利。②防己黄芪汤加白术、姜枣而量轻，重在补卫固表兼去水，治风水表虚；防己茯苓汤桂枝、茯苓而量重，重在利水通阳兼益气，治皮水壅盛。

4. 湿盛阳郁

原文27 厥而皮水者，蒲灰散主之。

蒲灰散方 蒲灰七分，滑石三分。上二味，杵为散，饮服方寸匕，日三服。

用法用量：蒲黄七份，滑石三份。上药共为散，每服3克，日三服。

原文解读 指出皮水湿盛阳郁的证治。皮水见四肢逆冷，由水湿停聚，湿热内壅，阳气阻隔，不达四末所致。

辨证要点 ①四肢浮肿而厥冷；②小便短赤不利；③舌红苔黄。

病机 阳气被水湿郁困，不能通达四末。

治法 利水通阳。方用蒲灰散。因蒲黄可缓和尿路刺激，滑石清热利尿，合用可使排尿顺畅，故可治尿道炎的淋漓刺痛，排尿不畅、尿血之症，与通淋散（怀牛膝30克，乳香3克）合用效好。

（三）黄汗

诊断依据："黄汗之为病，身体肿，发热，汗出而渴，状如风水，汗沾衣，色正黄如柏汁，脉自沉。"黄汗病以黄汗出、发热、身肿或痛为黄汗的三大证候为主。其主要症状虽是"汗沾衣，色正黄如柏汁"，却与胆汁并无关系，与黄疸也是两种不同的疾病，不可混淆。

1. 营卫郁滞，湿热阻遏

原文28 问曰：黄汗之为病，身体肿，发热，汗出而渴，状如风水，汗沾衣，色正黄如柏汁，脉自沉，何从得之？师曰：以汗出入水中浴，水从汗孔入得之，宜芪芍桂酒汤主之。

芪芍桂酒汤方 黄芪五两，芍药三两，桂枝三两。

上三味，以苦酒（即米醋）一升，水七升，相和，煮取三升，温服一升，当心烦，服至六七日乃解。若心烦不止者，以苦酒阻故也。

参考量　黄芪50克，芍药30克，桂枝30克。米醋200毫升，加水1400毫升，煎取600毫升，温服200毫升。

原文解读　论述黄汗的病因及证治。①黄汗的病因。汗出入水中浴，水从汗孔入得之，汗出腠理开泄表卫空疏，水寒之气内侵。②黄汗的脉症及治疗。汗沾衣色正黄如柏汁，是水停肌腠，营卫郁滞，卫郁营热，湿热交蒸，身体肿，是水湿留滞于肌表；发热汗出而渴，因营卫不调则发热汗出，气不化津则口渴；脉沉，为寒湿郁闭脉道。

辨证要点及方证指征　①汗出而色黄；②浮肿、发热、口渴、脉沉。

病机　水停肌腠，营卫郁滞，卫郁营热，湿热交蒸。属太阳病证。

治法　固表祛湿，调和营卫，兼泄营热。方用芪芍桂酒汤。

方解　黄芪，固表祛湿；桂枝、芍药，调和营卫；白醋，入营清热。本方专治黄汗，这种黄汗并不伴黄疸。

方证鉴别　黄汗与水气病的鉴别如下表。

	黄汗	水气
病因	汗出入水中浴，水从汗孔入得之	风邪袭表
病机	水停肌腠，营卫郁滞，卫郁营热，湿热交蒸	外邪犯表，肺失通调
证候	汗出色黄沾衣，身肿，发热，骨节疼痛，恶风，脉沉迟	脉浮，恶风，骨节疼痛，头面肿及全身，肢肿，凹陷不起
治法	益气固表，和营卫，散水湿	发汗宣肺利水

2. 气虚湿盛阳郁

原文29　黄汗之病，两胫自冷，假令发热，此属历节。食已汗出，又身常暮盗汗出者，此劳气也。若汗出已反发热者，久久其身必甲错；发热不止者，必生恶疮。若身重，汗出已辄轻者，久久必身瞤，瞤即胸中痛，又从腰以上必汗出，下无汗，腰髋驰痛，如有物在皮中状，剧者不能食，身疼重，烦躁，小便不利，此为黄汗，桂枝加黄芪汤主之。

桂枝加黄芪汤方　桂枝三两，芍药三两，甘草二两，生姜三两，大枣十二枚，黄芪二两。

上六味，以水八升，煮取三升，温服一升，须臾饮热稀粥一升余，以助药力，温服取微汗，若不汗，更服。

参考量　桂枝30克，芍药30克，甘草20克，生姜30克，大枣8枚，黄芪20克。水1600毫升煎取600毫升，温服200毫升，服药后稍停片刻喝热稀粥200余毫升，以助药力，盖被取微汗。若不出汗，可再服一次。

原文解读　论述黄汗的证治及与历节、劳气的鉴别。

①黄汗与历节鉴别如下表。

	黄汗	历节
病因	汗出入水中浴，水从汗孔入得之	汗出入水中，如水伤心
病机	水湿停滞，湿郁热伏，交蒸于肌腠	肝肾不足，阴阳亏虚，风寒湿邪内侵
病位	病在肌腠为主	病在筋骨为主
证候	汗出色黄沾衣，身肿，发热，骨节疼痛，恶风，脉沉迟	诸关节疼痛肿大，难以屈伸，关节局部黄汗出，脉沉弱
治法	调和营卫，固表散湿	温阳散寒，除湿止痛（补肝肾）

②黄汗与劳气均有汗出，二者应予鉴别。劳气之汗，出于食后或夜间，属胃气不足或阴虚有热；黄汗之汗出与发热有关，为营卫郁滞所致。黄汗若汗出而热不减，日久必耗营血，肌肤因失养而见甲错。湿热郁蒸不已，营热邪毒相合，亦可腐溃肌肤而成恶疮。

辨证要点　①汗出色黄如柏汁而沾衣；②腰以上汗出，腰以下无汗，恶风；③腰髋部位疼痛而沉重，如有物在皮中，严重时不能进食，身体疼痛沉重，烦躁，小便不利等。

病机　营卫失调，阳郁而水湿停滞。属太阳病证。

治法　调和营卫，通阳散湿。方用桂枝加黄芪汤。

方解　桂枝汤，调和营卫，解散外湿；黄芪，通达阳气，益气除湿。药后饮热粥以助药力，达到全身微微汗出，则营卫调和，阳气畅达而病愈。适应于桂枝证见自汗而浮肿者。如消化性溃疡、贫血、老人感冒、骨关节病。

鉴别 芪芍桂酒汤与桂枝加黄芪汤鉴别。①二方均治黄汗证。②芪芍桂酒汤为表虚热郁，见汗沾衣，色正黄如柏汁，身肿发热汗出而渴；桂枝加黄芪汤为表虚阳郁，见黄汗，身痛腰以上汗出，下无汗，腰髋驰痛，不能食。

（四）气分

诊断依据：以心下痞坚（胀满），恶寒骨痛，肠鸣腹痛为主症。

分类：分阳虚阴凝（水结）和脾虚气滞（气结）两型。

1. 阳虚阴凝

原文30 师曰：寸口脉迟而涩，迟则为寒，涩为血不足。趺阳脉微而迟，微则为气，迟则为寒，寒气不足，则手足逆冷。手足逆冷，则营卫不利，营卫不利，则腹满胁鸣相逐，气转膀胱，营卫俱劳，阳气不通则身冷，阴气不通则骨痛，阳前通则恶寒，阴前通则痹不仁。阴阳相得，其气乃行，大气一转，其气乃散。实则矢气，虚则遗尿，名曰气分。

原文31 气分，心下坚，大如盘，边如旋杯，水饮所作，桂枝去芍药加麻辛附子汤主之。

桂枝去芍药加麻辛附子汤方 桂枝三两，甘草二两，生姜三两，大枣十二枚，麻黄、细辛各二两，附子（炮）一枚。

上七味，以水七升，先煮麻黄去上沫，内诸药，煮取二升，分温三服，当汗出，如虫行皮中，即愈。

参考量 桂枝30克，甘草20克，生姜30克，大枣8枚，麻黄、细辛各20克，炮附子10克。水1400毫升，先煎麻黄去沫，内诸药，煎取400毫升，分温三服。

原文解读 论述气分病阳虚阴凝的证治。胡希恕教授认为原文30条词义费解，各家说法不一，亦难为据。但根据对气分的描述，实质是外有手足逆冷，身冷、骨痛、恶寒麻痹，内有腹满胁鸣相逐，气转膀胱，这些不外是营卫外虚，寒邪内客，以致痹痛胀满之证，即桂枝去芍药汤证和麻黄附子细辛汤证的合并证。

"心下坚，大如盘，边如旋杯，水饮所作"十四字当是衍文，桂枝去芍药加麻辛附子汤主之就接着气分之下义始相应，正是气分之治法，必是错简在此。

注：本方为桂枝去芍药汤与麻黄附子细辛汤的合方。桂枝去芍药汤治气上

冲，所以见胸满脉浮，腹满胁鸣；麻黄附子细辛汤是少阴发汗的药，治少阴水气，用以治少阴在里的脉沉腹水。故本证既有桂枝去芍药证，又有麻黄附子细辛汤证，故本方一方面祛在里的寒水之气以解表，又同时调营卫以治气冲[4]。

辨证要点及方证指征 ①阳虚内寒表现：胸腹满、肠鸣作响；②外寒症状：恶寒手足冷，身体疼痛而沉重；③舌淡苔白滑，脉微涩而迟或沉弦。

病机 阳虚阴凝，水气留滞。属少阴病证。

治法 温通阳气，散寒化饮。方用桂枝去芍药加麻辛附子汤。

方解 桂枝汤去芍药，振奋卫阳；麻黄、附子、细辛，温发里阳。使表里通行，阳行阴散。

名医解方 大塚敬节先生说，冰为水之结块，阳气虚少则阴气结而成块，太阳之阳气照射则可融解。本方犹如对阴气之结块照射以阳气，以此而治愈疾病。

对多方治疗无效的化脓性鼻窦炎可用本方治愈。对腰痛病患者，询问其是否有心境不满、很在意、放不下的情况，此时用本方可获良效。对老年体弱者缠绵不愈的感冒，见恶风寒、后背冷、咳嗽、多为少阴病，本方用起来效果好也方便，未见明显不良反应[5]。

临床应用 本方对内脏功能衰退的水肿，如风心病、肺心病、肝硬化腹水等属阳虚阴凝，见证与本方证相符者皆可加减应用。

病案举例2：阳虚感冒

患者杨某，男，48岁，2017年2月4日诊。10日前因感冒用西药1周无效，迁延至今而来求诊。视其瘦小体弱，面色黄白微带青色，精神萎靡。诉困倦乏力思睡，恶寒低热无汗，肢体骨节疼痛，胃脘部痞闷不适，纳差，四肢冷。诊其脉沉迟无力，舌淡苔薄。辨为少阴阳虚，感受寒邪。用桂枝去芍药加麻辛附子汤。

桂枝30克，炙甘草15克，生姜30克，大枣10枚，麻黄15克，附子15克，细辛15克，红参15克。2剂，水煎服。

服1剂得微汗，恶寒身痛解，精神转佳。2剂服完，诸症皆愈。

名家医案3 ［日本］荒木性次氏《古方药囊》医案——肋间神经痛

45岁男人，天气变化则胁下痛，不适感缠绵不已。消瘦，冬季寒冷感倍增，手足极冷，逢胃不适则多不寐，与人参汤虽有所好转，但胁下痛及不适感不除。因此，重新考虑为表里俱病，即与桂枝去芍药加麻辛附子汤，经治2~3日胁下痞尽去，历数年之疾轻易治愈。这种心下坚、大如盘，有可能变为边如旋杯，实为奇妙之形也。细辛解心下水饮，主治宿饮停水系东洞先生之卓见。

名家医案4 ［日本］相见三郎氏《汉方临床》医案——腰扭伤

自2月中旬出现腰痛，第4-5腰椎附近剧痛，步行弯腰上身不能伸直。在聚会席上，听到清水藤太郎先生用桂枝去芍药加麻辛附子汤轻易治疗自己脊椎滑脱症的介绍，余立刻试之，仅服一日，腰痛大有起色，高兴不已，2日即治愈，甚为惊奇。此证非脊椎骨病变，余认为是一种神经性疾病。当时因人事关系思虑而烦恼，因气恼引起腰痛。

《金匮要略》有"气分，心下坚，大如盘"应考虑作为精神症状理解。因有胸痞，上半身伸直则胸腹部内侧宛如抱着一大杯感。此为精神体质医学之本态，气分乃阴阳之气分离，失其调和状态，如以现代医学用语，为自主神经功能紊乱。这种不平衡，通过休克恢复之机转，为"大气一转，其气乃散"之意也。

2. 脾虚气滞

原文32 心下坚，大如盘，边如旋盘，水饮所作，枳术汤主之。

枳术汤 枳实七枚，白术二两。

上二味，以水五升，煮取三升，分温三服，腹中软，即当散也。

参考量 枳实70克，白术20克。水1000毫升，煎取600毫升，分温三服，腹中软，即当散也。

原文解读 论述气分脾虚气滞的证治。心下坚，大如盘，边如旋盘，由脾虚气滞，健运失司所致。可兼有上腹部胀闷或疼痛等。

辨证要点及方证指征 ①胃脘部痞硬胀满如囊裹水或如扣圆盘，兼见胀闷或疼痛，饮食不消化，肌肉瘦削；②心下痞坚、小便不利或心下满痛、身重纳减、消瘦者。本病相当于现代的胃下垂、肝硬化、功能性消化不良等，胃病出现排空减慢时亦可见本证。

病机　脾虚气滞，水饮痞结于心下。属太阴病证。

治法　行气散结，健脾化饮。方用枳术汤。

方解　枳实，行气散结；白术，健脾化饮。

名医解方　黄煌教授在《经方的魅力》中说，枳术汤在《金匮要略》中主治水饮停于心下所致的"心下坚，大如盘，边如旋盘"。现代医学中的胃扩张、胃潴留、胃石症、胃下垂等可见此方证。"心下坚"乃痞之甚极，故重用枳实达7枚之多。

枳术汤除了主治上述胃的病变外，日本医家汤本求真还认为本方主治肝腹水。肝硬化造成脾肿大时，心下也可以出现心下痞坚如盘。总之，不管是胃的病变还是肝的病变，都离不开"水饮所作"的病机。结合现代医学来看，枳实行气，即是促进胃肠蠕动，加强胃排空，减缓胃潴留，是中药的胃肠动力剂。白术则可以将潴留在组织间液和腹腔、胃肠腔等体腔内的多余水分"拉入"血管内，然后再通过肾脏排出。这种作用，类似于西药增加血浆胶体渗透压的白蛋白。因此，可以认为白术就是"中药白蛋白"。消化道既有动力障碍，又有水液停留在管腔，此时枳术汤是第一张考虑的方子。

临床应用　本方可用于脾虚气滞饮停的心下、胸胁痞满、腹满，胃中有振水声，对胃下垂、消化不良、胃石症、子宫下垂等均可应用。加人参、茯苓、陈皮、生姜即是《外台》茯苓饮，可"消痰食，令能食"。

鉴别　本方与桂枝去芍加麻辛附子汤的鉴别。①本方与桂枝去芍加麻辛附子汤均有心下坚、大如盘，边如旋盘的症状。②本方为脾虚气滞饮停，兼有上腹部胀闷或疼痛等；桂去芍加麻辛附属阳虚阴凝水停，更见手足逆冷，腹满肠鸣，骨节疼痛，恶寒身冷等。

四、预后

原文10　脉得诸沉，当责有水，身体肿重。水病脉出者死。

解词　脉出，指脉暴出而无根，上有而下绝无。

原文解读　论述水肿病的预后。①脉证与病机。水肿病脉得诸沉，为皮中有水，压抑脉道，阻遏营血运行；身体肿重，由水湿潴留组织引起。②预后判断。

水病脉出者死，水病脉应沉，反见盛大无根，属正气外脱，故死。③脉出与脉浮的鉴别。脉出，躁盛于上，按之无根，多属真气已绝；脉浮上盛下弱，重按有根，多属表邪方盛。

参考文献

[1] 黄煌. 经方的魅力. 北京：人民卫生出版社，2006

[2] 冯世纶. 经方传真：胡希恕经方理论与实践. 北京：中国中医药出版社，1994

[3] 段治钧，冯世纶，廖立行. 胡希恕医论医案集粹. 北京：中国中医药出版社，2014

[4] 胡希恕. 胡希恕金匮要略讲座. 北京：学苑出版社，2008

[5] ［日本］大塚敬节. 金匮要略研究. 北京：中国中医药出版社，2016

 黄疸病脉证并治第十五

病名含义

黄疸　以目黄、身黄、小便黄为主症。其中尤以目黄为确定本病的重要依据。现代医学分为梗阻性、溶血性、肝细胞性三类，本篇主要讨论肝细胞性黄疸。病毒性肝炎、肝硬化、胆道疾病、钩端螺旋体病等，凡出现黄疸，均可参考本病进行辨证施治。

分类：谷疸、酒疸、女劳疸。

本篇所论黄疸包括多种原因所致，如湿热、寒湿、女劳、虚黄等。

一、病因病机、分类与辨证

（一）湿热发黄

原文1 寸口脉浮而缓，浮则为风，缓则为痹，痹非中风，四肢苦烦，脾色必黄，瘀热以行。

解词 苦烦，指四肢烦热重滞不舒。与《伤寒论》之"手足自温"理同。

原文解读 论述湿热发黄的发病机制。寸口脉，浮为风（热），缓为痹（湿）。脾有湿热，四肢烦热必重滞不舒；湿热溢于血分，行于体表，则发生黄疸。故曰"脾色必黄，瘀热以行"。湿热黄疸的病机是湿热郁闭于脾，影响血分。因湿热黄疸与"瘀热"有关，故临床上治疗黄疸加入凉血活血药可提高疗效。

原文8 师曰：病黄疸，发热烦喘，胸满口燥者，以病发时，火劫其汗，两热所得。然黄家所得，从湿得之。一身尽发热而黄，肚热，热在里，常下之。

解词 ①火劫其汗，指用艾灸、温针等强迫发汗。②两热所得，指火与热相互搏结。

原文解读 论述火劫而发黄的治法及湿邪在黄疸病中的作用。黄疸伴发热烦喘，胸满口燥，误用火劫强迫发汗，致里热不得外解，反与火邪搏结，其热愈增，故曰"两热所得"；一身尽发热而黄，肚热，是里热炽盛。本证属里热炽盛发黄，治当通下法以通腑泄热。黄家所得，从湿得之，强调湿从火化是湿热发黄的重要原因。本条未出方治，据后世医家经验，其里热盛而未成实者，可用栀子大黄汤；已成实者，用大黄硝石汤。

（二）寒湿发黄

原文3 阳明病，脉迟者，食难用饱，饱则发烦头眩，小便必难。此欲作谷疸，虽下之，腹满如故，所以然者，脉迟故也。

原文解读 论述谷疸寒化的病机。谷疸为中土病变，从热化者多属阳明湿热；从寒化者多为太阴虚寒。从热化，脉多数；从寒化，脉多迟。本条言"脉迟"，系太阴虚寒症。太阴虚寒，见之于脉为迟（无力）；虚不化谷，则食难用饱；气滞不化，故饱则闷烦；湿遏清阳，则头眩；寒湿下注，小便必难；脏寒气滞，故腹满；疸从寒化，故黄色晦暗。

辨证要点 脉迟无力，舌淡苔白，神疲便溏等。即后世的"阴黄证"。

治法与禁忌 本证属脾气虚寒，治当温运，酌选茵陈四逆、茵陈理中等方。不可见腹满而下之，下之更损脾阳，使病情恶化。

（三）分类与主症

原文2 风寒相搏，食谷即眩，谷气不消，胃中苦浊，浊气下流，小便不通，阴被其寒，热流膀胱，身体尽黄，名曰谷疸。

额上黑，微汗出，手足中热，薄暮即发，膀胱急，小便自利，名曰女劳疸；腹如水状不治。

心中懊侬而热，不能食，时欲呕，名曰酒疸。

原文4 夫病酒黄疸，必小便不利，其候心中热，足下热，是其证也。

解词 ①苦浊，苦作病解，浊（含浊气）指湿热，是说病源起于湿热。②阴被其寒，指太阴脾因受寒而生湿。③腹如水状，指腹水之意。

原文解读 指出黄疸的分类及主症。①黄疸的分类，依病因及证候之异，分为三类。谷疸，发病与感受湿热及饮食伤脾胃有关；女劳疸，发病与房劳伤肾有关；酒疸，发病与饮酒过度有关。②证候与病机。谷疸主症为食谷即眩，谷气不消，小便不通，身体尽黄，病机是脾湿胃热，湿热交蒸，无从泄越，上攻中阻下流；女劳疸主症为额上黑，微汗出，手足中热，薄暮即发，膀胱急，小便自利，病机是房劳伤肾，肾虚有热；酒疸主症为心中懊侬而热，不能食，时欲吐；病机是饮酒过多，湿热郁蒸导致。

注：谷疸以食谷即眩为主；酒疸以心中懊侬而热为主；女劳疸以额上黑为主。谷疸、酒疸皆小便不利；女劳疸则小便自利。应予详细鉴别。

二、证治

（一）谷疸

原文13 谷疸之为病，寒热不食，食即头眩，心胸不安，久久发黄，为谷疸，茵陈蒿汤主之。

茵陈蒿汤方 茵陈六两，栀子十四枚（碎），大黄二两。

上三味，以水一斗，先煮茵陈减六升，内二味，煮取三升，去滓，分三服。

小便当利，尿如皂荚汁状，色正赤，一宿腹减，黄从小便去也。

方歌　大黄二两十四栀，茵陈六两要先煎。

参考量　茵陈60克，栀子14克，大黄20克。水2000毫升，先煎茵陈减1200毫升，内二味，煎取600毫升，去滓，分三服。

原文解读　论述谷疸湿热俱盛的证治。湿热交蒸，营卫不和，则寒热；纳运失常，则不食；食入助邪，食即头眩，心胸不安。既曰"谷疸"，当有小便黄赤不利，一身尽黄如橘。

辨证要点及方证指征　①黄疸色泽鲜明，小便短赤；②胸闷烦躁、口渴、身热有汗或头汗出，身无汗齐颈而还；③上腹部胀满堵塞感，从心窝部至右季肋部按压有抵抗感和压痛；④皮肤瘙痒或伴荨麻疹；⑤大黄证（腹痛腹满便秘潮热，舌质坚老，苔黄干燥）或见大便呈灰白色。

大塚敬节指出：本证以"瘀热在里"为特点。以口渴、小便不利、尿色赤褐、大便秘结、胸内苦闷和腹部膨满为指征。并不以黄疸为必须存在。

病机　湿热俱盛。属阳明证。

治法　清热利湿退黄。用茵陈蒿汤。

方解　茵陈，清热利湿；大黄，泻热通便；栀子，清热除烦。合用清热利湿，泻下退黄。

注：本方证中有"心胸不安"一词，验之临床指胸口痞闷不畅，烦躁苦闷难言之状，正合栀子剂所见心中懊侬不得眠之证。故本方用栀子清热除烦，茵陈清热利湿，大黄泻热通便，合用而收清热利湿、活血化瘀以祛除在里之瘀热之效。

本方对变态反应性肝、肾损害有改善和治疗作用。对反复发作的荨麻疹或湿疹，要注意检查肝功能。若化验肝功能异常者，投用茵陈蒿汤，不但肝功能可迅速改善，荨麻疹也可彻底治愈。对慢性肾炎、肾病综合征患者，只要出现本方证，用本方可收意外之效。

使用注意　用此方有三点要注意，一是茵陈量重，方中茵陈六两是关键，按汉代大司农铜权古今折算法，汉之一两折现代15.625克，六两约合90克；二是茵陈要先煎，水2000毫升，先煎茵陈减1200毫升，后下余药同煎取600毫升，分3次服；三是遵"治黄必通腑，腑通黄易除"之经验，方中大黄必用，且量宜稍重，务必得溏便日2～4次以上方可获效，且要维持稀便数天，退黄效果方能满意。总之用本方要遵仲景原意，才能保证疗效。

名医解方　王辉武老中医谈到，茵陈蒿汤用于治疗阳黄是常法，但如何用好茵陈蒿这味主药的剂量则大有学问。经我会诊治疗的几例重症肝炎，至今令我久久不能忘怀。重症肝炎，病情危笃，黄疸消长是病情向愈或恶化的指征，医者、病家对退黄都要求甚切，多数情况都可用茵陈蒿汤化裁，其中茵陈蒿用量30～40克不等，可谓大剂量。但经反复诊治，虽利湿、活血、解毒并进，仍不见黄疸消退，在技穷之际，想到了"经方"的剂量问题，在《长沙方歌括》"茵陈六两早煎宜"指导下，按原方剂量4.6：1.5：1的比例，即茵陈90克、熟大黄30克、栀子20克。因为茵陈质轻，嘱将其先另用容器冷水浸泡，另煎，以保证有效成分的充分溶出。通过剂量调整以后，退黄疗效倍增。此后每见常法乏效的阳黄，都参照这种方法，调整全方剂量比例，比常规用量疗效好得多[1]。

现代应用：用于治急性黄疸性肝炎、胆石症、蚕豆病、新生儿溶血症、皮肤病等。以湿热蕴结、便秘尿赤、舌红苔黄腻，脉滑数或弦数为运用要点；湿热黄疸大便难或灰白，可早用大黄，并可连续服用，但剂量不宜太大，宜先重后轻。实验研究证明，本方有利胆、降低丙氨酸转氨酶（ALT）和胆红素、降血脂、调节脂相的作用。

病案举例1：黄疸（甲型黄疸性肝炎）

余某，女，11岁，2005年7月8号诊。以呕吐腹胀兼身黄，目黄、小便黄5天就诊。诉一周前感冒发热，热退后开始呕吐不食，兼见身黄目黄，当时正值甲肝流行，查肝功：TBIL 85μmol/L，ALT 150U/L，TTT 8U，诊为急性甲肝黄疸型。中医证见身黄目黄，黄色鲜明，尿如浓茶，兼呕吐不食，腹胀满，大便4日未行，舌红苔黄腻，脉濡数。辨为甲肝，湿热蕴结肝胆，胆汁外溢，热重于湿兼腑气壅滞。治以清热利湿，佐以活血通腑。用茵陈蒿汤加减：茵陈30克，栀子10克，大黄15克，赤芍10克，丹参15克，泽兰10克，蚤休12克，板蓝根15克，垂盆草10克。水煎服，5剂。服2剂，排大便2次，腹胀减，呕吐止，能进食。以后每天排溏便2～3次，5天后复诊黄疸明显消退，后以本方减大黄量为5克，服3剂后所有症状消失，复查肝功正常，临床治愈。

按语：甲肝病毒乃湿热疫邪，熏蒸肝胆，使肝胆疏泄失常，胆汁外溢于肌肤则发黄疸；湿热困阻中焦，影响脾胃升降则腹胀呕吐；肠失传导，腑气壅滞则大便不通。茵陈蒿汤清热利湿退黄，兼通腑导滞，与本证病机相符，故投之效如桴鼓。

名家医案1（大塚敬节医案）：黄疸性肝炎三例

例一：患者为34岁男性，10天前出现原因不明的发热，持续3天后热退，随后全身发黄。某医按急性肝炎治，未觉好转。

现症见黄疸、口渴、全身瘙痒，尿量减少，时时有少量衄血，心窝部堵塞感。

查：脉迟而有力，舌有少量黄苔而干燥，全腹略膨满，从心窝部至右季肋有抵抗和压痛，可触及肝脏下缘。给予茵陈蒿汤。服后第2天尿量明显增多，口渴减轻，七天后黄疸退去大半，共治19日痊愈。

例二：例一患者之弟，25岁。诉五天前出现类似感冒症状，随即出现心窝部痞塞不适感，食欲全无，恶心，同时有口渴、尿量减少，大便软，呈灰色，次数多，每次排出量少，尿呈黄褐色如黄柏水。

查：脉沉迟，体温35.4度，无恶寒。腹诊肝大，从心窝部至右季肋下膨满，虽无呕吐，但苦于胸脘痞闷不适。诊为急性肝炎。予茵陈蒿汤。服药后尿量迅速增加，虽一度出现黄疸，但2周即愈。

例三：荨麻疹后出现的黄疸和湿疹。患者为20岁女性，10天前出荨麻疹，疹愈后出现全身发黄，附近医生治疗无效，于黄疸第10天来诊。诉大便常秘结，便色似阴沟里泥土，量较少。尿量少而呈赤褐色，脐周有湿疹，非常痒。予茵陈蒿汤，大黄1日量1克。用药1周，黄疸愈，湿疹也消失了。例三黄疸考虑为急性肝炎所致。

（二）酒疸

1.治法

原文5 酒黄疸者，或无热，靖言了了，腹满欲吐，鼻燥。其脉浮者，先吐之；沉弦者，先下之。

原文6　酒疸，心中热，欲呕者，吐之愈。

解词　靖言了了：指神情安静，语言不乱。

原文解读　论述酒疸的症状和治法。酒疸由于湿热内蕴导致，病机趋势有在上、在中、在下不同。①脉证与病机。欲吐，鼻燥，脉浮，是病偏于上；腹部胀满，脉沉弦，是病偏于下；神情安静，语言清晰是病偏于中，湿热不甚。②治法。病偏于上，先吐之；病偏于下，先下之；因势利导，就近祛邪。

按语　"脉浮者，先吐之；脉沉弦者，先下之"提示酒疸使用吐法或下法的治疗指征是脉象。

2. 证治

原文15　酒黄疸，心中懊憹或热痛，栀子大黄汤主之。

栀子大黄汤方　栀子十四枚，大黄一两，枳实五枚，淡豆豉一升。

上四味，以水六升，煮取二升，分温三服。

参考量　栀子14克，大黄10克，枳实50克，豆豉16克。水1200毫升煎取400毫升，分温三服。

原文解读　论述酒疸热盛的证治。酒疸由嗜酒伤中，湿热交蒸导致，湿热蕴蒸，心中懊憹（病情发展），心中热痛，皆由里热太甚，气机郁滞导致。当有身热烦躁，尿赤便秘，身黄如橘等。

辨证要点及方证指征　①有饮酒过度的病史；②有身黄、目黄、小便黄，黄色鲜明等阳黄症状；③有心中懊憹或热痛，心烦失眠或胸胁痛时时想吐，或两足发热等；④有大小便不利；⑤有舌红苔黄腻。本证主症为胸中有窒塞感，苦楚难以形容，或感胸中热痛及烦热懊憹不得眠，泛泛欲吐等栀子豉汤具备之证。并有心下部位之紧张痞满感（枳实证）。

病机　酒疸热重湿轻。属阳明病证。

治法　清泄湿热。方用栀子大黄汤。

方解　栀子、豆豉，清热除烦于上；大黄、枳实，泻热破结于下。诸药合用，使湿热上下分消。

临床应用　本方用于急性黄疸性肝炎、胆囊炎、胆石症属热重于湿者，及热

245

扰胸膈兼有腑气不通的神经官能症等均有较好之疗效。

鉴别　栀子大黄汤与茵陈蒿汤的鉴别。①栀子大黄汤与茵陈蒿汤均有栀子、大黄，能泄热退黄。②栀子大黄汤大黄量轻，佐以栀豉，重在和胃除烦；茵陈蒿汤大黄量重，佐以茵陈，偏于通便为优。

（三）女劳疸

原文14　黄家日晡所发热，而反恶寒，此为女劳得之。膀胱急，少腹满，身尽黄，额上黑，足下热，因作黑疸。其腹胀如水状，大便必黑，时溏，此女劳之病，非水也。腹满者难治。硝石矾石散主之。

硝石矾石散方　硝石、矾石（烧）等分。

上二味，为散，以大麦粥汁和服方寸匕，日三服，病随大小便去，小便正黄，大便正黑，是候也。

参考量　火硝、白矾（烧）各等分。上药为散，以大麦粥汁和服3克，日三服。服后小便黄，大便黑。

使用注意　①方中矾石亦可用皂矾，大麦可用小麦代替；②本方刺激胃，不可空腹服。在初服本方的4～5天中，如胃部感阵发性嘈杂，可将剂量减少，待无嘈杂感时，再逐渐增加剂量。

原文解读　论述女劳疸转为黑疸兼有瘀血湿热的证治。①女劳疸的表现。日晡发热而反恶寒，是湿热伤阴，郁遏阳气，阳气不能外达；膀胱急，少腹满，大便黑，时溏，为瘀热内着所致；身尽黄，由湿热郁遏引起；额上黑，为肾虚其色外露；足下热，是肾阴虚的表现。本组症状为女劳疸兼湿、瘀。②女劳疸转黑疸的表现。女劳疸日久不愈则可转为黑疸。见症"如水状"（腹皮绷急，按之坚硬胀满），是瘀血阻滞而生满；"此女劳之病，非水也"，外形像水胀，其实不是水，是瘀血所致。"腹满者，难治"，病至后期，出现腹满，是脾肾两败，预后不良。

辨证要点　①黄疸日久不退，黄色晦暗如烟熏，额上发黑；②少腹拘急或满，腹部胀大，腹皮绷急，按之坚硬胀满；③足心热，恶寒；④兼见大便黑，有时便溏。本病相当于现代医学的慢性活动性肝炎、肝硬化、肝腹水。病至后期，腹满有水，治疗困难。

病机 女劳疸兼瘀血、湿热。属阳明病证。

治法 化瘀除湿。方用硝石矾石散。

方解 硝石（火硝、芒硝均可），入血消瘀；矾石（用白矾烧成枯矾），入血胜湿；大麦粥，顾护中气。

名医解方 胡希恕教授说，我遇到的黄疸病人中有几个女劳疸病人，症状"额上黑，腹胀如水状"，用硝石矾石散无效，所以说，这个方子我用过，确实无效。

临床应用 本方对久治不去之黄疸，面色晦暗，兼瘀湿者，有一定疗效。本方亦可治肾和胆结石，配合猪苓汤或小柴胡汤使用。有人用本方治疗肝内胆管结石，用以溶石，效失参半。本人治肝内胆管结石用李静的化石散以溶石，较硝石矾石散效果要好。化石散方：鸡内金100克，滑石50克，甲珠50克，三七50克。碾粉每服10克，2次/日。

（四）黄疸

1. 热盛里实

原文19 黄疸腹满，小便不利而赤，自汗出，此为表和里实，当下之，宜大黄硝石汤。

大黄硝石汤方 大黄、黄柏、火硝各四两，栀子十五枚。

上四味，以水六升，煮取二升，去滓，内硝，更煮取一升，顿服。

参考量 大黄、黄柏、芒硝各40克，栀子15克。水1200毫升煎取400毫升，去滓，内硝，更煮取200毫升，顿服。

原文解读 论述黄疸热盛里实的证治。腹满、小便不利而赤，为热盛里实；自汗出，是里热蒸腾。此即"表和里实"。既曰"里实"，必有胁腹胀满，拒按，便秘脉实等。

辨证要点及方证指征 ①身热发黄，黄色鲜明，鼻燥口燥，自汗出，心烦懊侬；②腹满或痛，潮热或谵语，大便干燥难解，小便量少而赤涩；③舌红苔黄、脉沉滑实。本条当有肝脏肿大，或伴少量腹水。

病机 热盛里实，气机不利。属阳明证。

治法 泄热通便，利湿退黄。方用大黄硝石汤。

方解 栀子、黄柏，清泄里热；大黄、硝石，攻下瘀热。诸药合用，泻热祛实退黄。

注：本方的硝石可用火硝，芒硝为硫酸钠，硝石（火硝）为硫酸钾。攻坚则硝石为强，润便则芒硝为优。朱良春说："大黄硝石大清其热，大散其结，硝石和芒硝均能消物，硝石咸而兼辛味，《本经》谓'化五金八石'故均称硝。"

临床应用 用于治疗各种类型黄疸，如黄疸型肝炎、新生儿黄疸、胆道蛔虫症合并感染、胆囊炎、胆结石、梗阻性化脓性胆管炎等；用于皮肤科疾病，如丹毒、神经性皮炎、银屑病、湿疹、皮肤瘙痒症、脓疱疮、带状疱疹、单纯疱疹等；及泌尿系结石伴有感染等。黄疸明显，黄色鲜明的可合茵陈蒿汤。

鉴别 ①大黄硝石汤与茵陈蒿汤、茵陈五苓散鉴别。大黄硝石汤与茵陈蒿汤、茵陈五苓散三方均能治阳黄；大黄硝石汤，属热盛里实，见舌苔黄燥，腹满便秘等；茵陈蒿汤，属湿热俱盛，见舌苔黄腻，寒热不食，烦闷；茵陈五苓散，属湿重于热，见舌苔白腻，倦怠少食，小便不利。②大黄硝石汤与茵陈蒿汤、栀子大黄汤鉴别。本方为热盛里实，病情较重，以身热面赤汗出懊憹，便结腹痛尿黄为主；茵陈蒿汤湿热俱盛，以寒热不食食即头眩心胸不安，腹满便秘小便不利为主；栀子大黄热重湿轻，以心下痞满、心中懊憹，热痛不能食，气逆欲吐为主。

2. 湿重于热

原文18 黄疸病，茵陈五苓散主之。

茵陈五苓散方 茵陈蒿十分，五苓散五分。

上二物和，先食饮服方寸匕，日三服。

参考量 茵陈蒿40克，五苓散20克。上二味混合为散，饭前用温开水冲服，每次3克，每日3次。

原文解读 论述黄疸湿重于热的证治。本条叙证简略，以药测证，本条属黄疸初期轻证，应有形寒发热，倦怠少食，小便不利，苔腻等湿重于热之象。

辨证要点及方证指征 ①身目小便俱黄，黄色鲜明，小便不利，大便溏薄；②食少体倦，乏力身重，或见恶寒发热；③舌苔白腻。

病机 黄疸湿重于热。属太阳、太阴、阳明合病。

治法　化气利湿兼清热。用茵陈五苓散。

方解　五苓散，化气利水除湿；茵陈，清热利湿。若本方用汤剂，茵陈之量要大于五苓散全方总量2倍效果才好。

临床应用　本方可用于各种类型黄疸属湿重者。

名家医案2（大塚敬节医案）：胆囊摘除术后反复食欲不振、呕吐、黄疸

患者为一著名画家，因胆结石屡发绞痛在某医院行胆囊摘除术，术后每年初夏前都会出现类似胆结石的绞痛发作，迁延半年无法工作。自诉先感食欲不振，随后便开始呕吐，因进食受限，体力渐衰退，腹痛虽不重，却难以忍受。这种状态一直持续至十月份，瘦得皮包骨头。

1947年8月份，我去看望患者。患者诉吃啥都吐，最后不得不喝粥。本次虽发病仅七天，但非常衰弱，有黄疸，脉无力且迟，腹部无力，心下重按则痛。口渴，但饮水后会吐出，所以尽量不喝水。尿量每次50~100毫升，色赤如柿色。我以口渴、呕吐、少尿、黄疸为指征，给予茵陈五苓散，成功的止住了呕吐。因呕止后仍无食欲，便试用一段时间六君子汤，用后食欲渐开，气力渐增，以后便逐渐恢复了健康。也许是用茵陈五苓散把残留在胆道里的结石排干净了。

（五）黄疸兼证、变证

1. 兼表虚证

原文16　诸病黄家，但利其小便；假令脉浮，当以汗解之，宜桂枝加黄芪汤主之。

原文解读　指出黄疸表虚的证治。①黄疸的正治法，利小便。黄疸的病因是湿热，若小便通利，不但能排除湿邪，也能祛除热邪，故利小便是黄疸的通治法。诸病黄家，但利其小便。②黄疸表虚的证治。黄疸兼恶寒发热，自汗脉浮，是黄疸兼表虚。

辨证要点　黄疸初起，里热不盛，又夹外感。见恶寒微热，自汗出，脉浮。

病机　外感风邪，表气虚弱。属太阳病证。

治法　调和营卫，益气固表祛湿。方用桂枝加黄芪汤。

方解 桂枝汤，调和营卫；黄芪，固表祛水湿。

名医解方 刘志杰先生说，这个黄疸一定有表证，周身黄疸伴身酸痛，汗出怕风。湿邪不得化解，桂枝汤解表调营卫，黄芪固表补表[2]。

临床应用 常用于黄疸初起夹表虚外感，脉浮自汗者，亦可用于虚人外感，汗多恶寒，表气不足的皮肤病，及疮疡正气不足者，白细胞减少症见自汗脉浮者。

2. 兼少阳证

原文21 诸黄，腹痛而呕者，宜柴胡汤。

原文解读 指出黄疸兼少阳证的证治。黄疸病腹痛，为肝邪犯胃；呕吐，因胃失和降。病属肝胃不和导致。

辨证要点及方证指征 黄疸兼有少阳证。①若见寒热往来，胸胁苦满或胁痛、腹胀、呕吐、脉弦数的，用小柴胡汤和解少阳；②兼见腹胀满、大便秘结，舌红苔黄腻的，为少阳阳明合病，可用大柴胡汤。

名医解方 胡希恕教授认为，黄疸多有柴胡证，实践证明，单用柴胡剂的机会并不多，而以大柴胡汤合茵陈蒿汤、栀子大黄汤中的一方或二方的机会最多，用小柴胡汤合茵陈五苓散的机会次之。除胡老所说的证型，若黄疸而乏力明显，伴往来寒热、胸胁满微结、小便不利、渴而不呕，头汗出的，也可用柴桂干姜汤合茵陈五苓散等。

附1：血瘀发黄

本型发黄《金匮要略》没有列出专门证型，历代医家也无专门针对本型详细论述，北京302医院汪承柏教授对其作了系统总结，可弥补本篇之不足，现在此将本型黄疸加以介绍。

瘀热发黄：包括血瘀、血热两种见症。①血瘀见症：小便自利是血瘀黄疸的特点。沈金鳌说："诸黄皆小便不利，唯血瘀发黄小便自利也。"小便自利与否，可作为湿热发黄与血瘀发黄的鉴别点。血瘀发黄有渴喜热饮，多梦，蜘蛛痣，面色晦暗，舌质紫暗，瘀斑瘀点，舌下静脉增粗延长，肝大（女子便秘为血瘀）。化验有血栓素B$_2$及血管紧张素转换酶含量增高，血黏度，血流改变，肝脏血流量减少；②血热见症：血热可有口干咽燥，喜热饮，大便秘结，皮肤瘙痒（皮肤瘙痒较重为血瘀血虚生风，可用紫草），抓后有出血点，皮肤灼热，出血倾向，瘀斑。

瘀热发黄辨证要点：①有慢性肝炎或病史日久的急性长期高黄疸；②舌质红绛，其中舌质尤为重要，皮肤抓痕仅供参考。小便自利，具有重要意义，是同湿热发黄的鉴别要点。

血瘀血热发黄有以下三个特点：①病程长(一个月以上)；②血瘀重；③里热盛。

古道瘦马转载血瘀发黄重度黄疸治疗方：血府逐瘀合茵陈蒿汤。

茵陈90克，栀子12克，大黄10克，桃仁12克，红花12克，当归12克，赤芍30克，川芎10克，生地黄30克，桔梗10克，柴胡12克，枳壳12克，牛膝10克，木通10克。水煎服，日1剂。

主治：重症和久瘀黄疸。

肝病出现黄疸，轻者，一般用茵陈蒿汤或茵陈五苓散就可以解决。重者治疗较难或不救，肝病名家汪承柏先生以活血祛瘀、重用赤芍治疗重度黄疸获得巨大成功。川中名医刘方柏治疗重症黄疸用血府逐瘀汤，后融合各家心法组成上方，用于临床取得显著疗效，使不少濒临死亡的病人获生。

本方是茵陈蒿汤合血府逐瘀汤，可根据病人湿热瘀的不同，调整各药的用量。

湿热重，重用茵陈蒿汤；瘀血重，重用血府逐瘀汤。鉴别要点是气分湿热小便不利，血分瘀血小便通利。

名医经验：泰安名医赵正俨谈重证黄疸宜活血化瘀通腑

1988年4月有3例重度黄疸患者先后来诊，其目黄、皮肤黄、尿如浓茶一月余，经中西药治疗黄疸不退。诊见患者巩膜及皮肤深黄，皮肤瘙痒，尿如浓茶，大便灰白色，舌尖红，有瘀点，苔黄厚而腻，纳差乏力，肝脾不大。化验凡登白氏试验（＋），麝浊（＋＋），转氨酶60U，尿胆原（＋），诊为瘀胆性肝炎，阻塞性黄疸。中医辨证：瘀热互结，胆汁瘀积。治宜活血化瘀、通腑泄热。予：大黄15克，赤芍60克，丹参30克，葛根15克，川芎15克，红花10克，桃仁15克，当归10克，茵陈30克，栀子10克。水煎分2次服。二诊：服上方3剂，黄疸如故，上方大黄加至20克，服后腹胀轻，食欲增进，大便稀，灰白色，一日1~2次，黄疸仍不减；上方大黄加至25克，大便日3~4次，稀水便，黄疸迅速消退，症状明显好转，食欲大增。上方大黄减为6克，服5剂，症状消失。复查肝功能正常，痊愈。另有一例重用大黄25克感觉不适，于是大黄又增至25克，服后泻稀便4~5次，自感很舒适，以后大黄再减为6克，服十余剂而愈。随访2年，未复发。有一位70岁患者，重用大黄25克，黄疸才消退。瘀胆型肝炎，现代医学认为是由于肝内毛细胆管炎，胆汁郁积，属阻塞性黄疸，由于黄疸顽固难退，久则形成胆汁性肝硬化，预后多不良。因此要早期重用通腑、活血化瘀，黄疸才能消退。前贤云："治黄必通腑，通腑黄易除；治黄必活血，血活黄易却。"属经验之谈。

附2：残余黄疸

胆红素持续不降，只巩膜黄染，黄疸不明显。遵治黄必治血，用茵陈蒿汤合抵当汤组成逐血退黄汤。茵陈30克，栀子10克，大黄12克，桃仁10克，水蛭6克，虻虫3克，土元10克，茜草10克，土茯苓30克，草河车10克，板蓝根30克。（刘渡舟经验）

附3：高黄疸的两种外治法

退黄疸的绝招：瓜蒂散搐鼻退黄法（见前痉湿暍篇）。

退黄疸的绝招二（李可临症经验）：蜡纸筒灸黄法。

适用于重度黄疸病久，体质差者。此方为20世纪50年代末中医采风运动中，河北省卫生厅搜集之民间秘方，《串雅外编》《验方新编》均有类似记载。用于各种黄疸皆有奇效，不妨一试。以6寸见方麻纸数张，蜂蜡一块，制钱一枚，湿面团一块。将蜂蜡置铁鏊上加热溶化，将麻纸浸润均匀，卷成直径与制钱相等之蜡纸筒，接头处用蜡汁封固。灸时，令病人仰卧，拭净肚脐，将制钱置于脐上，钱孔对准脐心。再将蜡纸筒叩于制钱上，蜡纸筒下端与脐相接处，用湿面围一圈，固定密封，勿令泄气，脐周用毛巾围好，保护皮肤。然后将上端点燃，待燃至离脐半寸，迅速将火吹灭，以免灼伤皮肤。取下蜡纸残端，另换一支，如法再灸。每灸毕一次，将脐中、制钱上、蜡纸残端内之黄色粉末（黄疸毒素）投入灶内烧化，以免传染。每日或隔日灸1次，每次灸6个纸筒。施灸过程中，患者会感觉脐中有热流滚动，向四周放散。继感全身微微得汗，松快异常。或感腹中鸣响不停，矢气频转，呕逆大减，随即知饥能食。一般须根据病情施灸7~10天。本法疗效极佳，用之得当，对重度黄疸有起死回生之效[3]。

（六）虚黄

原文22 男子黄，小便自利，当与虚劳小建中汤。

原文解读 论述虚黄的证治。本证属虚劳萎黄，"男子"非专指男性。发黄，为血虚不荣所致；小便自利，是里虚无湿之证；本条所述为虚劳萎黄。

辨证要点 ①皮肤萎黄，贫血、小便自利；②短气懒言，头晕目眩心悸；③舌淡苔白润，脉细弱无力。

病机 气血虚弱，肌肤失养。

治法 益气健中，补益气血。方用小建中汤或归芪建中汤。

名医解方 胡希恕教授认为，"当与虚劳小建中汤"，可能是指黄芪建中汤，以黄芪能祛黄，注家谓为小建中汤，恐非。黄煌教授说，小建中汤属滋补强壮剂，可用于消瘦虚弱体质的调理，亦可当作保肝药看待，常以小建中汤治疗肝硬化腹水，证见消瘦、大便干结、脚挛急者，本方对改善肝功能有效。另外，根据"男子黄，小便自利者，当与虚劳小建中汤"的记载，本方也可用于溶血性黄疸。

三、预后

原文11 黄疸之病，当以十八日为期，治之十日以上差，反剧者为难治。

原文解读 论述黄疸病的预后。①黄疸的预后，黄疸以十八日为期。治之十日病减，邪浅正盛，易愈；治之十日反剧，邪深正虚，难治。"十八日""十日"是约数，指出黄疸必须早期治疗。②关于十八日为期。尤怡说，土无定位，寄王于四季之末各十八日，黄者，土气也，内伤于脾，故即以土王之数，为黄疸病之期。盖谓十八日脾气至而虚者当复，即实者亦通也。③黄疸病有关预后的情况。

有关预后的不良因素，是年老、妊娠、饮酒、营养不良、劳力过度、误治等；有关预后不良的症状，高热持续不退，呕吐不止，少尿，嗜睡，昏迷，出血倾向等均为病危之象。

参考文献

［1］王幸福. 杏林薪传. 北京：人民军医出版社，2012

［2］刘志杰.《金匮要略增补》师承课堂实录. 北京：人民军医出版社，2009

［3］李可. 李可老中医急危重症疑难病经验专辑. 太原：山西科学技术出版社，2006

 # 惊悸吐衄下血胸满瘀血病脉证并治第十六

病名含义

惊悸　惊即惊恐不安，神情不定，是病人的自觉症状；悸是自觉心中跳动不宁。两者常同时存在。

吐血　指血从口中吐出，包括咳血、咯血。

衄血　指鼻衄，包括牙龈出血。

下血　指大便出血。

吐、衄、下血均为血溢脉外，因出血部位不同而命名，篇中提出了温、凉、补、泻的不同方药，至今仍有效的用于临床。

胸满　仅是瘀血的一个症状，不是独立疾病。

瘀血　由血液运行不畅，离经之血未消形成。

一、惊悸

（一）成因

原文1 寸口脉动而弱，动即为惊，弱即为悸。

原文解读 从脉象论述惊悸的病因病机。①惊悸的脉象与病机。寸口脉动，为惊，大惊卒恐，气血紊乱；弱，为悸，气血不足，心脉失养。②惊悸的区别与联系。惊多由外来，常为一时之变，证多实，惊后多悸；悸常由内发，多成慢性久病，证多虚，悸者多惊。二者互为因果，每多并见。

（二）证治

1. 火邪致惊

原文12 火邪者，桂枝去芍药加蜀漆牡蛎龙骨救逆汤主之。

桂枝去芍药加蜀漆龙骨牡蛎救逆汤方：

桂枝（去皮）三两，甘草（炙）二两，生姜（切）三两，大枣十二枚，牡蛎（熬）五两，蜀漆（洗去腥）三两，龙骨四两。

上为末，以水一斗二升，先煮蜀漆减二升，内诸药，煮取三升，去滓。温服一升。

参考量 桂枝30克，炙甘草20克，生姜30克，大枣8枚，牡蛎50克，蜀漆30克，龙骨40克。水2400毫升，先煎蜀漆减400毫升，内诸药，煮取600毫升，温服200毫升。

使用注意 本方煎煮时先煎蜀漆，减其毒性及燥烈之性，后下余药。若未能先煎蜀漆，往往会引起呕吐、恶心。方中蜀漆难求，可用常山或其他祛痰药代之，如胆星、天竺黄、远志、竹茹等。胡希恕常用半夏、茯苓代蜀漆。

解词 火邪，指太阳病应发汗而误用火疗（温灸、热熨、电理疗）而出现的反应性发热、浴室眩晕及由此所致的便血、惊狂、卧起不安者，均称为火邪。

《伤寒论》有"太阳病，以火熏之，不得汗，其人必躁，必清血（指便血），名为火邪"。

原文解读 论述火劫致惊的治法。惊狂，卧起不安，因过汗伤阳（津液），心阳虚极，心神无所依附，痰浊上乘，心神被扰。从而出现精神惊恐不安，狂躁不宁。本条可引申为烤电、火灸、烧烫伤、浴室眩晕、雷击、触电及取暖后等导致的反应性发热、眩晕、头痛、便血、烦躁等病证。

胡希恕教授说，伤寒脉浮，本宜麻黄汤发汗治之，而医以火迫使大汗出，徒亡津液，使表不解导致急剧的气上冲，并激动里饮，而发惊狂，以至卧起不安者，宜桂枝去芍药加蜀漆龙骨牡蛎救逆汤主之。

辨证要点及方证指征 ①便血、心悸，坐卧不安或失眠；②胸腹动悸，惊恐，烦躁，发狂；③脉动或弱。本条主要是冲气挟痰饮上冲，致便血、惊狂，卧起不安，以惊为主。

病机 发汗太过，心阳受伤，心神不敛，复被痰扰。属太阳、阳明合病。

治法 温补心阳，镇惊安神。用桂枝去芍药加蜀漆龙骨牡蛎救逆汤。

方解 桂枝汤去芍药，温通心阳，敛气平冲；龙骨、牡蛎，镇惊潜阳以安神。

蜀漆（常山苗），豁痰化饮，先安未受邪之地。诸药合用，温通心阳，镇惊安神。

临床应用 用于精神分裂症、神经衰弱、脑病、高血压、大动脉瘤等见烦躁而属心阳虚，心神不敛，复被痰扰者。也可用于多种心脏病如风心病快速房颤、病毒性心肌炎、频发房性期前收缩、冠心病频发房性期前收缩及房颤等所致的心悸、胸闷、气短、乏力、脉促或结等。

日本学者藤平健用本方治疗雷击后全身烧伤的危重患者取得显效。也有人报道以黄芪代替方中的蜀漆，用来治疗烧烫伤效果很好。

鉴别 桂枝甘草龙骨牡蛎汤与桂枝去芍药加蜀漆龙牡救逆汤鉴别。①二者均能治惊恐伤神，气上冲逆所致的烦躁失眠；②不同点是前者是心阳不足，心神失敛，临床以心悸、烦躁、失眠为主；后者更兼激动里饮而寒饮上逆，见心悸烦躁失眠兼惊狂，卧起不安。

病案举例1：心悸烦躁

方某，女，50岁。2016年7月2日诊。三天前以心悸、易惊，烦躁不安10余天来诊，要求输液治疗，余查其血压、脉搏、心率均正常，输生脉加黄芪三天无效，建议用中药治疗。

患者病起于情志不遂，查无器质性病变。细询之心悸特点有四：一是睡不踏实，睡中易醒，醒后心中悸动恐惧不已；二是不敢突闻声音，闻声即惊惧心悸；三是心悸发作多伴全身悸动；四是胆小易惊。查其舌质暗淡，边有齿痕，苔薄白而水滑，脉虚弦。

诊断：神经衰弱。中医辨证：心阳不足，心神不敛，复被痰扰。用桂枝去芍药加蜀漆龙牡救逆汤合二陈汤。桂枝30克，炙甘草20克，龙骨40克，牡蛎40克，橘红30克，旱半夏30克，茯苓40克，琥珀（冲）10克，甘松15克。3剂，水煎服。

7月15日二诊：诉上药服后心悸、烦躁、易惊消失，自以为痊愈而未来复诊，近几天又因情志刺激，心悸复作，求再用上药治之，桂枝20克，肉桂15克，炙甘草20克，龙骨30克，牡蛎30克，橘红30克，旱半夏30克，茯苓40克，琥珀（冲）10克。5剂。

按语　本案方为桂枝去芍药加蜀漆龙牡救逆汤去姜枣，用半夏茯苓代蜀漆化裁而成。本案心悸有两个特点：一是起于情志因素，心悸伴有全身悸动感、上冲感，平时怕冷，舌淡脉虚弦，是桂甘龙牡汤证；二是胆小易惊，平时晕车，属敏感的半夏体质，二陈汤证。方证辨证加体质辨证，故效如桴鼓。

2. 水饮致悸

原文13　心下悸者，半夏麻黄丸主之。

半夏麻黄丸方　半夏、麻黄等分。

上二味，末之，炼蜜和丸小豆大，饮服三丸，日三服。

原文解读　论述水饮致悸的证治。张璐玉说："心下悸，有气虚、血虚、属饮、属火之殊。"本条叙证简略，以方测证，应属水饮内停，上凌于心，心阳被遏之心悸。既属饮悸，当有喘、呕等肺气被郁，胃失和降的表现。

辨证要点及方证指征　①心下（心窝部）悸动，每因饮水或平卧时加重，伴有胸脘痞闷；②咳唾清稀痰涎，呕吐，头晕目眩；③舌苔白滑。本条心下悸由于水饮所致。

本证见于半夏体质与麻黄体质的结合体之人。

半夏体质：体型偏胖，多疑善虑，易惊恐，易紧张，失眠、噩梦，心悸，舌苔厚滑黏腻，或舌边有两条由细小唾液泡沫堆积而成的白线，或有齿痕舌。

麻黄体质：黄胖或黑胖者，皮肤较粗、较干燥。平时不易出汗，身体比较壮实。易闭汗或汗出不畅，易受寒、易喘、易鼻塞流清涕，肌肉酸重感。

病机　水饮内停，上凌于心，心阳被遏。

治法　蠲饮通阳，降逆定悸。方用半夏麻黄丸。

方解　半夏，蠲饮降逆；麻黄，宣发阳气。阳气不能过发，水饮未易速消，故以丸药缓图。

二、吐衄下血

（一）成因

原文7　夫酒客咳者，必致吐血，此因极饮过度所致也。

解词　酒客，指长期饮酒的人。

原文解读　论述酒客咳、吐血的病因病机。平素嗜酒之人，又患咳嗽，常可导致吐血。饮酒过度，酒毒湿热蕴郁，积于胃而熏于肺，肺失肃降则咳；热伤血络则吐血。

（二）证治

1. 虚寒吐血

原文14　吐血不止者，柏叶汤主之。

柏叶汤方　柏叶、干姜各三两，艾三把。

上三味，以水五升，取马通汁一升，合煮取一升，分温再服。

参考量　柏叶、干姜各30克，艾叶20克。水1000毫升，加马通汁（童便代）200毫升，煎取200毫升，分温作两次服。

解词　马通汁，指马粪加水过滤取其汁而成。现多用童便代之。

原文解读　论述虚寒吐血的证治。"吐血不止"可由多种原因导致，以药测证，本条属中气虚寒，气不摄血所致。当兼有：面色萎黄，舌淡，脉虚等症。

辨证要点及方证指征　①吐血、衄血日久不止，血色淡红或暗红；②面色㿠白或萎黄，神疲体倦；③舌淡苔白，脉虚弱无力等。

病机 中气虚寒，气不摄血。属太阴病证。

治法 温中止血。用柏叶汤。

方解 柏叶，清降止血；艾叶、干姜，温中摄血；马通汁，引血下行。

名医解方 胡希恕教授认为，因柏叶、干姜、艾叶都是温性药，能治虚寒性出血，方中可加强壮性止血药阿胶，则效果会更好。三药可炒炭，以加强止血效果。本方对吐血、咯血、衄血等属中气虚寒者效果极好。

病案举例2（朱培府医案）：肺结核咯血

秦某，女，28岁。2012年1月7日诊。9年前患双肺空洞性肺结核伴咯血，经我治疗后咯血止而空洞愈合。1月前又开始咯血，已服西药20多天无效，今来求治。

刻诊：身体瘦弱，颜面苍黄而晦暗，两颧微红，唇甲色淡，呼吸气急，动则喘息，频发阵咳，咯吐血痰，血色暗红，痰色白黏，潮热盗汗，畏寒怕冷，头晕头蒙，腰困乏力，手足微凉而手足心热，胸闷心烦，夜寐不安，口淡无味，纳食不香，小便不多，大便溏薄，近两月无月经，无白带，阴道干涩。舌体稍胖，质淡红，边有齿痕，苔薄黄。脉寸关虚大，两尺弱数，不任重按。

辨六纲是太阴阳明少阴属厥阴。辨五证为烦、饮、滞。用《金匮》柏叶汤合《小品方》杜仲牡蛎散。柏叶30克，干姜30克，艾叶30克，杜仲30克，牡蛎30克，轮回酒200毫升。2剂。水1200毫升，加童便同煮，取药液600毫升，分温2服，1日1夜连服2剂。

9日二诊：药服完精神略安，咯血见轻，盗汗亦减，腰困稍好，余症依然。

用方为柏叶汤合《千金》牡蛎散加阿胶。柏叶45克，干姜45克，艾叶45克，轮回酒200毫升，牡蛎45克，白术45克，防风45克，阿胶（烊化）30克。2剂。水1600毫升，加轮回酒同煮，取药液800毫升，分温四服，日3次夜1次。

12日三诊：咯血已止，纳食略增，畏寒手足凉好转，头晕减而仍蒙，夜渐能寐，偶尔潮热，稍喘，气力不足，阴道干涩略减，小便增，大便趋于成形。

柏叶汤加生山药120克。4剂，水煎服，1日1剂，分3次服。

16日四诊：潮热退而月经至，面色好转，经色经量均可，双乳微胀，阴道湿润，有少量白带分泌，无色无味，纳食渐增，睡眠渐好，手足已温，余症基本恢复。因有事外出，不便服汤药，取本所"保肺滋膏"2瓶及"培元散"2包，嘱其按时服用。

2月3日五诊：言诸症均愈，体重由原80斤增至103斤，面色红润，语音清悦，不愿做X胸透，又取"保肺滋膏"2瓶及"培元散"2包，再三拜谢而去。

2. 热盛吐衄

原文17 心气不足，吐血、衄血，泻心汤主之。

泻心汤方 亦治霍乱。大黄二两，黄芩、黄连各一两。

上三味，以水三升，煮取一升，顿服之。

参考量 大黄20克，黄芩、黄连各10克。水600毫升，煎取200毫升，顿服之。

原文解读 论述热盛吐衄的证治。本条由心火亢盛，迫血妄行所致。心火亢盛，耗伤气津，心气不足；迫血妄行，致吐血衄血。当有出血鲜红，面目红赤，心烦不安，尿黄便干，脉数，舌红苔黄等表现。

辨证要点及方证指征 ①吐血衄血，量多色鲜红或出血倾向；②烦躁不安、面色潮红或大黄体质；③心下痞、便秘、心烦口渴；④舌质暗红坚老、舌苔黄腻或干燥（黄连舌）；⑤脉实有力，数、滑。本证的主要指征是：不安感、面潮红，烦躁便秘、心下痞塞、脉浮大有力。

体质特点 ①面红体胖、大腹便便，上腹部按之充实有力者；②肤黑干瘦，烦躁不安者；③肤色偏白，时而阵发性面色潮红，轰热感者；④上部轰热感，下部足冷者。

病机 心火亢盛，迫血妄行。属阳明病证。

治法 苦寒直折，降火止血。方用泻心汤。

方解 黄芩、黄连，泻火清热；大黄，泻火通便。（大黄可治上部充血）共使火下降而血止。本方亦适应于头面轰热感、精神不安、便秘、出血倾向等。

按语 本方是水煎顿服，不同于《伤寒论》中的麻沸汤浸泡绞汁温服，取苦寒直折而止血。胡希恕经验是大黄先以水冲泡，以浸泡之水再煮芩连，不致大泻。

　　本方用于伴有颜面潮红、轰热感和不安感的出血证。止血时药宜放冷服。

　　名医解方　黄煌教授指出，本方是强烈的清热泻火剂。从方剂组成看，应是黄连证与大黄证的结合体，或者说是大黄体质见黄连证者。本方是经典的止血剂、抗炎剂、解毒剂、健脑剂及通补性的保健剂。用于治疗支气管扩张咯血、肺结核咯血、鼻衄、上消化道出血、眼底出血、颅内出血、血小板减少性紫癜等多种出血症。也可用于高血压、动脉硬化、脑出血、脑梗死、高脂血症、高黏血症、高血糖、肥胖等心脑血管病及代谢病。以及胃炎、胃溃疡、胆囊炎、胰腺炎、牙周脓肿、扁桃体炎、盆腔炎、银屑病等外科、皮肤科感染等。泻心汤是人体上部出血的特效止血剂。可用于吐血、衄血、咯血及颅内出血（包括脑出血、蛛网膜下腔出血等出血性中风和脑外伤造成的颅内出血）。用药关键是"以利为度"。

　　注：适用本方的患者，大多面色潮红、脉实有力，往往伴有烦躁不安或失眠，或上腹部不适等症状。其大便倒不一定是秘结者，相反有不少大便一天几次，或黏滞不爽，本方中大黄可用制大黄，药后相反大便转干而顺畅。鼻衄，不论何人，只要无严重贫血或全身虚弱状态，就可考虑使用本方，而且，原方就有效果。血小板减少性紫癜，也属于衄血的范畴，是所谓的"肌衄"，可用本方合牛角地黄汤，另服用阿胶等。我治疗血小板减少性紫癜，必用三黄泻心汤。本方可作为保健药使用。对于现代社会的那些大腹便便，面红目赤，舌红苔厚，活动则气喘，营养过剩的人们，泻心汤恰是他们最好的保健药[1]。

　　临床应用　用于各种出血证，尤以吐血、咯血、衄血等上部出血效好，如上消化道出血；支气管扩张、肺结核所致的咯血；用于以红、肿、热、痛为表现的感染性化脓性炎症，尤其是头面部的疖肿、结膜炎、扁桃腺脓肿等；用于高血压、动脉硬化、脑卒中、脑梗死等心脑血管疾病伴有面红、便秘、头痛、胸闷不安等表现者；精神疾病，如精神分裂症、失眠等。

　　病案举例3：鼻衄

　　赵某，女，46岁，2015年9月8日诊。主诉鼻衄3天。患者平素血压偏高，近几天吃了几次火锅，又因家事着急上火，3天前出现鼻衄，开始是点滴间断而出，后出血量逐渐增多，急到镇上某诊所治疗，用西药止血，加中药清热凉血，治疗2日病势日增，由子女带至本所就诊。

刻诊：患者肥胖体质，面色红润油光，身体壮实，大腹便便。诉鼻衄3天，虽经纱布条压迫止血，仍不时从口腔、鼻腔渗血，若不慎纱布条脱落，则出血如泉涌而色鲜红，头部及鼻腔搏动性疼痛，头晕口干心烦，夜寐不佳，噩梦纷纭，口臭便秘，血压180/120mmHg，舌质红绛，苔黄而腻，脉滑数。

辨证：心胃之火亢盛，迫血妄行。治宜苦寒直折，降火止血。用三黄泻心汤。

黄芩30克，黄连15克，大黄15克。水800毫升，煎至400毫升，分2次服。

9月9日二诊：服药1次，矢气频频而奇臭，服药2次，泻黄色奇臭大便3次，感头目清爽，头部搏动感及鼻腔渗血消失，夜能安寐。复诊时，余小心去除鼻腔填塞的纱条，未见出血。查血压140/90mmHg。上方继服1剂，3天后来电告知，诸症消失而痊愈。

按语：应用三黄泻心汤，应掌握以下几点：一是病变部位在头面五官，病机属上焦火盛的疾病，如牙龈肿痛、吐衄、结膜炎、口疮等；二是病势为阳热亢盛，有上升趋势的病变如高血压、失眠等；三是有体质壮实、大便秘结、心烦失眠、苔黄脉数等心胃实火亢盛表现者。临床上，无论何病，只要具备以上三种特点者，均可选用。

病案举例4：头部顽固性湿疹

余某，男，42岁。2015年7月14日诊。主诉头顶部出疹，瘙痒流黄水，反复发作半年余。患者素喜饮酒食辣，半年前头部出疹，瘙痒流黄水，在多处治疗无效，1月前在本所用中药十几付，效果不明显，今天找我治疗。

刻诊：头顶部湿疹密布，发红流水，瘙痒难忍，头皮油光发亮，油脂多而发痒，胃脘部痞硬胀满不适，按之柔软不痛，心烦易怒，夜寐不安，舌质红苔黄厚而腻，脉滑数，关前尤甚。

诊断：头部湿疹。用三黄泻心汤清泄上焦郁热。大黄15克，黄连12克，黄芩25克。上3味，捣为粗末，以滚沸的开水加盖浸泡10分钟，滤取汁液约450毫升，分3次服，每日1剂。3剂。

7月20日二诊：湿疹消失，瘙痒减轻，胃脘部痞满感减轻过半，心烦失眠消失，查舌质红，苔厚腻转薄，脉仍滑数。药已中病，继用黄连解毒汤。

大黄15克，黄连12克，黄芩25克，黄柏15克，栀子15克。前3味，捣为粗末，以滚沸的开水加盖浸泡10分钟。后2味。水煎后滤取药液150毫升，与上三黄浸出液450毫升混合，每次200毫升，每天3次服。4剂。上药服完，痊愈。

病案举例5：颜面发红潮热

刘某，女，32岁，本镇人。2016年11月4日诊。以颜面发红潮热在本所经余弟用中药治疗，初服有效，再用无效，前后三诊，以效无果而转求我治。观其面色白静秀气，前额及两颊潮红发热，问及饮食、二便、睡眠、月经均正常，诉潮热多于食辣或熬夜时即加重，并伴有心烦，手足心热，视其舌红苔薄黄，脉浮滑而数，寸部较甚。初用三物黄芩汤四剂效不显，复用二仙汤合犀角地黄汤得显效，前后四诊，服药十余剂得以控制。不料春节全家聚会，高兴之余，饮酒食辣之戒大开，几天后面红轰热又起，再服前方无效，今日来诊，要求改方。细问之下，诉每次轰热发作前几天大便变黏而便解不畅，伴有心下痞闷，心烦不安，口苦有异味，胸以上轰热等表现。结合舌红苔薄黄，脉浮滑而数，寸部较甚，显系上焦胸膈郁热上扰所致。于是改用三黄泻心汤单刀直入，苦寒直折。大黄10克，黄连8克，黄芩15克。3剂，水煎服。

3天后如期应诊，诉服完上药便畅眠安，心烦、胸痞、面部轰热均消失，效果之捷远胜以前数诊之方。效不更方，前方继服3剂。

按语：三黄泻心汤可用于上焦郁热、心火亢盛所致的颜面潮红、轰热感和不安感。方中芩连泻火清热，大黄泻火通便。其中大黄在本方中更在于疏导上部的炎症和充血状态，共使气顺火降而轰热止。

名医经验：黄煌教授谈止血经方——泻心汤及黄连阿胶汤

肖女士丰腴白皙，今夏突发心动过速，医院查：血小板1.6万/mm³，确诊为干燥综合征引起的血小板减少性紫癜，遂做了脾切除，术后服激素，血小板一直维持在3万左右。1月前找我诊治，诉异常口渴，饮水多，晚上睡眠差，出汗，手足心热，视物模糊，四肢麻木，大便干结如栗，月经半月一行，量多，有血块。舌暗红、舌面干燥，脉滑数，102次/分。

处方：黄连6克，黄芩20克，制大黄10克，生地黄40克，白芍30克，阿胶20克。

服药2周，血小板上升至9.8万，皮下紫癜消失，大便畅快，盗汗消失，视力亦恢复，睡眠佳，针眼恢复快，经来血块消失，激素用量减少，脉滑，90次/分。将生地黄加至50克，白芍加至40克，继服，并停激素。1月后复查，血小板正常。

按语：本方为三黄泻心汤合黄连阿胶汤。三黄泻心汤古名"火齐汤"，治"吐血衄血"，后世沿用治疗出血效果灵验。我用其治疗蛛网膜下腔出血、脑出血、鼻衄、血小板减少性紫癜、上消化道出血等，屡用屡效。黄连阿胶汤治"心中烦，不得卧"，以方测证，必定用于出血，因出血用阿胶，是仲景的惯例，如胶艾汤、温经汤等均有阿胶。本方加生地也是用于止血。因《金匮》内补当归建中汤条下有"崩伤内衄不止，加地黄六两、阿胶三两"，生地黄用于止血量要大，一般30克以上，我最多用80克。

鉴别　泻心汤与柏叶汤鉴别。①泻心汤与柏叶汤均治吐衄出血，但寒热各异。②吐衄兼面赤气粗，烦渴，脉数大有力，为气逆血热，属泻心汤证；吐衄兼面色萎黄或㿠白，舌淡脉虚，为气血虚寒，属柏叶汤证。

3. 虚寒便血

原文15　下血，先便后血，此远血也，黄土汤主之。

黄土汤方　亦主吐血、衄血。炙甘草、干地黄、白术、炮附子、阿胶、黄芩各三两，灶中黄土半斤。

上七味，以水八升，煮取三升，分温二服。

参考量　炙甘草、干地黄、白术、炮附子、阿胶、黄芩各30克，灶中黄土80克。水1600毫升煎取600毫升，分温2服。

原文解读 论述虚寒便血的证治。先便后血（远血），属脾气虚寒，不能统摄，为虚寒下血。当兼血色紫暗，伴腹痛喜温喜按，面色无华，四肢不温等症。本条之"远血""近血"，指出血部位距离肛门远近而言。"远血"指出血在上消化道，以大便如柏油样黑而光泽为特点。"近血"指出血在下消化道或肛门，以血色鲜红为特点，多见于痔疮出血。

辨证要点及方证指征 ①下血先便后血，血色暗淡，精神不振，手足烦热；②腹痛、下利、或微有浮肿；③舌淡、脉沉细、迟或紧。

黄煌教授指出：本证之出血，有出血时间长、量大、难止的特点。患者呈"贫血貌"，多表现为"虚寒"状态，见体力衰惫，面色口唇苍白，畏寒喜暖，时时烦热感。且多为下部出血，如子宫出血、胃肠道出血、尿道及膀胱出血等[2]。

病机 中焦脾气虚寒，统摄无权。属太阴、阳明合病。

治法 温中摄血。方用黄土汤。

方解 灶心黄土，温中涩肠止血；白术、甘草、附子，健脾温阳摄血；地黄、阿胶，滋阴养血止血；黄芩，反佐以防过温。本方为温脾摄血之良剂。若无灶心黄土，可用赤石脂代之。

临床应用 本方不但用于虚寒便血，亦可用于吐血、衄血、崩漏等症，但必须是脾气虚寒，不能摄血所致者。

鉴别 黄土汤与泻心汤鉴别。①本方与泻心汤都能止血，均可用于上消化道出血症。②泻心汤治上部的实热出血，血色鲜红，势急量多，伴烦躁亢奋症状；黄土汤治下部的虚寒出血，血色暗淡，势缓量小，伴畏寒萎靡表现。

名家医案1（胡希恕医案）：胃脘痛

甄某，男，45岁，病案号61442。初诊日期1965年12月9日。1963年曾患胃脘痛，经X线钡剂检查确诊为胃溃疡，经治疗一度缓解，近一月来又常胃脘痛，饭前明显，口干不思饮，时感头晕、乏力，大便溏黑，潜血强阳性，苔白，脉沉弦细。与黄土汤：伏龙肝3两，炮姜3钱，附子3钱，党参3钱，炒白术3钱，生地炭8钱，当归3钱，川芎2钱，白芍4钱，艾叶3钱，阿胶3钱，炙甘草2钱，黄芩

3钱。

结果：上药服3剂胃脘痛已，6剂潜血转阴性。

病案举例6：便血（放射性肠炎）

患者，张某，女，67岁，卢氏沙河人。2011年12月12日诊。主诉大便出血3年余。患者3年前因子宫癌在卢氏县医院做放射治疗，疗程结束即发生小腹痛，大便出血。初在县医院按"放射性肠炎"治疗1个月无效，此后曾多处求医，辗转2年，病情时好时坏，经人介绍就诊于本所。

刻诊：大便下血，血色紫暗成块，有时呈鲜红色，先便后血。小腹隐痛，喜温按，大便日1～2次，成形粪便，食纳稍减，伴身体消瘦，面色萎黄，神疲乏力，心悸气短，舌淡苔薄，脉细缓无力。

诊为"放射性肠炎"，中焦虚寒，不能摄血。用黄土汤合补络补管汤。灶心黄土（打碎先煎，用所煎之水煎药）50克，生地黄20克，黄芩炭15克，炙甘草12克，阿胶（烊化）15克，土炒白术20克，附子12克，醋艾叶15克，侧柏炭15克，龙牡（先煎）各30克，山茱萸15克，三七粉（冲）12克，生山药40克。水煎服，5剂。

2012年4月29日二诊：患者诉上药服后便血止，食纳增，全身症状全部消失，自以为病愈，未再复诊。1月前因种袋料香菇劳累过度便血又发作，来本所就诊时适逢笔者外出旅游，由余弟诊治后效不显，今来求再用一诊方化裁治疗。

刻诊：病情同前而稍轻，仍用一诊方。5剂，水煎服。

药服后3天便血止，未再复诊。后经随访，愈后未发，体健如初。

4. 湿热便血

原文16 下血，先血后便，此近血也，赤小豆当归散主之。

原文解读 论述湿热便血的证治。先便后血（近血），属大肠湿热，灼伤经络，为湿热下血。既曰湿热下血，当兼下血鲜红，大便不畅，舌红苔黄腻，脉数。

辨证要点 ①下血，先血后便，血色鲜红，血量不多或伴有黏液；②大便不畅，舌红脉数。

病机 湿热蕴结于大肠,灼伤阴络,迫血外溢。属痔漏类出血。

治法 清热利湿,活血止血。用赤小豆当归散。

注:赤小豆当归散中的赤小豆要浸令芽出,曝干才行,要遵古法应用。

鉴别 黄土汤与赤小豆当归散鉴别。①黄土汤与赤小豆当归散均能治大便出血。②黄土汤,虚寒下血,血色紫暗稀薄,面色无华,神疲便溏,舌淡脉虚;赤豆当归散,湿热下血,血色鲜红,舌红苔黄腻,脉滑数。

名家医案2(冯世纶医案):**慢性前列腺炎**

刘某,男,34岁,2011年3月11日诊。诉2003年患前列腺炎,经冯老治愈。因饮酒复发1个月,现尿频、尿急、会阴坠胀,尿灼热,起夜1次,口微干,失眠,每日仅睡3~4小时,大便有血不痛1个月,出血有时在便前,有时在便后色鲜红,纳可,舌淡苔白润,脉弦小数。

辨六经属太阴挟瘀证,辨方证为肾着汤合赤豆当归散方证。茯苓15克,炮干姜10克,苍术15克,炙甘草6克,赤小豆15克,当归10克。7剂,水煎服,日1剂。结果:便血已,小便热已。

三、瘀血

原文10 病人胸满,唇痿舌青,口燥,但欲嗽水不欲咽,无寒热,脉微大来迟,腹不满,其人言我满,为有瘀血。

原文解读 论述瘀血的脉症。胸满,因瘀血阻滞,气机痞塞;腹不满其人言我满,是血瘀于经隧导致;唇痿舌青,因瘀阻新血不能外荣;口燥,为血瘀滞津,不能上承;嗽水不欲咽,是血瘀滞津,并非阴亏;无寒热,表明无外感之象;脉微大来迟,因瘀血内阻,脉道不利。本病属瘀血内阻。

辨证要领:"唇痿舌青"和"口燥,但欲嗽水不欲咽"是辨别瘀血的两项指征,特别是舌质紫暗或舌边尖有青紫色瘀斑,有较大的诊断价值。另外,临床可结合胸腹胀满必出现刺痛、拒按、脉象涩滞迟缓,这些都是瘀血证辨证的重要依据。

原文11 病者如热状,烦满,口干燥而渴,其脉反无热,此为阴伏,是瘀血也，当下之。

原文解读 论述瘀血化热的脉症和治法。①本条与上条均论瘀血，上条是单纯瘀血，本条是瘀血夹热。有热之状，心胸烦满，口干燥而渴；无热之脉，其脉反无热象。此瘀血阻滞，郁而化热，伏于阴分所致。②治疗。当下之，使瘀血祛则郁热可解。可酌用桃核承气汤、抵当汤等均可。

参考文献

［1］黄煌. 经方的魅力. 北京：人民卫生出版社，2006

［2］黄煌. 经方100首. 南京：江苏科学技术出版社，2005

呕吐哕下利病脉证并治第十七

病名含义

呕吐 呕，有声有物为呕；吐，无声有物为吐。呕与吐常同时发生，故呕吐并称。二者病位在胃，多涉及肝脾。

哕 即呃逆，以气逆上冲，喉间呃呃有声，声短而频，甚则不能自制为主症。

下利 包括泄泻和痢疾。其病位在大肠，多涉及于肾。

一、呕吐

（一）成因与脉症

1. 饮邪致呕

原文2 先呕却渴者，此为欲解，先渴却呕者，为水停心下，此属饮家。
呕家本渴，今反不渴者，以心下有支饮故也，此属支饮。

原文解读 论述停饮呕吐的辨证。本条内容亦见于痰饮篇，着重从口渴情况辨别水饮呕吐。停饮呕吐，先呕后渴，为饮随呕去，欲解；先渴后呕，是水饮仍留，为停饮。呕吐伤津，本应口渴，反不渴，为水饮内停。从以上看出，先渴后呕或呕而不渴，均为有停饮，治当化饮，前述之小半夏汤、小半夏加茯苓汤等均可选用。

按语　水饮致呕的辨证要点是"口渴"与否。呕而渴为饮去阳复；呕而不渴，为饮盛阳弱；渴而呕，为饮阻阳郁，水停心下。

2. 误治致呕

原文3　问曰：病人脉数，数为热，当消谷引食，而反吐者何也？师曰：以发其汗，令阳微，膈气虚，脉乃数。数为客热，不能消谷，胃中虚冷故也。

脉弦者虚也。胃气无余，朝食暮吐，变为胃反。寒在于上，医反下之，令脉反弦，故名曰虚。

解词　①膈气，指胸中宗气。②客热，指虚热或假热。③胃反，指朝食暮吐，暮食朝吐的病证。

原文解读　论述误治导致虚寒胃反呕吐的病机。本条包括误汗伤阳和误下伤胃两种病机。①误汗伤阳，胃中虚冷，不能腐熟，导致胃反的病机和脉症。病者脉数（数为热），当消谷引食，反不食呕吐，以发其汗，令阳微膈气虚，不能消谷所致。由此可知，此处脉数为胃气虚寒，虚阳浮越之象（数为客热），必数而无力。②误下伤胃所致胃反的脉症和病机。脉弦（胃气虚寒），是寒复寒下，胃阳再伤，虚寒上逆导致。胃气无余，朝食暮吐，为胃反证。胃反并非皆因误汗误下导致，各种原因导致胃中虚寒者，皆可形成本病。

3. 胃反的病机与脉症

原文5　趺阳脉浮而涩，浮则为虚，涩则伤脾，脾伤则不磨，朝食暮吐，暮食朝吐，宿谷不化，名曰胃反。脉紧而涩，其病难治。

原文解读　论述脾胃两虚胃反的病机、脉症和预后。①脉症与病机。趺阳脉浮，为胃阳虚；涩，为脾阴虚。脾胃两虚，健运腐熟失常，朝食暮吐，暮食朝吐，宿谷不化，即胃反。尤怡说："浮则为虚者，胃之阳虚也；涩则伤脾者，脾之阴伤也。"②预后。胃反脉紧是寒邪盛，涩是津血亏，胃中因虚而寒，因寒而燥之象，阴阳两虚。滋阴则损阳，补阳则伤阴，故"其病难治"。

按语　从本条看，胃反病的主症是"朝食暮吐，暮食朝吐，宿谷不化"。

原文4 寸口脉微而数，微则无气，无气则营虚，营虚则血不足，血不足则胸中冷。

原文解读 从脉象上论述胃反气血俱虚的病机。此处寸口指两手六部脉。寸口脉微而数，指脉数而无力。气虚俱虚，胸中宗气不足，胸中冷。气血不足，胸中寒冷亦是胃反病的常见病机。

（二）治则与禁忌

原文1 夫呕家有痈脓，不可止呕，脓尽自愈。

原文解读 论述内有痈脓而呕吐的治法。①关于"呕家有痈脓，不可止呕"。呕家吐脓，为内痈已溃，脓液外出所致，属正气逐邪的反映。此时痈脓是病之本，呕是病之标，呕由痈脓引起，脓尽呕自止，故云"不可止呕，脓尽自愈"。若见呕止呕，呕止则脓无从出，必养痈诒患。②关于"脓尽自愈"。此处的"脓尽自愈"不是待脓自尽，而要求尽快采用积极有效的治疗，使脓尽快排尽。总之，本条提示我们，一般情况下，治病必求其本。同理，饮食新伤呕吐，误食毒物呕吐等亦不可止呕，甚或促使其吐，使毒物尽早排出。

原文6 病人欲吐者，不可下之。

原文解读 指出治病当因势利导。病人欲吐，病位在上，正气有驱邪使上出之势。治疗当因其势而吐之，邪去病解；若逆而下之，则难中病所，而反伤正气，使正虚邪陷，或痞或利，变证蜂起，故"不可下之"。

按语 病人欲吐，为邪居高位，慎用攻下。治宜因势利导，当用吐法。

（三）证治

1. 寒证

（1）肝胃虚寒

原文8 呕而胸满者，吴茱萸汤主之。

原文9 干呕，吐涎沫，头痛者，吴茱萸汤主之。

吴茱萸汤方 吴茱萸（洗）一升，人参三两，生姜（切）六两，大枣十二枚。

上四味，以水五升，煮取三升，去滓，温服七合，日三服。

参考量 吴茱萸（洗）35克，人参30克，生姜60克，大枣8枚。水1000毫升煎取600毫升，温服140毫升，日三服。

使用注意　①本方吴茱萸后注有"洗"字，李可老中医认为是用开水冲洗7次后入煎，可免入口辛辣及服后"瞑眩"之弊。因吴茱萸辛苦大热，其性躁烈，洗后可去其燥烈之性。临床上凡遇小儿、老人、羸弱病人则先煎沸2~3分钟，换水重煎，则更稳妥；②本方中吴茱萸用1升，合现代50克。李可认为吴茱萸用10克以下无效，15克显效，30克攻无不克。可见吴茱萸的剂量是影响疗效的重要因素；③前人经验是本方中生姜量倍于吴茱萸，人参量等于吴茱萸，这时疗效最佳；④本方服后有20%可出现头痛加剧、或眩晕、或欲呕、或觉身体麻痹、或觉烦热等不良反应。临床应注意观察，事先和病人作交代，以免患者惊慌。

原文解读　胃虚寒凝呕吐和胃虚停饮挟肝气上逆干呕头痛的证治。呕吐而上腹部膨满者，为吴茱萸汤证；恶心干呕，吐唾液黏液涎沫样物，并伴有头痛的，亦是吴茱萸汤证。胃中阳虚，寒饮停留，胃气上逆，则呕吐；上乘胸位，则胸满；挟肝寒循经上冲，则干呕，吐涎沫，头痛。

辨证要点及方证指征　①呕吐痰涎清稀，或干呕吐涎沫；②心下痞硬且满，按之痛或不适感；③呕吐泻利，手足冷、烦躁而坐卧不安；④阵发性头痛，以头顶部为甚，偏侧头痛多见，或痛连及肩颈、痛时伴干呕、吐涎沫，面色青黄或苍白；⑤舌淡苔白滑，脉弦或紧或沉迟。

本证属中焦虚寒、寒饮上逆或肝寒挟水饮上逆所致的虚性兴奋状态，见烦躁不安，重者烦躁欲死，呕吐、头痛、胸部及心下胃脘部有重压感、略膨胀或凹陷、干呕吐涎沫、下利、胃脘部有振水音、面色苍白或青黄、脉沉细迟等。

黄煌教授在《经方一百首》中总结，本证头痛有以下特点：①程度剧烈：病人每以手捶头或以头击墙，且疼痛易慢性化或趋向顽固性；②以巅顶痛及偏头痛居多，有的从巅顶连及颈肩一线酸痛；③伴有手足逆冷；④头痛几乎都伴有呕吐，只是呕吐的程度有别：既可为呕吐不止，也可为轻微恶心；或仅仅是口吐涎沫，或流口水；呕吐物可为黄水、清稀痰涎，也可为清水，同时还会夹杂少量食物。呕吐量也多少不一。

《汉方治疗的实际》描述本方的应用指征："用于发作性剧烈头痛，且多为偏头痛型。发作剧烈则呕吐。常于疲劳、食量过多、妇女月经之前发病，1个月发作1～2次或5～6次。发作时由于颈肌收缩，故从肩至颈酸痛严重，由左向右者较多，即从耳后连向太阳穴。这种酸痛，为用此方指征之一。发作时诉心下部臌满，胃不适者甚多，称之为'心下逆满'，也是此方重要指征。又发作时，足厥冷甚，脉沉迟、烦躁、坐卧不安，起居苦闷。发生剧烈呕吐时，常不休止，严重时，则吐胆汁。头痛不发时，可持续2～3个月。发作时，服此汤头痛立止。"[1]

病机 胃虚寒盛，寒饮上逆。属太阴病证。

治法 温胃散寒，化饮降逆。方用吴茱萸汤。

方解 吴茱萸，温中散寒降逆；生姜，散寒降逆止呕；人参、大枣，补脾益气和中。诸药合用，温胃散寒，补中泄浊，降逆止呕。

名医解方 胡希恕教授指出，头痛，尤其是幼儿偏头痛，临床显吴茱萸汤证为多。若恶心得厉害并牵扯到头痛（尤其偏头痛），或胃痛得厉害，应加吴茱萸，实不异于吴茱萸汤的合方，效佳。吴茱萸汤证以水气上冲波及头脑者最为对证。

合小半夏加茯苓汤可加强止呕之功效；治胃酸过多、胃中痞痛、嗳气频频等，可与旋覆代赭汤合用；治头痛头晕、胃部胀满，胃脘有振水声可合苓桂术甘汤等。

临床应用 用于①急性头痛、慢性头痛、阵发性头痛、呕吐、烦躁、眩晕，及其他眩晕、昏倒；②偏头痛发作时目昏暗、手足厥冷、出冷汗、脉沉迟；③习惯性呕吐、习惯性吐涎沫、食物中毒后干呕、噫气不除、蛔虫症之呕吐、吐涎沫；④胃酸过多症之吞酸、头痛和呕吐；⑤尿毒症及子痫病之呕吐、烦躁；⑥呃逆及脚气冲心等。

病案举例1：恶阻（妊娠剧吐）

患者，冯某，女，35岁，2009年8月12日诊。妊娠3个月，剧吐日夜不停50余天，在本所由余弟给予维生素B6、溴米那普鲁卡因肌注加营养支持疗法点滴治疗2周，病情稍缓随即又发而呕吐不已，于8月12日邀我诊治。

刻诊：见患者行走需人搀扶，形瘦骨立，面色苍白带青，眼窝凹陷，时时泛呕，吐出物为清水痰涎，四肢逆冷，吐而不渴，舌淡苔薄白水滑，脉沉微欲绝。余辨为肝胃虚寒，浊阴上逆，予吴茱萸汤合小半夏汤加减以暖肝和胃，温中降逆。

吴茱萸15克（开水冲洗5次），生姜汁30毫升，半夏30克，红参12克，赭石粉30克，大枣7枚。水煎服。1剂。

余告知患者家属，药煎成后，每次1口，多次分服，以免服后再吐。患者小量频服几次后，觉药很对口，随后即逐渐加量，服后约4小时，呕吐即止。进食米汤半碗已不觉呕，1剂服完，每天能进3碗稀饭。后以原方再进3剂，呕吐未发，食欲正常，以糜粥自养，病情逐渐康复。足月后顺产一女婴。

病案举例2：肝寒犯胃头痛（血管紧张性头痛）

患者，董某，女，35岁，2012年10月4日诊。主诉阵发性头痛、眼花5年。患者诉："5年前开始出现头痛，发作前先感眼前冒金星，随即出现头痛，疼痛以前额痛为主，疼势剧烈，不能忍受，并伴眩晕，剧烈呕吐，吐至胃内无物为止，呕吐止则头痛渐缓解，每次持续约半小时，每年发作2~3次。近半年发作频繁，约半月发作1次，久治无效，找你诊治。"

体型干瘦，面色㿠白，冬天怕冷，平时无病。诊脉弦弱，舌淡苔白而水滑。

诊断：血管紧张性头痛。中医辨证：厥阴肝寒上逆。

方选吴茱萸汤合头风散。红参10克，生姜15克，大枣7个，吴茱萸15克，川芎30克。水煎服，4剂。头风散1剂（方见拙著《杏林发微》），每服4克，2次/日，开水冲服。

10月9日二诊：服药后眼花及头痛止，未发作，药已中病，上方再服4剂。

11月24日三诊：头痛眼花止后未发，随访至今，一切正常。

病案举例3：寒逆头痛

苏某，女，12岁，本村人，2012年5月15日诊。主诉头痛，呕吐2小时。患者素有头痛，发作则头痛剧烈，伴呕吐，屡止屡发。2小时前在学校听课时头痛突然发作，伴见胃痛，剧烈呕吐，其母急送本所就诊。

刻诊：头痛剧烈，呕吐不止，吐出物为白色涎沫，胃痛阵阵发作，面色苍白，四末冰冷，冷汗淋漓，口唇苍白略带发绀。查：颈软无抵抗，病理反射（－），上腹部压痛（＋）。舌质淡，苔白腻，脉沉弱。

诊断：①血管性头痛；②急性胃炎。中医辨证：厥阴肝寒犯胃之头痛。

由于胃痛呕吐剧烈，先注射溴米那普鲁卡因加静点奥美拉唑60毫克，待胃痛稍缓解时给吴茱萸汤加味。太子参15克，吴茱萸12克，生姜15克，大枣7个，半夏10克，川芎12克。1剂，水煎服。

第二天病人面带喜色来告曰：头痛、呕吐已止，食欲大增，查见患者面色红润，胃部压痛消失，其母见前方疗效极好，要求再服2剂以防复发。

按语：吴茱萸汤对头痛兼呕吐剧烈，吐出物为白色涎沫者，无论是颅内高压头痛、还是神经性头痛、血管性头痛，只要符合肝寒犯胃之病机者，均有1剂知，2剂已之奇效。

鉴别　本证和太阳中风鉴别。①本证和太阳中风均有干呕、头痛。②太阳中风头痛多在后部头项，有表证，干呕由表邪外束所致；本证头痛部位多在巅顶，无表证，呕吐由胃虚寒凝所致。

（2）阴盛格阳

原文14　呕而脉弱，小便复利，身有微热，见厥者难治，四逆汤主之。

四逆汤方　附子一枚（生用），干姜一两半，炙甘草二两。

上三味，以水三升，煮取一升二合，去滓，分温再服。强人可大附子一枚，干姜三两。

参考量　生附子10克（体壮者20克），干姜15克（体壮者30克），炙甘草20克。水600毫升煎取240毫升，分温作2次服。

原文解读　阴盛格阳呕吐的证治。诸证由阳衰阴盛导致。呕吐而症见脉弱，小便自利，身微热而四肢逆冷，是阴盛格阳；阴寒上逆，阳气虚弱，则呕而脉弱；阴盛于下，肾气不固，则小便自利；阴寒内盛，格阳于外，见身微热而四逆。

本证属阴盛阳微，阳气欲脱，病情危重，故曰"难治"。

胡希恕教授说，水气上冲，不向下行，应小便不利，若人极虚，机能沉衰，失于收摄则小便反而频数。里有真寒，则脉弱而四肢厥冷，阴寒内盛，逼迫阳气外浮，虚阳外越，古人言阴阳离绝，则身反有微热。此非一般的水饮致呕，乃虚脱之象，为难治。只可用四逆汤温中回阳[2]。

辨证要点　①呕吐严重而频繁，伴见脉象微弱（附子脉）；②四肢厥冷，身上微微发热，面红如妆；③小便清白而通利，精神萎靡，舌淡苔白滑（干姜舌）。

病机　阴盛格阳。属太阴病证。

治法　回阳救逆。用四逆汤。

方解　附子，温肾回阳；干姜，温中散寒；炙甘草，调中补虚。三药合用，回阳救逆。本方适用于伴有腹痛、腹泻等消化道症状的脉微欲绝、四肢厥冷者。对休克、消化道疾病、心血管疾病、关节炎多用之，小儿腹泻应用效果较好。

病案举例4：乳蛾（慢性扁桃体炎反复发作）

患者，苏某，男，7岁，2008年1月10日诊。患慢性扁桃体炎反复发作2年，发则寒热咽痛，化验血象升高，每次均须输注抗生素（头孢类、青霉素类等），加口服清热利咽解毒之中药，一周余方能控制发热，而扁桃体一直肿大如蚕豆不消，致使输液打针连年不断。此次发作已4天，体温39度，咽痛，只能进流食，夜间因扁桃体堵塞呼吸致鼾声不断。因用西药广谱抗生素输注4天体温不降，笔者建议改中药治疗。

刻诊：畏寒发热，体温39度，手足不温，面色㿠白，精神萎靡，唇色淡白，两侧扁桃体增大如蚕豆，色苍白，无脓点，舌淡苔白而嫩，脉沉细数无力。辨为久病肾阳亏损，虚火上炎。治以温肾回阳，引火归原。用四逆汤加味。附子（先煎）20克，干姜20克，炙甘草30克，元参15克，上肉桂（冲服）5克，板蓝根15克。水煎服，3剂。

二诊：上方服1剂，当夜体温退至正常，3剂服完，咽已不痛，嬉闹如常。后隔数天，其父见效好，原方又服5剂，至今5年有余，始终肿大之扁桃体恢复正常，再无复发，且体质较前增强，面色红润。

（3）虚寒胃反

原文16 胃反呕吐者，大半夏汤主之。

大半夏汤方 半夏（洗）二升，人参三两，白蜜一升，

上三味，以水一斗二升，和蜜扬至二百四十遍，煮药取一升半，温服一升，余分再服。

参考量 半夏160克，人参30克，白蜜200毫升。上药用水2400毫升，加蜜煎取300毫升，温服200毫升，余分再服。白蜜为优质蜂蜜。水和蜜扬之二百四十遍，可使水变得柔和而更易吸收。

原文解读 论述虚寒胃反的治法。本条是补第1、2、3条的治法。胃反，是一种朝食暮吐的呕吐，病程较长而呈慢性化，呕吐不重，并伴有心下痞硬、大便干燥的病证。

辨证要点及方证指征 ①多见于慢性消耗性疾病，极度消瘦衰弱、形容枯憔、呕吐不止者；②朝食暮吐，暮食朝吐，吐出未消化的食物，多伴涎沫；③心下痞闷、大便干燥；④舌质淡红、苔薄腻或厚腻、脉虚弱。

体质特点 面色青黄，体质虚弱消瘦，形容枯槁憔悴，呈慢性脱水貌。

病机 胃气虚寒。属太阴病证。

治法 补虚降逆润燥。用大半夏汤。

方解 重用半夏，散结降逆；人参、白蜜，补虚润燥。合用，和胃止呕。本方主治呕吐呈慢性化，患者全身状况差的疾病，如肿瘤、食管痉挛、幽门梗阻、神经性呕吐等，特别是体质虚弱，年老久病者多见。

名医解方 大塚敬节先生说：本方煎煮法具有"治其急迫"与"补虚"两方面作用。这种呕吐多见于胃溃疡等病，患者的呕吐应为虚弱疲惫状态，体质虚弱，呕吐不止，这种呕吐不适于小半夏汤，而具有补益作用的大半夏汤较为适宜。故大半夏汤的应用指征为：某种慢性消耗性疾病中出现的呕吐不止，方中的人参、白蜜具有补益作用[3]。

鉴别 大、小半夏汤鉴别。①二者均有呕吐。②小半夏汤属胃中停饮，以呕而不渴为主症，呕吐物多为痰涎；大半夏汤属胃中虚寒，以朝食暮吐，暮食朝吐，宿谷不化为主症。伴有心下痞硬，神倦乏力，大便燥结等。

名医经验1：黄煌谈大半夏汤治胃反

某老80开外，身体尚健。今年三月突发胰腺炎，5月再发，住院检查发现有胆结石，内镜取石失败，只得装支架。几次大病并禁食、连续使用抗生素，使体重大减，食欲全无，且食入即吐，不能进食，每天靠输液度日，日渐枯槁。1周前邀我会诊，视其神情默默，气馁声低，腹扁平而无弹性，舌光红无苔如猪肝，脉弱无力。诊为胃反病，肠内液枯，胃虚失降。用大半夏汤。姜半夏15克，生晒参10克，党参30克，蜂蜜250毫升。嘱将蜂蜜与水充分混合后入煎，药液少少咽下。初服60毫升，觉汤液可口，继服150毫升，一夜好睡。翌日按时服药，竟一日不吐，后逐日胃口渐开，能进米粥、烂面条等。因缺钾，吃苹果、香蕉泥等也香甜可口，持续近月的食入即吐现象从此消失。

大半夏汤是《金匮要略》治胃反的专方，治"胃反呕吐者"。《千金方》谓治"胃反不受食，食入即吐者"。胃反以"朝食暮吐，暮食朝吐，宿谷不化"为特征。"宿谷不化"提示胃腐熟功能下降和排空障碍。本病是一种比较严重的消化功能障碍，现代临床上的抗生素呕吐、幽门梗阻、神经性呕吐、贲门失弛缓症、放化疗后胃肠反应、妊娠呕吐等均可见到。

本证常见于体质虚弱消耗明显的病人，或长期反复呕吐、长期禁食，或屡用苦寒攻下药，或长期应用抗生素等，使体内津液丢失殆尽。病人大多消瘦枯槁，或舌红无苔，或大便干结难出，或气短乏力。也就是说，虚人久吐才用大半夏汤。看大半夏汤的组方：半夏止呕，人参补气液，仲景多用于大汗大吐大下后体液不足者，尤适用于"心下痞硬不受食"者。所谓"心下痞"是指上腹部不舒服；而硬是腹肌无弹性，消瘦者多见。《外台秘要》指出大半夏汤的指征是"呕吐而心下痞硬者"。方中白蜜即蜂蜜，《经方例释》言其能"缓药势，益脾气"，仲景是用蜜高手，其用蜂蜜熬制成糖状，导（蜜煎导）肛门以治便秘，用蜜与猪皮米粉熬制成羹（猪肤汤）治阴虚咽痛。陶弘景言蜂蜜能治"饮食不下"，民间也常用蜜冲服治老年便结。这些都可为大半夏汤用蜜作注解。蜂蜜对瘦弱之人大便干结久而不下者更是必不可少。程门雪说："近人以半夏性燥每多忌用，殊不知半夏得参蜜，则不燥而专行降逆之功"。可见本方是润燥养胃的止呕良方。

大、小半夏汤均是止吐方，小半夏汤由半夏、生姜组成，用于"诸呕吐，谷不得下者"。两方的不同点是：一是小半夏汤以呕为主症，恶心感突出；而大半夏汤以吐为主，吐前无恶心感；二是小半夏汤证是呕吐不能进食，而大半夏汤证是能进食，但食后不能消化，被迫吐出。三是小半夏汤证是不食亦吐，甚者食不得下，而大半夏汤证食后则吐，不食则不吐。四是大半夏汤证腹证有心下痞硬，小半夏证至多有心下痞，但不硬。

大半夏汤的煎法特别：①要久煎。2400毫升水加200毫升白蜜，煎取300毫升药液，可见煎煮的时间较长。②蜂蜜与水充分混匀后煎药"和蜜扬至二百四十遍"。

病案举例5：胃反（幽门梗阻）

患者，杨某，男，18岁，本村人，1998年9月10日诊。以上腹部饱胀疼痛，呕吐，不大便1周就诊。

患者于1个月前因上腹部胀痛不适，嗳气反酸到本乡卫生院就诊，经上消化道钡透诊为"慢性胃炎、幽门管溃疡"，治疗1周好转，未继续治疗。10天前因天热饮啤酒1瓶后即感上腹部饱胀疼痛，初起早轻晚重，渐至胀痛到下午不能忍受，上腹部有振水音，食入的食物不能消化，经一夜或半天后又吐出来胀痛才能缓解。发病后1周未排大便，矢气很少。患者于9月10日到本所就诊，笔者当即插胃管抽空胃内容物，经X线上消化道钡透诊为慢性胃炎胃溃疡并幽门梗阻。后经输液纠正水电解质平衡，禁食禁水，胃肠减压，胃内注入奥美拉唑80毫克/日，阿托品0.5毫克/日，连续3天后症状缓解，停止胃肠减压，每次服稀粥半碗，1天3次，服后观察病人无不适感，随后开始用中药治疗。

刻诊：经上述处理后，胀痛明显缓解，但于餐后上腹部稍感嘈杂不适，大便已通而量少，面色不华，消瘦乏力，舌淡苔薄，脉弱。辨为脾虚胃弱，通降失调。方用大半夏汤化裁以治之。白人参10克，太子参15克，半夏30克，陈皮10克，砂仁10克，蜂蜜100毫升。水煎服。3剂。

患者服药3剂，食欲及大便恢复正常，后经抗溃疡、保护胃黏膜等中西药综合调理1个月，经X线钡透，幽门通畅，溃疡愈合，至今已18年，愈后未发。

按语：现代医学的幽门梗阻，与《金匮要略》胃反的症状描述完全相同。但幽门梗阻的临床治疗，单靠大半夏汤是不够的，临症时应中、西医结合治疗，尽早采取输液以纠正水电解质失衡，短时禁食禁水，胃肠减压，抽空胃内容物，胃内注药等现代治疗措施，以利于幽门部炎症、水肿的修复和痉挛的解除，再配以中医中药辨证施治，才能达到理想的治疗效果。

（4）阳虚饮停

原文20 干呕，吐逆，吐涎沫，半夏干姜散主之。

半夏干姜散方 半夏、干姜各等份。

上二味，杵为散，取方寸匕，浆水一升半，煎取七合，顿服之。

用法用量：半夏、干姜各等份。上药为散，取药散3克，用酢浆水300毫升，煎取140毫升，顿服之。

原文解读 论述中阳不足，寒饮内盛的呕逆证治。中阳不足，寒饮内聚，胃失和降，见干呕吐逆；随气上逆，则吐涎沫。

辨证要点及方证指征 呕吐清水痰涎，或干呕吐涎沫，舌淡苔白腻。

病机 中阳不足，寒饮内聚而上逆。属太阴病证。

治法 温中散寒，化饮止呕。方用半夏干姜散。

方解 干姜，温中化饮；半夏，降逆止呕。

临床应用 常用于急慢性胃炎而见干呕吐逆者。

鉴别 ①本方与吴茱萸汤鉴别。本方与吴茱萸汤均有干呕、吐涎沫。本方属中阳虚寒饮上逆，病在胃，无头痛、心下膨满；吴茱萸汤更兼肝寒循经上冲，病在肝胃，有头痛、心下膨满。②本方与小半夏汤、生姜半夏汤（半夏二方）鉴别。三方均有半夏、姜；半夏干姜散配干姜重在温阳守而不走，主治中阳不足的寒饮呕逆；半夏二方配生姜重在散寒走而不守，主治饮盛抑阳所致的呕吐。

2. 热证

（1）热郁少阳

原文15 呕而发热者，小柴胡汤主之。

小柴胡汤方 柴胡半斤，黄芩三两，人参三两，半夏半升，甘草三两，生姜三两，大枣十二枚。

上七味，水一斗二升，煮取六升，去滓，再煎取三升，温服一升，日三服。

参考量 柴胡80克，黄芩30克，人参30克，半夏40克，甘草30克，生姜30克，大枣8枚。水2400毫升煎取1200毫升，去滓，再煎取600毫升，温服200毫升，日三服。

使用注意 本方煎法，为去滓后再煎。"去滓"的目的是为了"再煎"，而"再煎"的目的是为了使药液"浓缩"。

原文解读 论述少阳邪热迫胃致呕的证治。邪热郁于少阳，则发热；逼迫胃气上逆，故呕吐；常兼口苦咽干、胸胁苦满等少阳证。

辨证要点 呕吐兼见寒热往来、胸胁苦满，脉弦等少阳证。

病机 少阳枢机不利，胆热犯胃，胃气上逆。

治法 和解少阳，调达枢机。用小柴胡汤。

方解 柴胡、黄芩，和解少阳，清泄邪热；半夏、生姜，调和胃气，降逆止呕；人参、甘草、大枣，益气和中，扶正祛邪。诸药合用，扶正祛邪，攻补兼施。

名医解方 黄煌教授在《经方的魅力》中指出小柴胡汤一直作为和解剂用来治疗少阳病的。少阳病的特点就是缠绵不愈，多见于疾病的迁延阶段。这种状况很大程度上是由于免疫系统的功能失调所致。这类疾病都可以表现为发热或"寒热往来"的特点。所谓"寒热"，它可以是体温表所测得的发热，更多的却表现为病人的一种主观的自我感觉，属于感觉过敏状态。所谓"往来"也有特殊意义。一指有节律性，或日节律，或周节律，或月节律，这就是所谓的"休作有时"。二指没有明显的节律，但表现为时发时止，不可捉摸，比如癫痫、过敏性疾病等。"胸胁苦满"是小柴胡汤证的另一种表现。"胸胁"提示了小柴胡汤主治的病位。肝、胆、胰腺、肺、胸膜、乳房等疾病多表现为胸胁的不适。但临床上应该将胸胁的概念拓宽，诸如甲状腺、胸锁乳突肌、耳颞部等头颈部的两侧、少腹部、腹股沟等都可以作为广义上的胸胁，我把它称为"柴胡带"。"苦满"是患者自觉的胸膈间的气塞满闷感和胁肋下的气胀填满感。也有他觉指征，如沿肋骨弓的下端向胸腔内按压，医生指端有抵抗感，患者也诉说有胀痛不适感。除了自觉的胀满外，他觉得柴胡带的触痛、肿块也可以作为"苦满"的特殊表现形式。"心烦喜呕，默默不欲饮食"是疾病累及胃肠，消化道功能受影响的结果，"烦""喜""默默"这些词带有很大的感情色彩，反映了患者主观感觉的过于敏感和情绪的相当低落。

上述的"寒热往来"、"胸胁苦满"、"心烦喜呕"和"默默不欲饮食"是小柴胡汤的四大主证，我把它叫作"小柴胡综合征"。我把这种很容易出现"小柴胡综合征"的体质称为"柴胡体质"。其特点是：患者体型中等或偏瘦，面色微暗黄，或青黄色，或青白色，缺乏光泽。肌肉比较坚紧，舌质不淡胖，舌苔正常或偏干。另外，临床发现较多患者眼裂小，多为细眯眼（柴胡眼）。患者主诉以自觉症状为多，对气温变化反应敏感，情绪波动较大，食欲易受情绪的影响。女性月经周期不准，经前多见胸闷乳房胀痛结块等。柴胡体质对于正确地使用小柴胡汤有相当重要的指导意义[4]。

现代应用：本方临床应用极广泛，临床各科多系统疾病，只要病机符合胆热内郁，枢机不利者，用之多能获效。

病案举例6：伤寒邪入少阳（感冒合并胃炎）

患者余某，男，7岁，2008年3月诊。适逢流感季节感寒而发热，又食辣子卷而并发胃炎，症见发热恶寒，呕恶不食，剑突下疼痛，查体温38.5度，经注射安基比林加地塞米松，静点奥美拉唑＋头孢唑林5天，体温虽降又复升，伴见呕吐不食，两胁胀满，精神不振，时有心烦不安，察其体瘦面青黄，舌红而苔白，脉浮弦。余曰："此外感邪入少阳，枢机不利也。"仲景说："呕而发热者，小柴胡汤主之"。治宜和解少阳，调理枢机。方用小柴胡汤。柴胡30克，黄芩10克，党参10克，半夏10克，炙甘草8克，生姜9克，大枣4个。 2剂。按小柴胡汤去渣再煎，分3次服。服1剂，汗出热退，呕止纳开，2剂服完，病若失。

（2）胃肠实热

原文17 食已即吐者，大黄甘草汤主之。

大黄甘草汤方 大黄四两，甘草一两。

上二味，以水三升，煮取一升，分温再服。

参考量 大黄40克，甘草10克。水600毫升煎取200毫升，分温作2次服。

原文解读 论述胃肠实热呕吐的证治。胃肠以通降为顺，实热内壅，腑气不通，火性急迫上冲，故食已即吐。

辨证要点及方证指征 ①食入于胃，旋即尽吐而出，吐势急迫，或口干、或口苦、或口臭、或口渴、或便干；②舌红苔黄，脉滑数有力。

本证属里实热呕吐，其呕吐多为突发性，程度较剧烈。大便虽干结，但不甚。

病机 胃肠实热。属阳明病证。

治法 泄热通便，降逆止呕。用大黄甘草汤。

方解 大黄，泻火通腑；甘草，甘缓和中。合用攻热，泻实，止呕。

临床应用 本方对胃肠实热呕吐有卓效，呕甚加竹茹、芦根、赭石；吐出物酸苦者合左金丸。

鉴别 ①本条应第6条"病人欲吐者，不可下之"鉴别。第6条证病偏上，呕乃邪有上出之势，故用"其高者因而越之"；本条证病偏下，呕为下阻不通所致，故用"其下者引而竭之"。②本条应与大半夏汤鉴别。大黄甘草汤与大半夏汤均有呕吐；大黄甘草汤，胃肠实热，腑气不通，以食已即吐为特点；大半夏汤，脾虚胃伤，不能磨谷，以朝食暮吐暮食朝吐为特点。

名医经验2：黄煌谈黄连解毒汤合大黄甘草汤治口腔扁平苔藓

某女士，诉口腔黏膜疼痛特别严重，不仅无法进食，就连说话也感困难。晚上睡不着，自己观察口腔黏膜通红。

该患者体型中等，皮肤细腻，眼睛有神。病损部位在左侧磨牙齿龈处，经常充血糜烂。她服用的基本方是甘草泻心汤，一年多来病情控制尚满意，但在月经期、紧张劳累后还会小发。不过，如此大发作尚不多见。改方：黄连5克，黄芩15克，栀子10克，黄柏10克，制大黄5克，生甘草20克。半月后反馈：药后疼痛迅速缓解，现进食已无不适感。

口腔扁平苔藓是口腔黏膜最常见的疾病之一。好发于中年女性，病因不明，疲劳、焦虑、精神紧张可以诱发，也有人认为与机体免疫功能紊乱有关。其病损常呈对称性，主要表现为白色条纹、丘疹、斑块、甚至充血糜烂，进食或说话时会感到疼痛。现代医学对本病缺乏有效治法，据我以往的经验，经方甘草泻心汤、小柴胡汤对此病有效，可以控制发展。本案又提示黄连解毒汤合大黄甘草汤对此病也有效。

黄连解毒汤是泻火要方，原主治苦烦闷干呕、口燥呻吟、错语不得卧的热病患者，但后世应用不拘于热病，凡是烦躁易怒、口干口苦、心悸、失眠、舌红坚老、脉滑数等为特征体质的各种疾病都可以使用。患者本属火体，再因口痛导致失眠，且口腔黏膜通红，当属黄连解毒汤证无疑。用大黄甘草汤除痞泻热，配芩连便是泻心汤。用大量甘草是取修复黏膜之功。何不用甘草泻心汤？因无心下痞、腹泻等消化系统症状，且先前用此方效果不佳。何不用小柴胡汤？因无往来寒热、胸胁苦满、形色也不憔悴。特别是发作后口腔黏膜通红如火，则上述两方中的参夏姜枣似乎吃不下，因为它稍吃辛辣就痛。

（3）热结饮阻

原文19　吐后，渴欲得水而贪饮者，文蛤汤主之。

文蛤汤方　文蛤五两，麻黄、甘草、生姜各三两，石膏五两，杏仁五十枚，大枣十二枚。

上七味，以水六升，煮取二升，温服一升，汗出即愈。

参考量　文蛤50克，麻黄、甘草、生姜各30克，石膏50克，杏仁14克，大枣8枚。水1200毫升煎取400毫升，温服200毫升，汗出即愈。

原文解读　指出吐后贪饮的证治。吐后，渴欲得水，因呕吐失水，伤阴损阳，欲引水自救，属正常；若贪饮（渴而饮水不止），则为吐后伤阴，热郁于内。

辨证要点　吐后，渴欲饮水不止，饮水后不解渴，想多喝。

病机　吐后胃燥津亏，兼微有水饮不化。

治法　清热止渴利水。方用文蛤汤。

方解　文蛤，咸寒，利水消饮；石膏，辛寒，清热止渴，麻黄、杏仁，宣肺发散以行水；生姜、大枣、甘草，健胃化饮生津，调和营卫。方中文蛤是海蛤，《本经》云，海蛤，味苦平。主咳逆上气，喘息烦满，胸痛，寒热。

名医解方　胡希恕教授认为，吐后渴欲得水而贪饮，岂有再以文蛤汤发汗之理！文蛤汤当是文蛤散之意甚明。文蛤散主渴欲饮水不止者。本条用方属错简，应该用文蛤散才对。原文是："渴欲饮水不止者，文蛤散主之。文蛤散方：文蛤五两，上一味，杵为散，以沸汤五合，和服方寸匕。"[5]

（4）热利兼呕

原文11　干呕而利者，黄芩加半夏生姜汤主之。

黄芩加半夏生姜汤方　黄芩三两，芍药二两，炙甘草二两，大枣十二枚,半夏半升，生姜三两。

上六味，以水一斗，煮取三升，去滓，温服一升，日再夜一服。

参考量　黄芩30克，芍药20克，炙甘草20克，大枣8枚，半夏40克，生姜30克。水2000毫升煎取600毫升，温服200毫升，日2次夜1次服。

原文解读　指出干呕与下利并见的证治。诸证皆由伤寒邪热入里，或杂病肝胃之火犯胃上攻下注所致。邪热内陷，上逆于胃，则干呕；下迫于肠，则下利。可伴见腹痛，利下热臭、垢积或发热等症。

辨证要点及方证指征　①发热口苦，小便短赤；②干呕伴下利灼肛，或大便利而不爽，有热臭气；③腹部疼痛，脉弦数。

病机　少阳邪热内迫阳明，胃失和降，肠失传导。属少阳、阳明合病。

治法　清热和中止利降逆。用黄芩加半夏生姜汤。

方解　黄芩汤，清热止利；生姜、半夏，降逆止呕。黄芩汤是治利祖方，后世的芍药汤即在此方基础上加减而成。

临床应用　黄芩汤为治热利的专方，后世治湿热泻利的方剂多从本方化裁而出，本条证因有干呕，故加姜夏降逆。王孟英曾以本方治热霍乱效好。

3.寒热错杂

原文10　呕而肠鸣，心下痞者，半夏泻心汤主之。

半夏泻心汤方　半夏（洗）半升，黄芩、干姜、人参、甘草（炙）各三两，黄连一两，大枣十二枚。

上七味，以水一斗，煮取六升，去滓，再煎取三升，温服一升，日三服。

参考量 半夏40克，黄芩、干姜、人参、炙草各30克，黄连10克，大枣8枚。水2000毫升煎取1200毫升，去滓，再煎取600毫升，温服200毫升，日3服。

使用注意 本方要求"去滓再煎"。在《伤寒论》中去渣再煎的方有半夏泻心、生姜泻心、甘草泻心汤、旋覆代赭汤、大、小柴胡汤、柴胡桂枝干姜汤。其意义是一致的。"去滓再煎"的实际目的是为使药液浓缩。

原文解读 指出寒热错杂呕吐的证治。本条诸证多由误下等因，外邪乘虚内陷，寒热互结于中，脾胃升降失调所致。脾胃升降失调，寒热互结于中，胃气上逆，则呕吐；中焦痞塞，故心下痞；脾虚不运，则肠鸣下利。本方证以上呕、中痞、下利为临床表现，其中以心下痞硬（即上腹部满闷不适）为主证，这个症状一直存在，而呕吐、下利是一种或出现或不出现的客证。

胡希恕教授说，水气在胃则呕，在肠中则肠鸣；心下痞在本方证有两层关系：一为胃气虚弱，心下痞硬，为人参证，一属水饮内结，痞结化热，为泻心汤证，本证二者兼而有之。

辨证要点及方证指征 ①上腹部痞硬满闷不适，有轻度胀痛、但按之无抵抗感，可伴有恶心、呕吐、肠鸣、腹泻（上呕、中痞、下肠鸣下利）等胃肠症状；②烦躁、内热感，多梦或失眠；③舌苔薄腻或黄腻、或黄白相间。

注：心下痞是指心窝部胀满而硬的感觉，腹诊触及上腹部剑突下略有抵抗。

体质要求： ①体质壮实的中青年人；②心下痞、肠鸣、下利、腹痛，多伴有睡眠障碍；③黄连舌与干姜舌并见（黄连舌：舌质坚老，舌色红或黯红，舌苔黄腻而厚；干姜舌：舌质紫，苔水滑）。

黄煌教授在《经方100首》中指出辨别本证要注意以下几点：一要掌握病机特点是寒热错杂、虚实错综；二要把握主症为（上呕、中痞、下肠鸣下利）心下痞满，按之柔软而不痛，伴有肠鸣、恶心呕吐、便溏或下利等胃肠道症状及心烦、失眠等精神症状；三要掌握舌象特征，舌质淡红或边尖红、苔腻，黄白相间，或朝白暮黄，或朝黄暮白，或今日白明日黄，黄白交替出现，这是黄连舌、干姜舌并见的舌象。一般有胃肠疾病者常伴有睡眠障碍、焦虑、抑郁等精神症状，即《内经》说的"胃不和则卧不安"，半夏泻心汤证的这种症状更明显。所以，临床对失眠、焦虑、抑郁患者伴有心下痞、舌苔黄腻者，用半夏泻心汤治疗效果很好[1]。

鉴别　小柴胡汤和半夏泻心汤鉴别。①小柴胡汤和半夏泻心汤均能和解枢机；②小柴胡汤，半表半里之枢机，往来寒热,胸胁苦满,默默不欲食,心烦喜呕；半夏泻心汤，半上半下之枢机，心下痞,满而不痛,恶心呕吐，肠鸣、下利。

病机　脾胃升降失常，寒热错杂于中。属厥阴病证。

治法　和中降逆消痞。用半夏泻心汤。

方解　半夏，降逆止呕；人参、甘草、大枣，补益脾胃；干姜，辛温散寒；黄芩、黄连，苦寒泄热。诸药合用，辛开苦降，扶中降逆，消痞散结。

名医解方　黄煌教授在《经方的魅力》中指出本证有上、中、下三部位表现。即上呕、中痞、下肠鸣下利，病变在整个胃肠道。三者之中，又以痞为必见。呕，即指呕吐恶心，也包括泛酸嘈杂胃灼热等胃—食管消化液反流；此痞是胃肠功能紊乱所致，其实质是胃的分泌和运动功能障碍，不能及时排空内容物，胃内的食物、液体以及发酵产生的气体长期滞留不去，导致局部的堵塞憋闷、胀满不舒。这种情况多伴有肠吸收功能低下，水分停滞，加之产生的腐败之物，使肠管蠕动加快，其外在表现即为肠鸣。半夏泻心汤证多为炎症性胃肠功能紊乱。这种炎症性，既可以是外来病菌感染，也可以是饮酒或食入辛辣等刺激物所造成的胃黏膜损伤。这些病理变化中医谓之湿热蕴结，因而临床多见舌苔黏腻。此苔或薄或厚；或白或黄，或白底罩黄；既为痞，则纳食减少也不言自喻。辨别本方证首先要摸病人的上腹部，看看有无"心下痞"，然后要看舌苔是否厚腻，还要问病人的大便是否成形或腹泻，这套程序，实际上是教我们如何辨认半夏泻心汤[1]。

临床应用　现代多用本方治疗胃中不和，寒热错杂，兼水饮食滞或湿热蕴结的消化系统疾病，如急慢性胃肠炎、胃炎、胃溃疡、幽门梗阻,胃肠功能紊乱,慢性结肠炎等。

病案举例7：痞满（慢性胃炎）

患者李某，男，44岁，1995年4月诊。患慢性胃炎2年，四处求医，中西药并用，久治不愈。近因劳累病情加重，经人介绍，特到本所就诊。

患者自诉上腹部痞满胀痛，嘈杂不适，时有恶心呕吐，食欲不振，有时肠鸣腹泻，大便黏滞不爽，查其舌胖大，质红，边有齿痕，苔黄厚而腻。辨证为慢性胃炎日久，损伤脾胃，脾胃升降失调，中虚湿热结聚。治以健脾养胃，清热燥湿，辛开苦降。方用半夏泻心汤加减化裁。旱半夏12克，党参15克，黄芩15克，干姜12克，黄连10克，炙甘草10克，大枣5枚，沉香曲12克，蒲公英15克，乌药12克，佛手15克。5剂，水煎服。1日1剂。

上方服5剂，诸证均减。后用原方化裁继服40剂，诸证均愈，随访5年，愈后未发。

鉴别：本方与黄芩加半夏生姜汤鉴别。①半夏泻心汤与黄芩加半夏生姜汤均有呕而下利。②半夏泻心汤，寒热互结于胃，以呕而心下痞为主，兼肠鸣下利；芩加半姜汤，属肠热胃不和，以热利腹痛为主，兼见呕吐。

4.寒饮

（1）寒饮呕吐

原文12 诸呕吐，谷不得下者，小半夏汤主之。

原文解读 论述痰饮呕吐的治法。呕吐由胃气上逆所致。胃主纳谷，若胃中停饮，寒饮上逆则不能纳谷，故"谷不得下"。

辨证要点及方证指征 ①呕吐清水痰涎，吐后不渴；②心下痞满；③舌苔白腻或白滑。

病机 痰饮内停，胃气上逆。属太阴病证。

治法 蠲饮降逆。方用小半夏汤。小半夏汤中半夏生姜为和胃降逆要药，故主治之。关于本条的"诸呕吐"：多数医家认为不是指一切呕吐，仅指停饮呕吐。

名医解方 赵良"呕吐，谷不得下，有寒有热，不可概论也……此则由中焦停饮，气结而逆"；沈明宗"此痰饮多而致饮之方也"；何任、谭日强认为仅指痰饮呕吐。从本方组成看，半夏生姜为降逆和胃止呕要品。从性味看，适宜停饮呕吐。由于其降逆作用，故临床他因引起之呕吐均可用本方配伍化裁治疗之。因此，对本方的应用，不能仅局限于停饮呕吐，但须注意配伍，才能适应于各种呕吐。

（2）饮阻气逆

原文18　胃反，吐而渴欲饮水者，茯苓泽泻汤主之。

茯苓泽泻汤方　茯苓半斤，泽泻四两，甘草二两，桂枝二两，白术三两，生姜四两。

上六味，以水一斗，煮取三升，内泽泻，再煮取二升半，温服八合，日三服。

参考量　茯苓80克，泽泻40克，甘草20克，桂枝20克，白术30克，生姜40克。水2000毫升煮取600毫升，内泽泻，再煮取500毫升，温服160毫升，日三服。

原文解读　论述饮阻气逆呕渴并见的证治。本条的"胃反"是指反复呕吐之意。胃中停饮，失于和降，气机上逆，呕吐频作；脾不转输，津不升腾，渴欲饮水。停饮与呕吐频作，渴欲饮水互为因果，循环往复，终致呕渴不止。

辨证要点及方证指征　①呕吐与口渴并见，呕后口渴饮水，饮后更呕更渴；②伴心下痞满，头眩心悸，小便不利，舌苔白滑。

本证多见于胃扩张，为胃内停水所致的呕吐，临床特点有三：①上腹部膨满；②胃部叩诊有振水声；③吐而伴口渴，但渴而不甚。

病机　饮邪内停，饮停不化，津不上承。属太阳、太阴合病。

治法　化饮利水止呕。用茯苓泽泻汤。

方解　茯苓、白术、泽泻，淡渗健脾利水；桂枝、甘草、生姜，辛甘化气和胃。共使气化水行而呕、渴止。

临床应用　可用于急性胃炎、胃神经官能症。呕吐清水不止可加吴茱萸。

鉴别　①本条"胃反"与首条"胃反"名同而实异，应与鉴别。首条为一病名，由胃气虚寒所致的慢性胃病；本条为一症状，属一时性停水引起的呕渴症；②本条证与小半夏汤证、猪苓散证鉴别。何任称"小半夏汤证是不渴的，本证渴欲饮水；猪苓散是崇土制水的方法，是治呕吐已止后的渴饮，而本方证则是呕吐未止而渴"；③本条呕渴应与五苓散鉴别。五苓散为口渴重，吐后马上饮水，饮后又立即吐出；本证口渴不重，饮水后停一段时间吐出，兼见腹部膨满，胃部诊水声。

名家医案1（大塚敬节医案）：诉腹满、呕吐、口渴的患者

患者为34岁妇人，平素体质虚弱，容易疲劳，一劳累就出现浮肿，还有头晕、头重、肩凝。服用防己黄芪汤治疗后好转，但停药后还会复发。

自1950年起间断服药，持续到1953年，目前症状发生了变化。主诉食后即吐，吐后严重口渴，伴有尿量减少，下肢厥冷，双手麻木、悸动等。体征：腹部无膨满，但胃部有痞塞感。

我投予茯苓泽泻汤，服药后呕吐、口渴消失，排出大量小便。虽然尿量增加了，但仍有浮肿，且出现便秘。改投防己黄芪汤，浮肿消除。其后出现食欲欠佳，又投予六君子汤，终于痊愈。

（3）寒饮搏结胸胃

原文21 病人胸中似喘不喘，似呕不呕，似哕非哕，彻胸中愦愦然无奈者，生姜半夏汤主之。

生姜半夏汤方 生姜汁一升，半夏半升。

上二味，以水三升，煮半夏取二升，纳生姜汁，煮取一升半，小冷分四服，日三夜一服。止，停后服。

参考量 生姜汁200毫升，半夏40克。水600毫升煮半夏取400毫升，纳生姜汁，煮取300毫升，候小冷分4次服，日3次，夜1次服。呕止则停后服。

解词 彻心中愦愦然无奈，指胸中烦闷已极，有无可奈何之感。

原文解读 论述寒饮搏结胸胃的证治。本条所列症状，既不像喘，又不像呕，亦不像哕，是一种泛泛恶心，心中烦闷无可奈何之症。由寒饮与气相搏互结于中焦，影响上焦，使胸阳闭郁，气机升降出入受阻导致。

辨证要点及方证指征 欲吐吐不出；阵阵上逆而干哕，泛泛恶心，心下胸中烦闷无奈，舌苔白腻。

刘志杰先生指出："这种情况是最难受的，要吐吐不出，阵阵上逆而干哕，难受的六神无主。是胃中停有水饮的证候。喝醉过酒的人，都有这种感受。"[6]

病机　寒饮与正气相搏，结于中上二焦，气机受阻。属太阴病证。

治法　辛散寒饮，舒展阳气。用生姜半夏汤。

方解　本方同小半夏汤，不同处是：生姜量重，且用姜汁。

服法：方后指出"小冷，分四服"。小冷，指放稍凉后服用，是因内停寒饮，恐拒热药，故用"治热以寒，凉而行之"的反佐法。分四服是一则使药力潜移默化，二则恐药物量大易吐。一般止吐药均可采用分次服法。

鉴别　小半夏汤与生姜半夏汤鉴别。①小半夏汤与生姜半夏汤均用生姜、半夏。②生姜半夏汤重用姜汁为主药，重在健胃，治疗胃虚有饮似吐非吐；小半夏汤重用半夏为主药，重在化饮止吐，治疗胃中停饮诸呕吐。

（4）吐后调治

原文13　呕吐而病在膈上，后思水者，解，急与之。思水者，猪苓散主之。

猪苓散方　猪苓、茯苓、白术各等份。

上三味，杵为散，饮服方寸匕，日三服。

用法用量：猪苓、茯苓、白术各等份。上药为散，用煮面条的热汤送服3克，每日3次。

原文解读　论述停饮呕吐后的调治法。饮停膈上，导致呕吐，吐后思水，饮去阳复之象，故"思水者，解"。此时应"少少与饮之，令胃气和，则愈"。若饮水过多，则胃弱不消，新饮复停为病。

辨证要点及方证指征　①呕吐后口渴，饮水仍不解；②伴有小便不利或短少，舌苔白腻。

病机　停饮呕吐，吐后饮水过多，新饮复聚。属太阴、阳明病证。

为防吐后水饮再停：治宜健脾利水化饮。用猪苓散。

方解　猪苓、茯苓，淡渗利水；白术，健脾渗湿。合用共使中阳运则水湿行。

二、哕逆

（一）哕而腹满治则

原文7　哕而腹满，视其前后，知何部不利，利之则愈。

原文解读　论述哕而腹满的治则。①哕逆虚实的鉴别。哕即呃逆，是一个症状，病因复杂，就其性质，不外虚实两端；呃声连续，响亮有力，多属邪实；呃声断续，低微无力，多属正虚。本条从治法推断，当属实证。②实哕的辨治。根据大小便情况，进行辨治，实哕小便不利，多属水邪上逆，治当利水；大便不通，多为燥屎积滞，治当攻下；视大、小便何者不利，利之则愈。

（二）证治

1. 胃寒气逆

原文22　干呕哕，若手足厥者，橘皮汤主之。

橘皮汤方　橘皮四两，生姜半斤。

上二味，以水七升，煮取三升，温服一升，下咽即愈。

参考量　橘皮40克，生姜80克。水1400毫升煮取600毫升，温服200毫升，下咽即愈。

原文解读　论述胃寒气逆而干呕、哕的证治。干呕、呃逆均为胃气不降引起。寒邪阻遏，胃失和降，气逆于上，则干呕、呃逆；中阳被郁，不达四末，故手足厥冷。

辨证要点及方证指征　①这种呃逆是一时性的，有时呃逆，有时干呕，或单有呃逆；②伴手足厥冷或恶寒者。

病机　寒邪犯胃，胃气上逆。属太阴病证。

治法　通阳和胃。方用橘皮汤。

方解　橘皮，理气和胃；生姜，散寒降逆。本方生姜是橘皮的两倍量。

关于橘皮汤的手足厥冷：本汤证的手足厥冷，是胃阳被郁、不得宣达所致，与四逆汤证的手足厥冷不同。所以，治疗不宜大剂温补回阳，但用小剂散寒理气以通阳。

临床应用　本方常用于里虚胃寒气逆所致的干呕、呃逆。若厥冷明显者，可加吴茱萸、肉桂以温中降逆。

病案举例8：呃逆

刘某，男，50岁。2017年6月25日诊。

呃逆3天，伴胃脘痞满不适，舌质淡苔白滑。

用橘皮汤合旋覆代赭汤。

陈皮40克，生姜80克，旋覆花（包煎）12克，代赭石（打碎包煎）20克，大枣10枚，清半夏15克，炙甘草15克，白芍20克，太子参20克。2剂，水煎服。

上药服完，诸证皆愈。

按语：本案含两组症状①呃逆不止，舌质淡苔白滑，乃胃寒气逆，橘皮汤证；②胃脘痞满堵塞伴呃逆为胃虚痰阻，肝胃气逆的旋覆代赭汤证。

2. 胃虚有热

原文23　哕逆者，橘皮竹茹汤主之。

橘皮竹茹汤方　橘皮二升，竹茹二升，大枣三十个，生姜半斤，甘草五两，人参一两。

上六味，以水一斗，煮取三升，温服一升，日三服。

参考量　橘皮70克，竹茹20克，大枣20个，生姜80克，甘草50克，人参10克。水2000毫升煮取600毫升，温服200毫升，日三服。

原文解读　论述胃虚有热呃逆的证治。胃有虚热，气逆不降，则呃逆；可伴虚烦不安，少气、口干，手足心热，脉虚数等。

辨证要点及方证指征　①呃逆声细而短，干呕，胃脘痞闷；②伴少气懒言，口干，手足心热，心烦不安；③脉虚数等。

本证呃逆多见由大病久病或慢性胃肠病经多次呕吐泻泄后，胃虚有热，气逆不降，而出现身体虚弱消瘦，呃逆声短而频，频频干呕，伴口干津少，纳差乏力，心烦脉虚数等。

病机　胃虚有热，虚热上冲。属太阴病证。

治法　补虚安中，清热止呃。方用橘皮竹茹汤。

方解　橘皮、生姜，和胃降逆；竹茹，清虚热；人参、大枣、甘草，补中虚。

诸药合用，清热补虚止呃。

名医解方　胡希恕教授指出，此于橘皮汤既增加大量橘皮，复佐以下气的竹茹，更用参、草、枣健胃缓急，故用治心下痞硬、哕逆剧烈而急迫者[7]。

注：临床上遇到心下逆满、打嗝，而非旋覆代赭汤证者，大多属橘皮汤或橘皮竹茹汤证，其中橘皮必须多用，常用至30克以上，病人服后觉得舒畅，并不破气。

三、下利

（一）病机、脉症及预后

原文24　夫六腑气绝于外者，手足寒，上气，脚缩；五藏气绝于内者，利不禁，下甚者，手足不仁。

解词　气绝，指脏腑之气虚衰。

原文解读　从脏腑功能虚衰来论述呕吐哕下利的病机及预后。

本条之所以列在呕哕之后，下利之前，提示"六腑气绝于外，五藏气绝于内"病源于呕利；承上启下地阐明一些呕吐下利证的病机和预后。六腑属阳，以胃为本，胃阳衰，气不外达，故手足寒；宗气乏源，则上气喘促；筋失温养，故脚挛缩；五脏属阴，以肾为本，肾阳衰，关门不固，而利不禁；肢失温润，手足不仁。凡吐利见上二证，病情较重。

（二）治法与治禁

1. 湿滞气利治法

原文31　下利气者，当利其小便。

原文解读　论述下利气的证治。下利气是指下利而有矢气，气随利矢，频频不已，故又称气利。乃脾虚不运，湿滞气阻。治当利其小便，以分利肠中湿热之邪，使湿去而气行则泄利自止，即利小便所以实大便。

2. 虚寒下利治禁

原文33　下利清谷，不可攻表，汗出必胀满。

原文解读　论述虚寒下利的治禁。下利清谷，因脾肾阳虚，阴寒内盛，不能运化，故见下利完谷不化。不可攻表，汗出必胀满：虽有表证，但里证急，必先救里，用理中、四逆辈温脾肾。此时若误汗，可使阳气外越，阴寒更甚，致阳衰气滞而见腹胀满。

（三）证治

1. 寒证

（1）虚寒下利兼表

原文36 下利腹胀满，身体疼痛者，先温其里，乃攻其表。温里宜四逆汤，攻表宜桂枝汤。

四逆汤（见前） 桂枝汤见（《伤寒论》）

原文解读 论述虚寒下利兼表的证治。下利清谷，腹部胀满，属太阴虚寒里证；身体疼痛，属太阳风寒表证。本证属里虚寒兼表。治疗原则是先温里，后解表，温里四逆汤，解表桂枝汤。①一般情况下，表里同病，应先解表，后治里；②特殊情况下，表里同病，里证急者，先治里，后解表；③本条下利清谷与恶寒身痛同时出现，属表里同病。此下利清谷为脾肾阳虚，阴寒内盛，治当急温其里，用四逆汤类。不可轻用汗法攻表，若误攻其表，必致汗出而阳气益虚而阴寒更盛，致气机不行而出现腹部胀满。

（2）寒厥下利

原文45 下利清谷，里寒外热，汗出而厥者，通脉四逆汤主之。

通脉四逆汤方 炙甘草二两，干姜三两（强人可四两），附子大者一枚（生用）。

上三味，以水三升，煮取一升二合，去滓，分温再服。

参考量 炙甘草20克，干姜30克（强人可40克），生附子20克。水600毫升煮取240毫升，分温作2次服。

原文解读 论述寒厥下利，阴盛格阳的证治。文中指出"里寒外热"，里寒是对病变本质的概括；外热是对外表假象的描述。既曰外热，必有身微热，不恶寒，面色赤等。下利清谷，四肢厥冷，阳衰阴盛，为内真寒；身微热，面色赤、汗出，真阳外越，是外假热。

辨证要点及方证指征 ①下利清稀，完谷不化；②面红如妆（即面色苍白而两颊嫩红如化妆），身体微热，自汗出；③四肢厥冷，脉沉迟微。

病机 阴盛格阳。属太阴、少阴合病证。

治法 破阴回阳，通达内外。用通脉四逆汤。

方解　四逆汤加重姜附，大辛大热，破阴回阳，而除格拒。

按语　本方中附子大者1枚（20~30克），干姜3两（30克）不同于四逆汤之附子1枚（10克）、干姜1两半（15克），则本方的组成与四逆汤同，而附子、干姜增倍，说明本证较四逆证更重。

鉴别　通脉四逆汤与四逆汤鉴别。通脉四逆汤为阳衰阴盛，四肢厥逆，下利清谷，脉微欲绝。阴盛格阳（重），兼身反不恶寒，面色赤；四逆汤为阳衰阴盛，四肢厥逆，下利清谷，脉微欲绝。阴阳格拒（轻），兼恶寒蜷卧，无面赤。

名家医案2（刘志杰医案）：亡阳绝脉案

杨某，女，63岁。2002年11月诊。1995年患脑栓塞，治疗后缓解。2002年11月一天傍晚，突然晕倒，不省人事，经120现场急救，入医院治疗，当时诊断为脑出血，下了病危通知。

刻诊：全身逆冷，手足发青，瞳孔散大，额汗如油，呼吸微弱，胸口尚有微温，双手无脉，颈动脉细触微有搏动。

这是我的老母亲，当年患脑血栓时用了大续命汤，百会、十宣放血，救了过来，生活能自理。后又发作一次，也是用的续命汤，疗效很好。愈后什么都吃，不忌口，因此始终是痰涎很盛，血压不稳。

这次突然发生昏迷，人事不省。我到现场一看，也感到没救了。当时一边备后事，一边同医院的院长商量如何救人，因院长和我是熟人，同意我用中药。用的是通脉四逆汤的变方。

《伤寒论》："少阴病，下利清谷，里寒外热，手足厥逆，脉微欲绝，身反不恶寒，其人面色赤，或腹痛、或干呕、或咽痛、或利止脉不出者，通脉四逆汤主之""下利清谷，里寒外热，汗出而厥者，通脉四逆汤主之"。

通脉四逆汤：炙甘草2两，干姜3两（强人四两），附子大者1枚（生用，去皮，破八片）。

上2味，以水3升，煮取1升2合，去滓，分温再服。其脉即出者愈。

当时感觉没救了，就把希望放到附子身上，一下子就用了很大的量，救不过来，也就死心了。

处方如下：生附子200克，干姜200克，炙甘草50克。1付，急火水煎40分钟。

当时妻子吓个半死，问我说，别救不过来反而被毒死。我说，管不了那么多了！那时候我对使用附子还不算得心应手，心存顾忌的。但事情到了这个地步，也是没办法了，咬紧牙关搏一次吧。药拿来后，撬开嘴把药一勺一勺慢慢地喂，老人家似乎还有些意识，竟然咽下了！我的心当时放下了一半。就这样，喂下去约有150毫升，过了半个多小时，我摸了摸脉，微微的能摸到了！一摸两腿，膝关节以上有了温度，胸前的温度也有了。我告诉家人，没事了，别害怕了！有救了！

又过了半小时，脉已经明显摸到了，除双脚外，全身都暖了过来，眼睛也能转动了，瞳孔也恢复了。又过半小时，脚也热了，意识也恢复了。命是救过来了，但生活不能自理了。就这样，维持到2006年才去世。

这是中医救急的一个成功案例。这种情况，医院要是阻拦，或不敢大胆用药的话，就没救了。这可能是我一生中唯一一次用大量生附子的经历。因患者是我的母亲，要是别人，不可能接受我的治疗。附子回阳救逆，能救命，确实如此。仲景先师的话，一句都不假。记得当时煎出三小碗，就喝了一小碗，剩下的都扔掉了。医院的院长和护士都感到惊讶，觉得中药的效果简直不可思议！从那以后，我就开始重视生附子和生乌头的研究和运用了。现在基本掌握了生附子的"脾气秉性"，可以得心应手了，而正在开始探究黄连和升麻的运用。病人到了这种欲亡的厥逆状态，就定为"厥阴病"，阴阳离绝嘛。

（3）虚寒肠滑气利

原文47 气利，诃梨勒散主之。

诃梨勒散方　诃梨勒（煨）十枚。

上一味，为散，粥饮和，顿服。

解词　①气利，指下利滑脱，大便随矢气而排出。②粥饮和，指用米粥之汤饮调和。

原文解读　论述虚寒性肠滑气利的证治。本证为下利粪便随矢气而排出为主症，由气虚下陷，滑脱不固引起。常兼气怯乏力，便意频数，舌淡脉虚等。

辨证要点及方证指征 ①多见于泄泻日久，身体虚弱之人，下利滑脱不禁，粪便随矢气而排出；②大便清稀不黏稠，矢气无臭味；③伴气怯乏力，便意频繁，舌淡脉虚。

病机 气虚下陷，滑脱不固。属太阴病证。

治法 温涩固脱。方用诃梨勒散。用诃子十枚煨，去核取肉，为末，用大米稀粥调和顿服。亦可根据具体病情，酌加益气升提之品。

按语 应师其法而不泥其方，灵活应用。如诃子散、真人养脏汤类，均是在此原则下制方，疗效均好。

病案举例9：气利（肠滑腹泻）

族婶，吕某，70岁，2008年4月10日诊。患脑梗死3年，长期卧床，食量日少，身体渐弱。近半年经常腹泻，更医数人，多方治疗无效，余应族弟之邀，前往诊治。初按脾虚寒腹泻，给以理中合参苓白术散3剂效不显；复诊用真人养脏汤2剂仍无效。三诊时细询病情，族婶言大便经常滑脱不禁，咳嗽，高声讲话时常有粪便随矢气排出，染污衣被而不知。平时少气乏力，便稀薄而无气味。余查其面色㿠白，舌淡脉弱，辨为中气下陷，气虚不固。此即《金匮要略》之"气利"是也。随书诃梨勒散一剂，用来一试。

煨诃子肉60克。研为粉，每服6克，每天3次，用小麦稀粥送服。复诊时族婶言服药当天腹泻即止，3天后大便完全转为正常，且食欲增加，体力也胜于以前。半年后随访，腹泻愈后未发。

（4）虚寒下利脓血

原文42 下利便脓血者，桃花汤主之。

桃花汤方 赤石脂一斤（一半剉，一半筛末），干姜一两，粳米一升。

上三味，以水七升，煮米令熟，去滓，温服七合，内赤石脂末方寸匕，日三服。若一服愈，余勿服。

参考量 赤石脂160克（一半剉，一半筛末），干姜10克，粳米40克。水

1400毫升，煮米熟汤成，去滓，温服140毫升，冲服赤石脂末3克，日三次。

使用注意：①下利见滑脱不禁者均可用此方，不一定非要便脓血；②本方煎服法是赤石脂一半煎服，取其温涩之气，调节整体；一半筛末冲服，取其直接黏附肠中，加强收涩止泻止血之效。

原文解读　论述虚寒下利便脓血的证治。下利便脓血，久利不止，脏气虚寒，气血不固，滑脱不禁。可兼见血色紫暗，赤白相兼，腹痛喜温喜按，精神萎靡，四肢酸软，口不渴，舌淡苔白，脉微细而弱等。

辨证要点及方证指征　①下利日久，所下脓血紫暗不鲜，滑脱不禁；②精神萎靡不振，腹痛喜温喜按，恶寒手足冷；③舌淡苔白脉细弱。

病机　下利日久，虚寒滑脱。属太阴病证。

治法　温中涩肠固脱。方用桃花汤。

方解　赤石脂，涩肠固脱；干姜，温中散寒；粳米，补脾益胃。合用温中涩肠。赤石脂具有收敛作用，用于直肠括约肌功能减退、病变仅局限于直肠的泻利。本药刺激胃，胃有问题者慎用！若泻利伴有食欲不振、恶心、呕吐等胃的症状者不可用；或即是有泻利，而伴有疼痛见于上腹部者，桃花汤也不可用。

临床体会　本方对脾阳虚弱，大肠滑脱者，用之有效。可治虚寒滑脱之久泻、久痢；虚寒性吐血、便血；虚寒性妇女崩露、带下、功能性子宫出血等证。

鉴别　桃花汤与真武汤鉴别。①桃花汤的腹痛，小便不利，下利，属脾肾虚寒，利久阴津耗竭，而致肾不固，脾不运；②真武的腹痛，小便不利，下利，因肾阳虚不能制水，水气阻滞，导致肾不固，脾不运。

名医经验3：赵正俨谈小儿腹泻良方变通桃花汤

夏、秋季节，小儿腹泻为常见病、多发病，用中西药效皆不好。我有一方：赤石脂2克，滑石1克，共研细末，开水冲服，1日3次。此系3岁以下小儿量，服两天后腹泻止，效果好。泻止后再用鸡内金2克，研细末冲服，每日3次，以助消化。本方价廉效高，值得推广。

2. 热证

（1）实积下利

原文37 下利三部脉皆平，按之心下坚者，急下之，宜大承气汤。

原文38 下利脉迟而滑者，实也，利欲未止，急下之，宜大承气汤。

原文39 下利脉反滑者，当有所去，下乃愈，宜大承气汤。

原文40 下利已差，至某年月日时复发者，以病不尽故也，当下之，宜大承气汤。

大承气汤（见痉病中）。

解词 三部脉皆平，指寸、关、尺三部皆现平人脉象。

原文解读 论述实热下利的脉象和证治。第37条下利按之心下坚（指腹部硬满疼痛拒按），属实滞内结，三部脉皆平（虽下利而六脉正常），提示正气不虚，属邪实正盛；第38条下利而脉迟，为积滞中阻，气滞不畅，滑为食滞内结，正气不虚，本证为积滞不消，腑气难和，属实证；第39条下利伤阴耗液，脉当细弱，今脉反滑，是邪实于内；第40条下利差而定时复发，为实邪滞留肠胃未尽去。本条多见于痢疾，俗称之为"休息痢"。以上四条所述皆属于实热下利证。

辨证要点 ①泻下大便黏腻有臭秽气味；②心下胃脘及腹部胀满坚硬，或下利伴有谵语；③或痢疾已愈，至每年某月某日某时定时又发作；④舌苔黄干或黄厚而腻，脉迟滑或滑实者。

下利用大承气汤，应掌握三点：一是"按之心下坚"，即脘腹硬满疼痛拒按；二是虽下利，脉仍滑实有力；三是利下之物臭如败卵，泻后痛减或泻而不畅。

病机 实热内结。属阳明腑实证。

治法 泻下热积食滞，通因通用。用大承气汤。对反复发作，缠绵不愈的"休息痢"，若属正虚邪实的，不可滥用攻下，可攻补兼施，用《千金》温脾汤（大黄、附子、干姜、党参、甘草）加减化裁。

临床注意点：①以上各条虽仅言一脉一症，但临床必须与全身脉证合参，全面分析；②关于40条的"下利已差，至某年月日时复发者"临床多见于痢疾，常由于病初未得根治，邪未尽去，致每到一定季节，因气候影响或饮食所伤，再次发作，后世将其称为"休息痢"，其证候表现不一定尽属实热，脾虚寒积者亦较常见，每用温脾汤加减。

原文41 下利谵语者，有燥屎也，小承气汤主之。

小承气汤方 大黄四两，厚朴（炙）二两，枳实（大者，炙）三枚。

上三味，以水四升，煮取一升二合，去滓，分温二服。得利则止。

参考量 炙厚朴20克，炙枳实30克，大黄40克。水800毫升煎取240毫升，分2次温服。若见下利，可停服余药。

使用注意 ①煎法为三药同煎，大黄不后入；②服后以泻为度，方后云"得利即止"，示中病即止，不宜过剂。

原文解读 下利实证的证治。下利谵语，因燥屎内结，热结旁流，浊热上攻。

可兼心腹坚满，舌苔黄燥，脉滑实。

辨证要点 ①心腹坚满，腹胀；②下利黏滞不爽，伴有谵语；③舌苔黄燥，脉滑实。

治宜：通腑泄热。用小承气汤。

方解 大黄苦寒，攻下实热；厚朴苦温，行气除满；枳实苦微寒，破结消痞。

诸药合用，推荡实热，破滞除满。

（2）热利下重

原文43 热利下重者，白头翁汤主之。

白头翁汤方 白头翁二两，黄柏三两，黄连三两，秦皮三两。

上四味，以水七升，煮取二升，去滓，温服一升，不愈，更服一升。

参考量 白头翁20克，黄柏30克，黄连30克，秦皮30克。水1400毫升煮取400毫升，温服200毫升，不愈，再服200毫升。

原文解读 论述热利的证治。本条之"热利"既指病机，又指症状。热利（便脓血），下重（里急后重），因湿热结迫大肠，腐灼血络导致。

辨证要点及方证指征 ①发病急骤，下利脓血色鲜红，肛门灼热；②腹痛，里急后重；③或伴身热、口渴、小便短赤；④舌红苔黄腻，脉滑数有力。

病机 湿热下注大肠，伤及血络。属阳明病证。

治法 清热燥湿，凉血解毒。用白头翁汤。

方解 白头翁，苦寒清热，凉肝止利；连柏，清热燥湿，坚阴厚肠；秦皮，清肝凉血，利湿止利。诸药合用，清热燥湿，凉肝止利。本方主治出血性热性腹泻，所主之利当以出血为主，"热血利"是本方主治的目标所在。本方不仅治下利，也用于有肉眼血尿或镜下血尿的泌尿系感染。

临床应用 用于细菌性痢疾，阿米巴痢疾、慢性非特异性溃疡性结肠炎等消化道炎症；用于结膜炎、淋菌性尿道炎、盆腔炎、痔疮、黄水疮、淋巴结核、癔症性震颤等。

加减：①若里急后重者加木香、薤白，下重明显加大黄；②下痢如血加甘草、阿胶，赤多加赤芍，白多加白芍；③血虚加阿胶；阿米巴痢加鸦胆子。

鉴别 白头翁汤与桃花汤鉴别。①白头翁汤与桃花汤均见下利便脓血。②白头翁汤，热毒新痢，下利脓血鲜明，腹痛里急后重剧，肛门灼热舌红脉数，病势急；桃花汤，虚寒滑脱久痢，下利不禁，脓血色暗，腹痛喜温按，不渴舌淡脉弱，病势缓。

（3）下利虚烦

原文44 下利后更烦，按之心下濡者，为虚烦也，栀子豉汤主之。

栀子豉汤方 栀子十四个，香豉四合（绵裹）。

上二味，以水四升，先煮栀子，得二升半，内豉，煮取一升半，去滓，分为二服，温进一服，得吐则止。

参考量 栀子15克，豆豉15克。水800毫升先煎栀子得500毫升，纳豉，煎取300毫升，分2次服，服1次得吐，余药停服。

使用注意 ①香豉后下，取其气味轻薄，更能发挥轻浮宣散之效；②服本方后，可能会出现呕吐，也可能不吐，但本方并非涌吐之剂。

郝万山教授说，方后言"得吐者，止后服"，易使人误认为栀子豉汤一类方剂具有催吐作用，实际上，上二味药都不具催吐作用。服栀子豉汤呕吐是因此方治疗热郁胸膈，服药火郁得开，胃气得伸，正气驱邪外出，往往有一吐为快的机转，故有可能作吐而解。特别是病人心中懊侬，欲吐不吐的情况下，服药后更易一吐为快。吐后胸中郁热得以外泄，所以就不必服药了。不过，临床上也常见服栀子豉汤后不吐而病愈或好转的。

解词 更，指调换、改变之意。

原文解读 论述下利后虚烦的证治。下利后更烦，是余热未尽之象；按之心下濡，提示邪非有形之征。本证乃无形邪热郁胸扰心所致。

辨证要点及方证指征 ①湿热下利经治疗后利已止，转而见虚烦不得眠；②胸中懊恼，心中窒闷，按之心下濡软不硬；③舌红苔黄，脉数。胸中阻滞感或胸中结痛感、烦热感为应用栀子豉汤的指征。

黄煌教授指出，本证由全身证和局部证构成。全身证以"烦"的精神症状为主。仲景以"虚烦""烦热"来描述。"虚"指里无实证（无承气类证）。故心下按之软而不硬满，也无拒按；"烦"则与精神情志相关。见欲坐不得，欲卧难静，脾气暴躁爱发火，思绪纷乱，无一刻宁时，或狂言奔走，怒骂不休，捶胸顿足；"热"指病人觉胸中有灼热感，或兼见咽痛、目赤、鼻衄、口臭、易饥、口中呼热气、盗汗、小便赤涩、舌红苔厚腻或黄等。局部证则以胸中（或心中）的堵塞（胸中窒、心中结痛）、懊恼为表现形式。"胸中窒""心中结痛"即胸部有窒塞感，如有物堵，或胸闷难耐，或胸骨后烧灼疼痛等。患者虽言失眠多日，外观却无倦容。主动叙述病情，语速较快而音色洪亮，面部表情丰富且配有肢体语言，或患者自感乏力、倦怠、气短、头晕而医生检查却正常，患者主诉与医生检查相矛盾，也有助于对本证的识别[1]。

病机 利后余热未尽，无形邪热郁扰胸膈，扰乱心神。属阳明证。

治法 泄热透邪除烦。用栀子豉汤。

方解 栀子，苦寒，清透郁热，解郁除烦；香豉，辛温，透表宣热，辛散表邪。二药合用降中有宣，清宣胸膈郁热。

名医解方 胡希恕教授用栀子豉汤经验两则。

①栀子豉汤治愈食管憩室：一个食管憩室的病人，我给他吃了栀子豉汤治好了，西医觉得很奇怪。中医就是辨证，有这种证候，就用这种药准行。开始我也不知道栀子豉汤还能治憩室，它之所以能治憩室，是因为憩室发生了心中懊恼、

烦热、胸中觉得滞塞这些症状。食管方面的病，栀子豉汤很多。这个"胸中"指当中间这一道，就是指食管，不是指整个胸，如果指整个胸那就是柴胡证了，这点很要紧。吃这个药也不吐（不像方后说的那样，服药后有吐的情况），我治的那个人，吃了那么多栀子豉汤，他也没吐过。他一天吃两遍，越吃越好，吃了很长时间，后来经食道钡透就没有憩室了。

②栀子豉汤加味治急性心包炎：用栀子豉汤治急性心包炎，我治过，是有效果的。但我不是只用栀子豉汤，是加味。我是这么研究的，《伤寒论》第76条原文写的是"心中懊恼"，不是心下，不是胃。根据这段，像心包炎这种情况，有是证即可用是方，再配合适证的药物[8]。

笔者感悟：胡老指出，①栀子豉汤的"胸中"，指的是当中间这一道，就是指食管说的；②栀子豉汤治"心中懊恼、烦热""胸中窒"是指食管反流所致的嘈杂、反酸、似疼非疼、似辣非辣的状态；③栀子豉汤可治食管反流证、食管憩室、心包炎所致的"心中懊恼、烦热""胸中窒"。

病案举例10：心烦案

袁某，男，24岁。患伤寒恶寒，发热，头痛，无汗，予麻黄汤1剂，不增减药味，服后汗出即瘥。历大半日许，患者即感心烦，渐渐增剧，自言心中如有万虑纠缠，意难摒弃，有时闷乱不堪，神若无主，辗转床褥，不得安眠，其妻仓皇，恐生恶变，乃复迎余，同往诊视。见其神情急躁，面容怫郁。脉微浮带数，两寸尤显，舌尖红，苔白，身无寒热，以手按其胸腹，柔软而无所苦，询其病情，曰：心乱如麻，言难表述。余曰无妨，此余热扰乱心神之候。乃书栀子豉汤1剂。栀子9克，淡豆豉9克。先煎栀子，后纳豆豉。一服稍安，再服病若失。

按语：伤寒发汗后出现心烦，可有两种情况，一是表邪仍不解，表证仍在，可改用桂枝汤以调和营卫，如《伤寒论》57条："伤寒发汗已解，半日许复烦，脉浮数者，可更发汗，宜桂枝汤"；另一种是汗后邪去，表证已解，但有余热留扰胸膈，则用栀子豉汤以清热除烦。本案汗后心烦而身无寒热，舌尖发红，邪气入里化热之象，则属于后一种，故用栀子豉汤取效。

名家医案3（大塚敬节医案）：栀子豉汤治食管炎[9]

一次，当我急急忙忙地吃下一块热的烤年糕时，感觉食管疼痛，大概是引起了食管烫伤，随后即使进流食也会感到胸口堵塞样疼痛。我想起《伤寒论》栀子豉汤条对"胸中窒"和"心中结痛"者用栀子豉汤的论述，便想用栀子豉汤治疗。当时没有香豉，考虑甘草有消炎镇痛作用，便代之以甘草。没想到服药1次就有显效，效果之好，令我吃惊！

基于这次的实际感受，我写了一篇关于栀子汤治疗食管炎的报道，发表在《汉方临床治验精粹》上。4年后福冈一药师读到本文，对一名在九州大学诊为食管息肉，只有牛奶等流食才能通过食管，必须手术的患者服用了本方而成功治愈。我看到其在杂志上刊登的报告，该案也是以"胸中窒"为应用指征的。

名家医案4（大塚敬节医案）：肛门瘙痒[9]

57岁男子。痔核手术3次之后，肛门周围瘙痒，入夜痒尤甚，身热、虚烦不得眠。得心中懊恼等《伤寒论》条文之提示，与栀子甘草豉汤，服三周痊愈。

大塚敬节《汉方诊疗三十年》

参考文献

［1］黄煌．经方100首．南京：江苏科学技术出版社，2005

［2］胡希恕．胡希恕金匮要略讲座．北京：学苑出版社，2008

［3］［日］大塚敬节．金匮要略研究．北京：中国中医药出版社，2016

［4］黄煌．经方的魅力．北京：人民卫生出版社，2006

［5］冯世纶．经方传真：胡希恕经方理论与实践．北京：中国中医药出版社，1994

［6］刘志杰．《金匮要略增补》师承课堂实录．北京：人民军医出版社，2009

［7］冯世纶，张长恩．中国汤液经方：金匮要略传真．北京：人民军医出版社，2010

［8］段治钧，冯世纶，廖立行．胡希恕医论医案集粹．北京：中国中医药出版社，2014

［9］［日］大塚敬节. 汉方诊疗三十年. 北京：华夏出版社，2011

 # 肠痈疮痈浸淫病脉证并治第十八

病名含义

疮痈　疮，古为"创"，《说文解字》："创，伤也；疡也"。其意有二：一为外伤（即金疮）；一为疮疡。痈分内外：发自体外者为外痈，如"疮痈"；生自体内脏腑者为内痈，如"肠痈"。

浸淫疮　指浸淫漫延，溢出黄水，痛痒难忍的一种皮肤病。即现代的湿疹类皮肤病。

一、疮痈

（一）疮痈初起的脉证

原文1　诸浮数脉，应当发热，而反洒淅恶寒，若有痛处，当发其痈。

原文解读　疮痈初起的脉症。一般而言，脉浮主表，脉数主热。浮数脉并见，多为表证，应见发热，今脉浮数，不见表证发热，反见洒淅恶寒，说明不是外感。若见身体某处局部疼痛，是痈肿初起的症状。热毒壅塞，营卫郁滞，则见局部红肿热痛；卫气不能畅行，卫外失温，故洒淅恶寒；热壅于外，则脉浮；热毒内聚，则脉数。

按语　同一脉浮数，既可见于表证，亦可见于痈肿。属表者，脉浮数必伴发热恶寒，身痛酸楚等表证；属痈肿者，脉浮数必伴见局部有肿痛。

（二）痈肿辨脓法

原文2　师曰：诸痈肿，欲知有脓无脓，以手掩肿上，热者为有脓，不热者为无脓。

原文解读　论述辨别痈肿有脓无脓的方法。痈肿乃热毒壅塞，气血郁滞所致；脓之生成，是肉腐所化，热毒内聚所为。故查脓之法，以局部有无热以验之。凡痈肿，欲知脓之有无，以手掩于痈肿之上，热感明显者，为毒已聚，有脓；无热感者，为毒未聚，无脓。

二、肠痈

（一）脓成证治

原文3 肠痈之为病，其身甲错，腹皮急，按之濡，如肿状，腹无积聚，身无热，脉数，此为肠内有痈脓，薏苡附子败酱散主之。

薏苡附子败酱散方：薏苡仁十分，附子二分，败酱五分。

上三味，杵为末，取方寸匕，以水二升，煎减半，顿服。小便当下。

参考量 薏苡仁100克，附子20克，败酱草50克。上药为粉，取3～6克，以水400毫升煎至200毫升，顿服。

原文解读 论述肠痈脓已成的辨证和治疗。患肠痈，由营血久郁，身体失于滋润而皮肤干燥粗糙，右下腹局部肿胀如有肿物，但按之柔软而非坚硬，无包块。身体无发热而脉数，是肠内有痈脓。本条诸症由肠内营血久郁，痈脓已成导致。

肠中痈脓已成，营血久郁，不能外荣，故其身甲错；痈脓内结，腹无积聚，故腹皮急，按之濡，如肿状；阳气不足，正不胜邪，故脉数，身无热。本证有脉数而无发热，说明阳气不足，炎症毒素长期刺激，致瘀血内阻、皮肤营养障碍，而表现为"其身甲错"。本证多见于老人、产后及体弱者，这些人易感染或感染后呈慢性化，感染后可以患肠痈，更可以是子宫炎、附件炎或其他部位的局限性腹膜炎。

辨证要点及方证指征 ①右下腹拘急，局部肌紧张，按之濡软不硬；②皮肤粗糙起屑，脉数而无力。

病机 肠内营血久郁，痈脓已成。属太阴、阳明病证。

治法 排脓消肿，振奋阳气，用薏苡附子败酱散。

方解 薏苡仁，排脓开壅；附子，扶阳散结；败酱草，破瘀排脓。本证为使用大黄牡丹汤时机已过，形成局限性化脓阶段的治疗。

名医解方 胡希恕教授说，薏苡仁、败酱草排脓消肿，少量附子振奋郁滞之气而利痈脓之排出也，偏阳虚而有脓可用这个方子。

当代经方家对本方的应用发挥：①用于单纯的肌肤甲错而没有任何腹证的皮肤病。如赵明锐用本方治鱼鳞病，患处皮肤异常粗糙，如鱼鳞形状，但与癣有明显区别，其他处皮肤也干燥，枯涩不润，原方20剂取效。②治黄水疮。如胡希恕用本方加山栀、连翘、二花、甘草治小儿头面及四肢发黄水疮，瘙痒而流黄水，此起彼伏，2月不愈。服2剂黄水减少，6剂痊愈；③本方亦可用于慢性妇科炎症，如慢性盆腔炎、附件炎等。

临床应用　用于以皮肤粗糙起屑伴有干裂、瘙痒或流脓水为特征的皮肤病：如湿疹（鹅掌风）、皮肤角化症、头癣、手足癣、银屑病、神经性皮炎、接触性皮炎、脂溢性皮炎、毛囊炎、传染性软疣、寻常疣、扁平疣、硬皮病、皮肤干燥症等；痈、阑尾周围脓肿、局限性化脓性腹膜炎、多发性肝脓肿、卵巢囊肿、肛管直肠周围脓肿等包块性疾病不溃不消而呈慢性化者；其他疾病：如慢性化脓性中耳炎、鼻窦炎、慢性阑尾炎、溃疡性结肠炎、霉菌性肠炎、糖尿病性脱疽、慢性盆腔炎、慢性宫颈炎、慢性前列腺炎、精囊炎、阴茎痰核、阑尾周围脓肿等。

病案举例1：肠痈（阑尾周围脓肿）

族叔余某，男，65岁，2011年9月25日诊。

素禀体弱，半月前因感冒在本镇医院经输液治疗1周，仍感身痛乏力，右下腹疼痛，到本所就诊。

刻诊：面色青黄，身倦乏力，畏寒低热，右下腹痛，小腹胀，排便不畅，查右下腹腹肌紧张，麦氏点压痛，触及1.5cm×1.5cm之包块，舌质淡红，苔白腻，脉虚数。化验：白细胞16000/mm³，中性粒细胞80%。诊为急性阑尾周围脓肿。用庆大霉素加甲硝唑加氯霉素三联静点5天，痛虽稍缓而包块渐增大，轻压痛，余辨为气虚阳微，寒湿郁结化热，酿成痈脓，治以益气温阳，散结排脓。用薏苡仁附子败酱散。生黄芪80克，生薏苡仁90克，附子30克，败酱草50克，穿山甲珠6克。水煎服。

上方用三剂后阑尾部包块消失，面转红润，食欲、精神大增，用饮食调养，愈后未发。

按语：本例患者素禀体虚，中气不足，寒郁化热，酿成肠痈。薏苡仁附子败酱散能振奋阳气，温阳化湿排脓，加黄芪益气托毒，穿山甲珠散结排脓。

（二）脓未成的证治

原文4　肠痈者，少腹肿痞，按之即痛如淋，小便自调，时时发热，自汗出，复恶寒。其脉迟紧者，脓未成，可下之，当有血。脉洪数者，脓已成，不可下也。大黄牡丹汤主之。

大黄牡丹汤方：大黄四两，牡丹一两，桃仁五十个，瓜子半升，芒硝三合。

上五味，以水六升，煮取一升，去滓，内芒硝，再煎沸，顿服之，有脓当下，如无脓，当下血。

参考量　大黄40克，牡丹皮10克，桃仁14克，瓜子16克，芒硝16克。加水1200毫升煮取200毫升，去滓，内芒硝，再煎沸，顿服之。

解词　①少腹肿痞，即少腹肿胀痞硬。②痛如淋，痛势牵引阴部，如小便淋痛之状。

原文解读　论述急性肠痈未成脓的辨证与治法。本条属倒装文法。"大黄牡丹汤主之"应在"脓未成，可下之"之后。前后倒置，意在正反并举，强调鉴别有脓无脓的重要及治疗之不同。肠痈由脓毒内积，营血瘀结肠中，化而为痈形成。热毒内聚，营血瘀肠，肠中生痈，则少腹肿痞，疼痛拒按；邻近阴部，则腹部淋痛，形如淋病；膀胱无病，故小便正常；营郁卫阻，故发热恶寒自汗出。脉象上症兼脉迟紧，邪暴遏而营未衰，提示未成脓；上症兼脉洪数，毒已聚而营气腐，提示脓已成。

辨证要点及方证指征　①右下腹肿痞疼痛，按之更甚，局部肌紧张，卧时喜缩脚，疼痛牵引至外阴部，好像患淋病一样，但小便正常；②便秘、烦躁、身热有汗；③舌质红而坚老、苔黄，脉迟紧或脉滑数。

腹证：①吉益东洞称脐下部有凝块或坚块，按之痛及便脓血者；②汤本求真称在盲肠或阑尾部以及与之相对称的左侧腹部各有一个凝块或坚块，按之即痛者；③大塚敬节称右下腹从回盲部至胁腹部区域有压痛，右下腹紧张有力，有抵抗感。三种说法合并可作本方之腹证，只要有此腹证，不论是盲肠炎还是其他疾病，都可使用本方。

病机 脓毒内积，营血瘀结肠中，化而为痈。属阳明病证。

治法 脓未成的，泻火解毒，消肿排脓，通瘀攻下。大黄牡丹汤主之。

方解 芒硝、大黄，荡热通壅；桃仁、牡丹，凉血通瘀；瓜子，排脓散瘀。

名医解方 胡希恕教授说，急腹症中，以急性阑尾炎和胆囊炎最为常见，予以大柴胡汤合大黄牡丹汤可得捷效。慢性阑尾炎，用四逆散合当归芍药散的机会很多，有脓肿加薏苡仁，排脓效果更好。

黄煌教授指出大黄牡丹汤在《金匮要略》中是作为肠痈专方来使用的。就临床运用来看，本方所治疗的疾病主要有以下特点：其一，从部位而言，本方主要用于下腹部及会阴部炎症，诸如阑尾炎、盆腔炎、肛周炎、尿道炎、睾丸炎、输精管结扎术后感染、前列腺炎等；其二，从疾病分期上讲，本方又多用于感染性疾病早期，红、肿、热、痛明显的状况，阳热症状明显；其三，病人的体质比较壮实。从原文的描述来看，"少腹肿痞"提示了病变的局限性，包块性而非弥漫性。根据这种特点，临床上也多将本方用于脓肿性、脓疡性疾病。比如阑尾周围脓肿、肛周脓肿、肾周围脓肿、肝脓肿、肺脓肿等。本方虽为内在肠痈而设，但体表皮肤的疔疮湿疹等也一样可以运用[1]。

临床应用 用于急慢性阑尾炎、髂窝脓肿、附件炎、急性盆腔炎及血栓性外痔、肝脓疡、肾脓疡、输卵管阻塞、腹部与下肢痈疖、急性前列腺炎、精索炎、附睾炎、前列腺增生、痔疮、男子结扎后伤口感染肿胀等。

鉴别 大黄牡丹汤与薏苡附子败酱散鉴别。①大黄牡丹汤用于里热实证的急性肠痈，以未成脓效果最好；②薏苡附子败酱散用于体虚脉弱的慢性肠痈，以脓成未溃者最宜。

病案举例2：肠痈（急性阑尾炎）

陈某，女，38岁，2013年10月22日诊。主诉右下腹痛兼大便不畅6小时。

患者于6小时前先感脐周疼痛，阵阵而作，因忙于摘香菇未于理会，两小时后脐痛消失，出现右下腹胀满疼痛，小腹、肛门坠胀，欲解大便而不得，后腹痛逐渐加剧，疼痛难忍，急来本所就诊。

刻诊：患者急性痛苦病容，诉右下腹痞满疼痛，欲排大便而不能。查：右下腹腹肌紧张，压痛，反跳痛，麦氏点肌紧张压痛最明显，诊脉滑数，舌红苔薄黄。

诊断：急性阑尾炎。由于病变来势急迫，故应中西药结合应用，以顿挫病势。

①西药用氯霉素2克加庆大霉素24万U，加甲硝唑氯化钠注射液500毫升静脉滴注，每日1次，连用3天；②中药用大黄牡丹汤合大承气汤以通腑泄热，化瘀解毒。大黄20克，牡丹皮15克，桃仁15克，冬瓜仁30克，厚朴20克，炒枳实15克，芒硝（烊冲）15克，红藤30克，蒲公英30克。3剂，水煎服。

上药用3天后，病人未来复诊。半月后见患者丈夫，言3剂药用完，泻下黏臭而热的粪便数次，泻后痛止胀消，病遂痊愈。

按语：急性水肿性阑尾炎初起，病势较缓者，可单用大黄牡丹汤原方，3剂药即可愈病。但坏疽型或病势急迫将要化脓的，大黄牡丹皮汤与大承气汤合用，急下通腑，可顿挫病势，减少化脓之风险。

名家医案1（大塚敬节医案）：肛周炎致尿闭

57岁男性，身体素差，常犯痔疮。数天前肛门部发生剧痛，甚至夜间不能入睡，4、5天来无大便，从昨天早上起无小便。因此，腹胀欲裂样疼痛难忍，呻吟不断。诊脉沉迟有力，膀胱充盈，肛门连及周边臀部肿胀，稍加触摸即疼痛难忍。正是肛周炎症状。

为了解除痛苦，先用导尿管导尿，然后予内服大黄牡丹汤。服药后，1天排稀便3、4次，第3天从肛门内数次排出有臭气的脓，排后痛苦减去大半，恢复了自行排尿。其后继用本方1月余，能够自己来诊了。但还没有完全治愈便停药了。此后1年中有1、2次犯痔疮，用大黄牡丹汤服后即愈。患者平时眼睑周围发黑，让人觉得有瘀血的样子。

本案启示：虽然尿闭多为肾气丸适应证，但也有这样须用大黄牡丹汤泻下者。

（三）排脓散及排脓汤

原文 排脓散方：枳实十六枚，芍药六分，桔梗二分。

上三味，杵为散，取鸡子黄一枚，以药散与鸡子黄相等，揉和令相得，饮和服之，日一服。

用量用法：枳实160克，芍药24克，桔梗8克。上药为散，取药散3～6克与鸡蛋黄1个搅为糊状，用面条汤或米汤送服。每日1次。本方证属阳明证。

方解 枳实，破滞行气；芍药，和营除血痹；桔梗，化痰排脓；鸡子黄，补气血，养脾胃。诸药合用，破滞行气，和营去瘀，排脓补虚。

名医解方 黄煌教授说，《蕉窗杂话》载东郭翁用本方治一人患鼻渊蓄脓症已三年，诸医诊为肺虚，百治无效。其人两鼻流浊涕极多，与四逆散加吴茱萸、牡蛎，三剂鼻水止。这则治验极其简单，既没有四逆证，也没有相关的腹证描述，留给人遐想的空间实在太多。鼻渊类似于现代医学的鼻窦炎，以上颌窦蓄脓症为多见，枳实和芍药再加桔梗即是《金匮要略》中的"排脓散"。换句话说，含有枳实芍药的四逆散对鼻渊应当有一定的排脓作用，也可能是本方取效机制之一[1]。

原文 排脓汤方：甘草二两，桔梗三两，生姜一两，大枣十枚。

上四味，以水三升，煮取一升，温服五合，日再服。

参考量 甘草20克，桔梗30克，生姜10克，大枣7枚。加水600毫升煮取200毫升，温服100毫升，日分2次服。

方解 甘草，清热解毒；桔梗，化痰排脓；生姜、大枣，调和营卫。诸药合用，可促使排脓，加速疮疡之愈合。属阳明、太阴合病证。

名医解方 黄煌教授认为，桔梗具有促进痰液排出作用。现代药理研究认为桔梗所含的皂苷经口服可刺激胃黏膜，反射地引起支气管分泌增加，使痰液变稀易于咳出。临床用于呼吸道炎症，痰液黏稠不易咳出的患者。桔梗还有排脓作用，仲景的排脓汤与排脓散均用桔梗。桔梗汤可促进肺脓肿的脓性痰液的排出，从而改善全身中毒症状。曹颖甫先生也屡用本方治肺痈[1]。

原文解读 排脓散的用法及主治证。主治急慢性阑尾炎、阑尾周围脓肿，肺脓疡，肝脓疡或手术后脓液引流不尽；也可用于化脓性痈疖的治疗。为增强其疗效，可加金银花、蒲公英、紫花地丁、赤小豆、贝母、生苡米、败酱草、乳香、没药等。上二方，一散一汤均名"排脓"，二方中均用桔梗，说明桔梗为排脓要药。排脓散偏治肠痈或胃痈；排脓汤偏治肺痈。

三、浸淫疮

（一）治法

原文8 浸淫疮，黄连粉主之。

黄连粉方：桂本《伤寒杂病论》（刘志杰老师增补方）

黄连、甘草各等份。上二味，杵为散，饮服方寸匕，并粉其疮上[2]。

用量用法：黄连、甘草各等份。上药为散，每服3克，日3次，并将药粉撒于疮面上。

原文解读 论述浸淫疮的治法。本病即现代的黄水疮，起疱，瘙痒，流黄水，黄水流到哪里，哪里就被传染。浸淫疮由湿热火毒引起。

治法 清心泻火，燥湿解毒。用黄连粉。

方解 黄连，燥湿解毒；甘草，清热泻火。刘志杰先生认为本方既可内服，亦可外用。亦可用香油调成糊，外敷疮面。亦可用三黄膏泡酒精外涂，效果亦好。

（二）预后

原文7 浸淫疮，从口流向四肢者可治，从四肢流来入口者不可治。

原文解读 论述浸淫疮的预后。从口流向四肢，疮从内向外，毒向外发，为顺势，易治；从四肢流来入口，疮从外向内，毒向内攻，为逆势，难治。

按语 凡毒邪为患，由内向外，由里转表者为顺势，病易愈；由外向内，由表传里者，为逆势，难治，预后多不良。

参考文献

[1] 黄煌. 经方100首. 南京：江苏科学技术出版社，2005

[2] 刘志杰. 《金匮要略增补》师承课堂实录. 北京：人民军医出版社，2009

跌蹶手指臂肿转筋阴狐疝蛔虫病

脉证并治第十九

病名含义

本篇属于杂治篇，将一些内外科的零星杂病，不便归类的合为一篇讨论。

跌蹶手指臂肿　类似于震颤麻痹，临床以震颤、肌肉强直和运动减少为特征。现代医学称之为"帕金森病"。

转筋　是一种四肢筋脉拘挛作痛的一种病证，病在筋脉。现代医学称为"腓肠肌痉挛"。

阴狐疝　即现代的腹股沟斜疝，以阴囊偏大偏小，时上时下为特征。

蛔虫　即现代的蛔虫病。

一、跌蹶、手指臂肿、转筋（略）

二、阴狐疝

原文4　阴狐疝气者，偏有大小，时上时下，蜘蛛散主之。

蜘蛛散方：蜘蛛（熬焦）十四枚，桂枝半两。

上二味为散，取八分一匕，饮和服，日再服。

参考量　蜘蛛（烘焦）十四枚，桂枝5克。上药为散，每服2～3克，热面条汤冲服，日2次。

解词　阴狐疝气，指疝气时上时下，如狐之出没不定，故名。

原文解读　论述阴狐疝的证治。偏有大小，时上时下，为寒湿之邪凝结于厥阴肝经所致。本证即现代的腹股沟斜疝。

辨证要点及方证指征　①一侧腹股沟斜疝，偏侧阴囊增大，时上时下，劳累用力、站立、咳嗽等腹压增高时有物脱至疝囊致阴囊增大或伴疼痛，卧位及休息后消失；②有时发生嵌顿，可致腹部剧痛，不大便、不排气，出现急腹症。

治法 辛温通利。方用蜘蛛散。

方解 蜘蛛，破结利气；桂枝，温阳散结。蜘蛛，甘，微寒。《别录》云，主大人小儿疝气，疗小儿大腹丁奚三年不能行者。即房前屋后的大黑蜘蛛，善治疝气。把蜘蛛放锅中炒焦，研粉配药。桂枝温补小儿中气，促进疝环收缩，制疝气回纳。另外，治疗疝气除本方外，桂枝加芍药汤、小建中汤均有一定效果。

病案举例1：阴狐疝（腹股沟斜疝）

笔者儿子2岁时患腹股沟斜疝，因小孩艰于服药，爱人溺爱儿子又坚决不让做手术，有邻居老者给用一偏方，生鸡蛋1枚，半大黑蜘蛛1个，将蜘蛛塞到鸡蛋中，烧熟，连蛋带蜘蛛吞食之，每天1枚，连用7枚，疝气竟消失得毫无痕迹，再未复发。后每遇小儿或成人初得之腹股沟斜疝，屡屡运用于临床，能不惧蜘蛛之毒而配合治疗者，多应手而效，共用此法治愈7例。因其效果极好，故对本方倍加重视。后阅读《金匮要略》，知此方源于本书，于是，余细心研究本条条文及方药组成、用法，希望临床应用于腹股沟斜疝患者，无奈患者及其家属皆惧蜘蛛有毒而不愿尝试，使此有效的方法不能为广大的疝气患者推广应用，岂不惜哉！

考本地蜘蛛有很多种，常见的有花蜘蛛、袋蜘蛛、大黑蜘蛛等。其中有的毒性强，有的毒性较弱。王聘贤等研究认为袋蜘蛛一物，疗疝功专，效力宏伟，当为《金匮》蜘蛛散中蜘蛛之正品。本人所用乃居家庭院周围花草树木丛中织网的黑蜘蛛，选其中半大的依法炮制应用，其所治疗的所有患者中，没有发现不良反应及中毒现象。笔者将在以后的医疗生涯中，继续观察、研究本方的毒副作用及疗效，使仲圣先师的宝贵经验得以推广应用于临床。

三、蛔虫病

原文6 蛔虫之为病，令人吐涎，心痛，发作有时，毒药不止，甘草粉蜜汤主之。

甘草粉蜜汤方：甘草二两，米粉一两，蜜四两。

上三味，以水三升，先煮甘草取二升，去滓，内粉蜜，搅令和，煎如薄粥，温服一升，差即止。

用量用法　甘草20克，米粉10克，蜜40克。水600毫升先煮甘草取400毫升，去滓，内粉蜜，搅令和，煎如薄粥，温服200毫升，差即止。

解词　发作有时，指蛔虫扰动则吐涎、腹痛发作，静伏则止。

原文解读　论述蛔虫的证治。本证皆由蛔虫内扰所致。吐涎、心痛（上腹疼痛）发作有时，因蛔虫动则痛作，静则痛止，所以上腹疼痛，口吐清水，时发时止，此为蛔虫病心腹痛的特点。毒药不止，蛔虫病已用过毒药杀虫而未止痛。

辨证要点及方证指征　①阵发性剑突下或脐周绞痛，吐清水痰涎；②巩膜有蓝斑，下唇黏膜有半透明颗粒，面部有白斑，鼻孔经常作痒，睡眠中常咬牙，喜食异物；③或大便不调，腹痛发作时脉洪大。

病机　蛔虫扰肠。属太阴病。

治法　安蛔缓痛。方用甘草粉蜜汤。

方解　甘草，甘缓和中；粉蜜，缓急止痛。方中之粉，当是米粉。亦有人认为是有毒的铅粉。蛔虫腹痛剧烈时，宜先安蛔止痛，用甘草粉蜜汤"甘以缓之"。

如虫静时，可杀虫驱蛔，用使君子、雷丸类。民间有个偏方，治蛔虫腹痛也很有效。用葱白捣汁服1杯，过几分钟，再服1杯小磨香油，可以止痛杀虫，也治疗蛔厥。

名医解方　胡希恕教授说，本方不只驱虫，还能治胃痛。我们遇到胃痛，不论是胃溃疡还是胃炎，若胃痛得厉害，这个药很好使，但这个粉（铅粉）要换成白及粉。白及能祛瘀定痛、止血，若胃溃疡伴有潜血，这个药更适应。就用甘草、白蜜、加上白及。甘草24～30克，白蜜45克，白及12克。把甘草和白及先用水煮，取2升，去滓，把蜜搁里头再煮，搅令和，煎如薄粥就可以用了。若痛得厉害1次将药全吃了，痛得不重可分2次吃，特别顽固的胃痛，吃上本药就会好，你们可以试验。但要注意，本方中甘草量重，若痛止就停药，不然吃多了腿会肿。甘草影响小便，利尿药中一般不用甘草，所以服本方过程中，注意病人有无水肿，有水肿的病人，甘草药量要小。本方对胃痛效果很好，我是多次试验过的[1]。

原文7 蛔厥者，当吐蛔。今病者静而复时烦，此为脏寒，蛔上入其膈，故烦。须臾复止，得食而呕，又烦者，蛔闻食臭出，其人常自吐蛔。

原文8 蛔厥者，乌梅丸主之。

乌梅丸方 乌梅三百枚，细辛六两，干姜十两，黄连十六两，当归四两，附子（炮，去皮）六两，蜀椒（微火炒至油质渗出）四两，桂枝六两，人参六两，黄柏六两。

上十味，异捣筛，合治之，以苦酒渍乌梅一宿，去核，蒸之五斗米下，饭熟捣成泥，和药令相得，内臼中，与蜜杵二千下，丸如梧桐子大，先食（进食之前）饮服十丸，日三服，稍加至二十丸。禁生冷、滑物、臭食等。

用量用法：乌梅（醋渍去核）二百枚，细辛60克，干姜100克，黄连160克，当归40克，炮附子60克，蜀椒（微火炒至油质渗出）40克，桂枝60克，人参60克，黄柏60克。制丸如梧桐子大，饭前用热面条汤送服10丸，每日3次，渐加至20丸。禁生冷、滑物、臭食等。

使用注意 ①本证诊断指标以腹痛、恶心呕吐、四肢厥冷或不温，腹泻便溏，吐蛔便蛔，食欲不振，舌淡红或红，苔薄白黄或薄黄，白厚腻，黄厚腻，脉沉、弦、细数、迟、紧、滑等，病机以寒热错杂、虚中夹实者；②本方中乌梅用量宜15～30克，干姜、附子、黄连、花椒各5～10克，黄柏、桂枝各10～15克，细辛3～5克，当归、党参各10～20克。多可取汤剂口服；③进食之前服；④本方只能安蛔，不能杀虫，待腹痛缓解后，另用驱虫之剂以根治；⑤本方治慢性结肠炎属寒热错杂者，疗效较好。

原文解读 论述蛔厥的证治。因蛔虫内扰，有时作时止的特点，且常有吐蛔史。厥，因蛔虫因寒而动，上入胆道，腹痛甚而致厥；静而复时烦，须臾复止，因脾虚肠寒，蛔虫不安其位，内扰上窜，产生剧痛而烦躁不宁。蛔动则烦，蛔静则止，蛔动止不息，故烦静时作；得食而呕又烦，得食则蛔动更甚，故心烦、呕吐、腹痛又作并加剧；常自吐蛔，因脾胃虚寒，胃失和降，蛔因气逆呕吐而出。

可兼见腹痛剧烈，大汗淋漓，面白唇青。

从原文看，蛔厥的判断主要有以下几点：①四肢虽厥，周身皮肤不冷；②有吐蛔虫史；③病者时静时烦，得食而呕又烦，须臾复止。

辨证要点及方证指征 ①有吐蛔病史；②以腹部、胃脘疼痛为主，病者时静时烦，进食后随即发生疼痛与呕吐、心烦，须臾复止；③手足厥冷常在痛剧时产生，痛减或痛止时消失；④腹泻、大便稀溏或泻下黏液；⑤口苦、目赤、小便黄。

注：本证的寒热错杂表现为既有手足厥冷、畏寒、冷汗出、大便溏泻等寒证；又有心中烦躁、目赤，口苦、小便黄的热证。在腹痛、呕吐、下利等消化系症状以外的疾病中，此种寒热错杂往往更是判断是否使用乌梅丸的重要线索。在精神神经系统疾病中，"病者静而复时烦"则是点睛之笔。

病机 内脏虚弱，寒热错杂，蛔虫上扰内窜。属厥阴病证。

治法 安脏杀虫，寒热并用。用乌梅丸。

方解 乌梅醋渍，安蛔止痛，蛔闻酸则静；细辛、干姜、桂枝、附子、当归、川椒，温散中下之寒，蛔得辛则伏；黄连、黄柏，苦清上焦之热，蛔得苦则下；人参、白蜜、米粉，补益脾胃，蛔得甘则动。诸药合用，酸苦辛甘相合，温清并用，滋阴温阳，扶正祛邪，安蛔止痛，为治疗厥阴寒热错杂之主方。

冯世纶认为，此为中虚寒自下迫，虚热上浮，固脱止利的治剂。适应于上热下寒的胸胁腹痛、腹泻等半表半里阴证。

名医解方 郝万山教授说，现在有蛔虫的病人渐少，但在热病之后，胃肠蠕动功能失调，也有可能出现一见到食物就出现胃脘嘈杂，心中烦躁，稍事休息就可继续进食的现象，是否可用乌梅丸治疗呢？我就遇到一名15岁男孩，因急性扁桃体炎高热数日，热退后出现中午放学感腹中饥饿，一旦闻到饭菜的香味，胃中即嘈杂不适，口中如吃酸梅，唾液大流，此时并不能马上进食，要休息1～2分钟才能进食。他没有吐蛔史，只有类似得食而烦，须臾复止。我按上热下寒证给乌梅汤7剂，诸症消失。所以用乌梅汤治疗得食而烦，须臾复止，有蛔虫的，就叫蛔厥，没蛔虫的，就叫上热下寒就可以了[2]。

大塚敬节指出，本方主治寒热错杂之证，对下半身发冷，上面有轰热感样证候有良效。

临床应用 用于寄生虫病，如胆道蛔虫症、蛔虫性肠梗阻、钩虫等；消化系统疾病，如慢性胆囊炎、胆石症、消化性溃疡、糜烂性胃炎、胃肠神经官能症、神经性呕吐等以腹痛、呕吐为主证者；以慢性、顽固性腹泻为主证的疾病如慢性溃疡性结肠炎、肠道易激综合征、过敏性结肠炎、慢性细菌性痢疾等；五官科病，如角膜病、青光眼、翼状胬肉、梅尼埃综合征、口疮等；其他疾病，如高血压病、神经性头痛、脑炎脑膜炎后遗症、癔症、哮喘、肺炎、糖尿病、顽固性呃逆、顽固性失眠、多发性直肠息肉等。

病案举例2：蛔厥（胆道蛔虫症）

忆1979年余在桑坪卫生院工作时，病房收治一胆道蛔虫患者张某，男，11岁。以阵发性剑突下剧烈绞痛，痛时翻滚不已，大汗出，面色苍白，四肢冰冷，每次发作持续约半小时，发作后如常人，一天发作10余次，经治医生给予抗感染、解痉止痛、驱虫、大剂量维生素C注射液静推等措施，病情仍不缓解。余见经治医生苦无良策，毛遂自荐可用中药一试，经主治医生和患者同意后，遂书乌梅汤加苦楝子15克，元胡10克，白芍30克，甘草10克，使君子15克。水煎服，2剂。服1剂，发作次数减少，2剂服完，痛若失，患者感觉效好，又服2剂巩固疗效。5年后见其父问其情况，言愈后未发。

按语：乌梅汤治胆道蛔虫症（蛔厥症）确有良效，然亦须根据病情按药证加减化裁，不能固守成方，否则效亦不显。

参考文献

［1］段治钧，冯世纶，廖立行. 胡希恕医论医案集粹. 北京：中国中医药出版社，2014

［2］郝万山. 郝万山伤寒论讲稿. 北京：人民卫生出版社，2008

妇人妊娠病脉证并治第二十

病名含义

妊娠病　指妇女在怀孕期间发生的疾病，包括癥病、漏下，妊娠呕吐，腹痛、下血、小便难、水气、伤胎等。

一、胎与癥的鉴别及癥病的治疗

原文2　妇人宿有癥病，经断未及三月，而得漏下不止，胎动在脐上者，为癥痼害。妊娠六月动者，前三月经水利时，胎也。下血者，后断三月胚也。所以血不止者，其癥不去故也，当下其癥，桂枝茯苓丸主之。

桂枝茯苓丸方：桂枝、茯苓、牡丹皮（去心）、桃仁（去皮尖、熬）、芍药各等份。上五味末之，炼蜜为丸，如兔屎大，每日食前服一丸。不知，加至三丸。

解词　①癥病，指腹内有瘀阻积块。②胚，指色紫暗的瘀血块。

原文解读　论述妊娠与癥病的鉴别及癥病漏下的治疗。癥病复孕的证治。素有癥病，复孕成胎（癥胎互见）；症见经断未及三月，漏下不止，脐上似有胎动（不是胎动）。

辨证要点及方证指征　①素有癥积病史，妊娠后又有下血；②特点是停经前月经不正常，停经不到三月腹中疼痛，流紫黑晦暗的瘀血不止，脐以上部位有跳动感似有胎动；③月经不调、痛经、经闭、白带增多，下腹痛拒按，可能触及包块（下腹部特别是脐的左右压痛与包块是瘀血的特征之一）；④头痛昏晕、睡眠不良、烦躁、动悸、下肢肿胀疼痛、静脉增粗；⑤面红或紫红、雀斑、粉刺、舌质紫暗，或有紫点、脉涩。

体质特点　①体质强壮，面色红或暗红，或伴黄褐斑、眼圈发黑（熊猫眼）、唇色暗红，舌质紫黯；②腹部大多充实，脐两侧尤以左侧下腹部更为充实，触之有抵抗，腹直肌紧张、拘挛，主诉大多伴有压痛；③皮肤干燥或起鳞屑（下肢明显），呈肌肤甲错状态；④主诉多有头痛、头昏眼花、肩酸痛、眩晕、足冷。

病机 瘀血内停，血不循经。属太阳、太阴病证。

治法 祛瘀化癥。桂枝茯苓丸主之，癥去则血止胎安。

方解 桂枝温通血脉，平冲降逆，调和气血，缓解凝滞；协同茯苓，温化水湿停滞，桂苓协同，治腹部悸动；桃仁疏通血滞，活血润肠，通利血脉；牡丹皮去瘀血散凝滞，理血中气滞兼清瘀热；芍药，调营行痹，散血脉凝滞；诸药合用，破瘀消癥；炼蜜，甘缓扶正，为祛瘀化癥轻剂。

名医解方 黄煌教授在《黄煌经方沙龙》中说，桂枝扩张动脉，芍药扩张静脉，桃仁、牡丹皮改善血黏，血行不利则病变处必有水肿，故以茯苓利水以利血行。

并认为桂枝茯苓丸则是全身血液循环障碍的调整剂，是经方中祛瘀血剂的代表。桂枝茯苓丸所主的血液循环障碍，其病变的特点是多为增生性、包块性。如前列腺增生，子宫肌瘤的包块，这些即是癥的特点。既为包块性，实质性，则病变又非短期所成，多为慢性病，故以丸剂缓图。不少肾病患者，多有瘀血证，本方用于肾病多配大黄、牛膝；有头痛头晕，加丹参、川芎；糖尿病肾病，加石斛、黄芪。黄师常以本方加大黄、牛膝、丹参、川芎治疗慢性肾衰血肌酐、尿素氮升高，并戏称为"经方透析法"。本方是古代下死胎方，也是活血化瘀的祖方，尤其是瘀血在下，此方最佳。其人或烦躁失眠，或头痛头晕，或腰痛腹痛。其客观指征：一是面部暗红，或两目暗黑，舌质多暗紫；二是少腹有压痛，或左或右；三是小腿皮肤干燥，或如鱼鳞，或暗黑，也有浮肿及步履疼痛者[1]。

鉴别 妊娠与癥病的鉴别。妊娠与癥病同见闭经，鉴别应从三方面考虑，即停经前月经是否正常；胎动出现的时间及部位是否与停经月份相符合；小腹按之柔软不痛还是疼痛有块。①妊娠经闭四月有胎动，停经前三个月经水调，子宫大小与月份相符，按之柔软不痛；②癥病停经前月经不正常，后断三月胚，子宫大小与月份不符，按之作痛，无胎动，或动非常时常位。此外，尚可结合尿妊娠试验、B超检查等以资鉴别。

癥病下血辨证要点：①素有癥病史，如见小腹胀满疼痛，或有癥块；②经行异常，如闭经数月后又出现漏下不止；③伴下血色暗夹块及舌质紫暗等瘀血症状。

临床应用 用于妇科病，如子宫肌瘤、卵巢囊肿、宫外孕、葡萄胎、附件炎、盆腔炎、痛经、胎盘残留、输卵管粘连不通、输卵管积水、子宫内膜异位症、死胎、月经不调、功能失调性子宫出血、产后恶露不尽、放环后腹痛等；多发性息肉、乳房肿块、前列腺增生症、痤疮、声带息肉、皮肤变应性结节性血管炎、痔疮等；下肢栓塞性静脉炎、冠心病、高血脂、精神分裂症、顽固性失眠、健忘、雀斑、眼底出血、视网膜、睾丸炎等。

名医经验1：黄煌教授谈桂枝茯苓丸治下肢静脉血栓

毛某，男，51岁。2004年11月底因左腿肿痛确诊为左下肢静脉血栓，血栓长度20cm，在当地医院住院，医生欲手术去栓，患者畏惧拒绝手术，用静脉抗栓治疗无效，2005年5月21日来我处用中医治疗。处方：桂枝10克，肉桂5克，茯苓15克，桃仁12克，牡丹皮10克，赤芍15克，白芍15克，怀牛膝30克，丹参12克，石斛20克，红花10克。服用2月，B超查下肢血栓已消失。

静脉血栓绝大部分发生在左下肢，患肢肿胀、增粗、疼痛，发病迅速。并发肺栓塞的发病率和死亡率高。从中医角度看，患者的瘀血不仅是指下肢血管的血栓，而且有其特有的诊断着眼点：①患者是体格壮实的中年男子，面色暗红，腹部肌肉比较紧张；②左下肢肿胀疼痛，活动时疼痛加剧；③既往有痔疮，近日频发。痔疮也是瘀血在下的指征。以上3条，符合瘀血在下的判断。

本人的经验方四味健步汤，由芍药、怀牛膝、丹参、石斛组成。主治以下肢疼痛为特征的瘀血性疾病，其作用部位以血管为主。许多糖尿病的并发症如糖尿病足、糖尿病肾病、静脉血栓形成等经常有应用的机会。方中的这些药，大多是古代治疗腰腿痛或步履乏力的药物。芍药是芍药甘草汤的主药，《伤寒论》用以治疗"脚挛急"，《朱氏集验方》将此方治疗不能走路，改名为"去杖汤"。《本经》说芍药"除血痹"，血痹都是有疼痛的。怀牛膝多用来治疗腰膝酸软；石斛，古代多用以治疗脚弱腰痛的病证。现在看来，这些脚弱腰痛的病证，大多是糖尿病引起的，也有的是静脉血栓之类的疾病。经过一段时间的临床验证，发现本方效果很好，主要表现为下肢疼痛、麻木、抽筋、浮肿等症状的缓解，有些患者居高不下的血压也能有所下降，有些患者多年困扰的便秘也能解决。方中芍药有赤白两种，习惯认为，白芍以养血柔肝，用于肌肉痉挛性疾病为主；赤芍活血化瘀，用于舌质暗紫，或血液黏稠者为多。我往往赤白芍一起用，用量根据病情调整。若疼痛剧烈、大便干结者，芍药的总量可达120克。牛膝有川、怀两种，怀牛膝有补益肝肾之效，对腰痛脚弱者用怀牛膝效好，量可用至100克。

名医经验2：黄煌谈桂枝茯苓丸加大黄牛膝下瘀血如神

2个月前，X女士告诉我，她父亲胸痛异常，无法行走，恐为时不多，情绪低落，邀我出诊。到其家见X老90岁高龄，形体魁梧，脸色黝黑发红，端坐在椅子上，无法行走。诉胸闷腹胀，观其腹，硕大如鼓，犹如弥勒佛，按之不痛，但也不柔软。察其两下肢浮肿，按之如泥。大便十分困难，必须依赖开塞露，否则干燥难解。我认为是腰腿少腹有瘀血沉积，所以苦腹胀，当用大剂桂枝茯苓丸加大黄牛膝。桂枝20克，茯苓20克，牡丹皮15克，赤芍30克，桃仁20克，怀牛膝60克，制大黄10克。嘱七剂后联系。

1周后反馈，药后感到舒适，嘱效不更方，再服1月。昨天，X女士在电话中高兴地告诉我：她老父亲的肚子小了一圈，下肢浮肿也退了，大便通畅，能每天出去走走，心态好了许多。

桂枝茯苓丸善于消解少腹腰腿瘀血。女人痛经、漏下、闭经、不孕，男人便秘、腰痛、前列腺增生、下肢浮肿、脚痛等，都可用此方。加大黄、牛膝更佳。大黄、桂枝、桃仁为活血化瘀的经典组合，能通调血脉，清除淤积。牛膝利腰膝，能通经活血，并治少腹痛。牛膝的作用部位在下肢，而且，牛膝能治大肚子。先前治一中年男子，腹大如怀八月胎儿，外号大肚子，用大量牛膝后明显松快缩小。

我常用桂枝茯苓丸加大黄、牛膝治疗各种血栓性疾病。X老就是下肢静脉血栓可能，如不加治疗，瘀血冲胸，也会酿成大祸。

二、恶阻

(一)恶阻轻证

原文1 师曰：妇人得平脉，阴脉小弱，其人渴，不能食，无寒热，名妊娠，桂枝汤主之。于法六十日当有此证，设有医治逆者，却一月加吐下者，则绝之。

解词 ①平脉，指平和无病之脉。②阴脉小弱，指尺脉稍显弱象。③逆，指误治。

原文解读 恶阻轻证的治疗。妇女见正常脉象，尺脉较正稍微小弱，自感口渴，食欲不振，无恶寒发热等表证的，是妊娠，用桂枝汤治疗。一般妊娠六十天可见恶阻反应，若此时医生误诊误治，乱用吐下之法，就会损伤胎元而断绝胎儿生命。

本条说明以下几个问题：①早孕恶阻轻证的表现及治疗。已婚育龄妇女，停经后见平和无病之脉而尺脉稍弱，并见口渴，不能食，欲呕，无外感寒热表现。早期妊娠反应，又叫恶阻。阴脉小弱，是因妊娠两月，胎元初结，阴血相对不足；不能食，呕恶，为冲脉之气上逆犯胃；口渴，因阴血不足，血失濡养。②恶阻的发病时间及治禁。妊娠反应多发生在妊2个月左右。此期忌用吐、下之法，免伤胎元，而致流产，故曰"则绝之"。治疗应以饮食调养为主，或随证治之。③对本条"则绝之"的三种不同理解。徐忠可作断绝病根，勿泥于安胎解；魏念庭作绝其医药，采取饮食消息止之解；唐容川作误吐误下致胎动而堕，作断绝其妊娠解。

辨证要点 ①妊娠早期呕吐恶心不能食，口渴但饮水不多；②轻微头痛，神疲体倦；③舌淡红，苔薄白润，脉象无明显异常或尺脉稍弱。

病机 阴阳失调。

治法 调和阴阳，和脾胃，降冲逆。方用桂枝汤。桂枝汤能调和阴阳，若妊娠初期有头痛、乏力等轻度反应的，可选用桂枝汤。

(二)恶阻重证

原文6 妊娠呕吐不止，干姜人参半夏丸主之。

干姜人参半夏丸方：干姜、人参各一两，半夏二两。

上三味，末之，以生姜汁糊为丸，如梧子大，饮服十丸，日三服。

用量用法：干姜、人参各10克，半夏20克。上药为末，以生姜汁糊为丸，如梧子大，每服十丸，日三服。

使用注意　①本方治胃虚寒饮恶阻，胃热气逆者禁用；②半夏、干姜为妊娠禁药，虽胃虚寒饮可用，但若孕妇体质过弱，习惯性流产，胎气不固者慎用。

原文解读　论述恶阻胃虚寒饮重证的证治。本证属较重而顽固的恶阻症，"呕吐不止"反映出程度之重和时间之长。以药测证，本证由胃气虚寒，寒饮上逆引起。常兼：呕吐涎沫稀水，口不渴或喜热饮，头眩心悸，脉弦苔滑等。

辨证要点及方证指征　①妊娠呕吐时间较长，程度较重；②呕吐频繁，呕吐物为清水或涎沫，口淡不渴或渴喜热饮；③伴心下痞硬，短气懒言，食欲不振，头眩心悸，大便溏薄，苔滑，脉弦等。本证的核心病机是虚、寒，临床以呕吐物稀薄、澄清，或感口内清涎时时上泛，舌质淡白、舌苔白而水滑为辨证眼目。

病机　胃气虚寒，寒饮上逆。属太阴病证。

治法　益气温中，化饮降逆。用干姜人参半夏丸。

方解　干姜，温中散寒；人参，益气扶中；半夏，化饮降逆。本方有效，用汤剂效果也可以，但不如丸散效好。

临床应用　妊娠恶阻、慢性胃炎、梅尼埃综合征、恶性肿瘤放化疗后胃肠道反应等，以呕吐或恶心欲呕为主诉且病程较久者多有应用本方的机会。

三、腹痛

（一）阳虚寒盛

原文3　妇人怀妊六七月，脉弦发热，其胎愈胀，腹痛恶寒者，少腹如扇，所以然者，子脏开故也，当以附子汤温其脏。

附子汤方（刘志杰依桂本《伤寒杂病论》补入）　附子（炮，去皮，破）二枚，茯苓三两，人参二两，白术四两，芍药三两。

上五味，以水八升，煮取三升，去滓，温服一升，日三服。

参考量　炮附子20克，茯苓30克，人参20克，白术40克，芍药30克。

加水1600毫升煮取600毫升，温服200毫升，日三服。

使用注意 附子为妊娠禁药，有耗津损胎之虞，本方中用附子是本《素问》"有故无殒"之意。使用时应注意两点：一是确属阳虚阴盛的腹痛方能选用；二是一定要与扶正的参、术配伍。

解词 少腹如扇，形容少腹恶寒犹如风吹状。

原文解读 论述妊娠阳虚寒盛腹痛的证治。妊娠六七月脉弦，胃虚寒之征；发热，是虚阳外浮；胎胀腹痛，因阳虚阴盛，寒凝气滞；恶寒，少腹如扇，因肾阳虚，胞宫失于温煦。本证属下焦阳虚，阴寒内盛。

辨证要点 ①妊娠六七个月，脉弦紧，发热；②恶寒腹痛，小腹部像用扇子在上面扇风样的阵阵发胀发冷。

病机 下焦阳虚不能温养胞胎，胞宫虚而受寒。属少阴病证。

治法 温脏回阳。用附子汤。

方解 附子、人参，温阳祛寒；白术、茯苓，健脾燥湿；芍药，和营缓痛。

临床应用 本方可用于阳虚阴盛的妊娠腹痛、子肿、胎水、习惯性流产等。

病案举例1：身痛（阳虚感冒）

李某，男，76岁，本村人。2012年11月5日诊。主诉全身酸痛伴背部恶寒，自汗3天。

患者素禀体弱，常易胃痛感冒，今冬气候骤冷，触冒风寒，感浑身酸痛，自汗畏寒，背冷尤甚，困倦嗜睡。自服三九感冒灵，自汗更甚而恶寒不减，迁延两日，病清日重，今由其子带来就诊。

刻诊：患者面色㿠白，四肢逆冷，鼻塞声重，自诉恶寒怕冷，背冷甚，身痛骨节酸痛，困倦思睡，时时自汗。诊其脉沉而弱，舌质淡苔白薄，舌体胖而质嫩。

诊断：阳虚感冒。中医辨证：肾阳虚，寒湿内盛，感受风寒，营卫不和。

方选附子汤化裁。附子20克，茯苓30克，红参12克，苍术15克，白芍15克，桂枝15克。3剂。

服1剂，恶寒身痛减，3剂服完，病若失。后经随访，愈后体力超过以前，至今已数年未感冒。

按语：本例体弱多病，经常感冒。笔者治其感冒遵照"实人感冒发其汗，虚人感冒建其中"的原则，常用桂枝汤、补中益气汤等加减应用。本次感冒伴自汗，初拟用桂枝汤，因其表现为身体痛，手足寒，骨节痛，背恶寒，困倦思睡，脉沉等，而辨证为少阴阳虚，寒湿内盛，选用附子汤温阳化湿，镇痛祛寒，加桂枝调和营卫。由于辨证用药思路正确，药仅3剂，不但能迅速愈病，且能明显改善体质，提高抗病能力，使病愈至今体质状况良好，此后数年再无反复感冒发生。

（二）血虚水盛

原文5 妇人怀妊，腹中㽲痛，当归芍药散主之。

当归芍药散方 当归三两，芍药一斤，茯苓、白术各四两，泽泻、川芎各半斤（一作三两）。

上六味，杵为散，取方寸匕，酒和，日三服。

参考量 当归30克，芍药160克，茯苓40克，白术40克，泽泻80克，川芎80克。上药为散，每服3克，黄酒送服，日3次。

解词 㽲痛，指腹中拘急，绵绵作痛。

原文解读 论述妊娠血虚水盛腹痛的证治。主症见腹中㽲痛，由气郁血滞，血虚水盛导致；常兼小便不利，足跗浮肿，白带多等症。

辨证要点及方证指征 ①血虚气郁见证：妊娠腹中急痛或绵绵作痛、胁痛、易怒、贫血等；②水湿内停表现：头重眩晕心悸、小便不利、头面及足跗浮肿，白带增多；③舌质淡红苔白腻、脉濡细缓或弦滑。

体质特点 体质偏差，面色少泽而暗黄或贫血貌，舌质偏淡，苔面水滑，舌下静脉盈瘀为指征。

腹证特征：脐旁拘挛疼痛，有的推右侧则移于左，推左侧则移于右，腹中如有物而非块，属血与水停滞。

病机 气郁血滞，血虚水盛。属太阴病证。

治法 养血利水，调畅气血。用当归芍药散。

方解 重用芍药，通痹止痛；白术、茯苓、泽泻：利水祛饮；当归、川芎，养血活血。原方各药剂量芍药最大，川芎、泽泻次之，当归最少。临证时当根据具体情况灵活斟酌：便结、不易出汗、肤痒色暗重用当归；白芍既可止痛缓急，又可止血利水，各种痛症、血症皆可增大剂量；川芎擅长止痛，但气辛窜而散，用量过多体弱者易碍胎元，故妊娠宜慎用，一般以3~6克为宜；头目眩晕重，重用泽泻30~60克，但应中病即止，不可久服。

名医解方　大塚敬节在《汉方诊疗三十年》中说，本方不仅用于妊娠腹痛、妇科疾病，也可用于四肢冷、血色不佳、头重、头晕、悸动、肩凝等症状。不论男女均可使用。有时以预防妊娠中出现各种不适为目的而服用该方。曾用于多次出现胎膜早破导致胎儿死亡的妇人，自妊娠3个月开始服用本方，因而晚于预产期顺利产下一健康男婴。另外，曾对每次妊娠时都患肾炎的患者，在确诊为妊娠的同时服用本方，成功地预防了肾炎的发生[2]。

黄煌教授在《经方的魅力》中指出，就本方证而言，当从药物组成中寻找符合本方证特异性的症状，见有眩悸、小便不利的茯苓证；头重、眩冒的泽泻证；心下部振水音或痞坚、大便不正常、妇人带下或经行泄泻，男子有小便不利或脚汗、阴囊潮湿的局部汗出的白术证。当归芍药散证中出现的频率最高，容易出现疼痛的症状。疼痛的部位不拘于"腹中"，举凡头、颈、胸、胃、腰、关节、皮肤、四肢都可以出现。疼痛的性质，或胀痛、或绞痛、或酸痛、或闷痛、或抽痛等，皆有可能。

当归芍药散由三味血药与三味水药组成，以药测证，当有血液的运行失调和由此引发的水液停留。就临床表现来讲，血虚而见体质不佳，面色苍白或黄肿；腹痛绵绵，喜温喜按；月经量少、色淡、质稀。水停则见经期水肿、妊娠水肿、羊水过多以及特发性水肿；又可见带下量多，清稀如水，甚至有盆腔的积液。这种状态可能与内分泌失调造成毛细血管扩张通透性增加有关。临床使用当归芍药散最多的是治疗女性月经不调而导致的黄褐斑、眼袋加深、晨起的面部浮肿、下午下肢浮肿、脱发等。可能仲景也没有想到，当归芍药散成为21世纪中国人的美容方[3]。

病案举例2：贫血

范某，女，41岁，本镇人。2016年4月27日诊。主诉体倦乏力，倦怠思睡3

个月。近几月感疲倦乏力，怕冷，时有倦怠思睡，食欲也不如以前，到镇医院化验检查，发现丙肝抗体（＋），中度贫血，特来本所求治。

刻诊：患者中等身材，消瘦，贫血貌，面色青黄而虚浮。诉近三月疲倦乏力思睡懒动，食欲较前稍差，时感口苦口干，畏寒，手足凉，动则短气自汗，有时心悸，轻度眩晕，月经量少。诊脉虚弦，舌质淡，苔白滑。

诊断：慢性丙肝伴贫血。中医辨证：胆热脾寒，肝郁脾虚，血虚水盛。

用当归芍药散合柴胡桂枝干姜汤、黄芪补血汤加附子。黄芪30克，当归15克，白芍20克，茯苓20克，白术15克，川芎10克，泽泻30克，附子10克，柴胡12克，黄芩10克，肉桂10克，干姜15克，牡蛎18克，花粉12克，炙甘草10克。7剂。

5月9日二诊：上药服完精神转佳，思睡乏力感消失，已不怕冷，食欲恢复，面转红润。昨日在县医院化验查仍贫血，仍有口干口苦。上方继服7剂痊愈。

按语：本案患者消瘦，面青黄，为柴胡体质。主诉既有疲倦乏力思睡懒动，纳差，畏寒，手足凉等阳虚气虚见证；又见纳差、口干口苦等胆热上犯，少阳枢机不利表现；并见自汗、心悸、眩晕、月经量少，红细胞及血红蛋白均低于正常值等血虚水盛之证。故辨证为胆热脾寒、肝郁脾虚、血虚水盛，属厥阴寒热错杂、虚实错综之证。用柴胡桂枝干姜汤温脾阳、清胆热；当归芍药散养血利水；当归补血汤益气补血；附子振奋阳气。针对方证、病机而治，故获捷效。

病案举例3：痛经

杜某，女，43岁，卢氏人。2016年5月7日诊。主诉痛经2年，久治乏效。

患者诉：2年前因经期涉水受凉，出现痛经，后每月经来即痛，月经量少色暗有血块，在卢氏县医院，妇幼保健院及周围诊所用中西药久治乏效，慕名来诊。

刻诊：患者中等身材，清瘦，面色黄白色暗，贫血貌，前额两颊有黄褐斑，唇紫暗，痛经多在经行前3天，初感少腹隐隐作痛，第2天疼痛加剧，尤以脐左疼痛较重，行而不畅，时多时少，经色紫暗，有小血块，伴腰酸胀，小腹下坠，疼痛持续3天即自行缓解，一般6天左右经净。平时白带多，色白而清稀。腹诊：腹部柔软，腹直肌稍紧张，小腹部有压痛，以脐左及左下腹明显，可触及条索状物，双下肢轻度水肿，小腿部皮肤粗糙。舌质暗淡有齿痕紫斑，苔白水滑，舌下静脉增粗，脉缓弱。

诊断：痛经。辨证：血虚水盛，兼夹瘀血。用当归芍药散合桂枝茯苓丸。当归15克，赤、白芍各30克，茯苓30克，川芎15克，泽泻30克，制苍术20克，肉桂15克，桃仁15克，丹皮15克，炮干姜15克。4剂，水煎服。

7月3日二诊：诉6月5日经来5天，经行畅利，已不痛经。因有事耽搁，至今方来复诊。昨天感腰部微酸，应是月经将要来潮，继用上方4剂。7月1日来电咨询，言本月经行畅利，5天即净，无痛经。余告知停药观察，不须用药。

按语：本案有两组症状：面色黄暗，贫血貌，痛经少腹隐痛，伴腰酸，少腹下坠，双下肢水肿，白带多而质清稀，腹直肌紧张，舌淡有齿痕，苔白水滑，为血虚气郁、水湿内停的当归芍药散证；痛经经行不畅，经色紫暗，有血块，小腹及脐左压痛，黄褐斑，唇紫暗，舌有瘀斑，舌下静脉增粗，小腿部皮肤粗糙，为少腹血瘀的桂枝茯苓丸证。因平时白带多而清稀如水，属寒湿，故加炮姜以散寒除湿。有是证，用是方，方证对应，故收捷效。

四、胞阻

原文4 师曰：妇人有漏下者，有半产后因续下血都不绝者，有妊娠下血者。假令妊娠腹中痛，为胞阻，胶艾汤主之。

芎归胶艾汤方 川芎、阿胶、甘草各二两，艾叶、当归各三两，芍药四两，干地黄四两。

上七味，以水五升，清酒三升，合煮，取三升，去滓，纳胶，令消尽，温服一升，日三服，不差，更服。

参考量 川芎、阿胶、甘草各20克，艾叶、当归各30克，芍药、干地黄各40克。水1000毫升，加清酒600毫升合煮，取600毫升，去滓，纳胶，令消尽，温服200毫升，日3服，不差，更服。

解词 ①漏下，指妇女经血非时而下，淋漓不断如漏。②半产，指小产。③胞阻，指妊娠下血伴腹痛的病症。

原文解读 论述妇人三种常见下血的证治。妇人冲任脉虚，阴血失守，常见下血有三种情况，一为月经淋漓不断；二为半产后下血不止；三为不因癥积的妊娠下血腹痛（胞阻）。

辨证要点及方证指征 ①出血不止或反复发作，血色浅淡或黯淡，质清稀；②腹中痛，按之软弱无力，肢冷体倦、舌淡脉弱。虚寒性出血夹有瘀血或出现贫血者为本方正证。

病机 冲任虚寒，阴血失守。属太阴、阳明合病。

治法 调补冲任，固经止血。方用胶艾汤。

方解 四物汤，和血养血；阿胶，养血止血；艾叶，温经止血；甘草，调和诸药；清酒，以行药势。

名医解方 胡希恕教授说，"本方是个强壮性的止血药，下血证有虚脱倾向者，需赶紧止血，可用强壮性的祛瘀止血药，这个方应用的机会较多，一般的吐衄下血都可用，但不是虚衰证的不行，虚证出血兼有血瘀，需用强壮祛瘀的法子，这个方子最好使。妇人妊娠摄护不当，常有下血、腹中痛。如果要流产，这个方子很好使。本方合四君子汤治先兆流产下血，起止血安胎作用，我经常用，也挺好使。本院老范的女儿患的就是这个病，出血很厉害，我用四君子汤合胶艾汤，吃完就好了。一般的失血证，要是出血较重，有虚脱的情形，这个方子就可以用。"

胡老说："下血不止者，大体不离芎归胶艾汤（止血）合四君子汤，一般先兆流产的腹痛下血颇好用，不是偏虚者不合四君子汤。以腹痛为主的，以芎归胶艾汤合当归芍药散亦佳。[4]"

临床应用 出血性疾病如功能性子宫出血、先兆流产、习惯性流产、人工流产后子宫出血、月经多，妊娠子宫出血、产后恶露不尽，产后子宫恢复不良（复旧不全）、血小板减少性紫癜、消化性溃疡、外伤出血等伴有腹痛、贫血者；近年来用本方去甘草加鹿胶、补骨脂、菟丝子、川续断、杜仲炭等治疗肝肾亏损的习惯性流产取得较好的疗效；方为补固之剂，凡血分有热导致的胎动下血及崩漏忌用。有癥块所致的下血亦非所宜。

随证加减：①腹不痛去调血之川芎；②出血多减当归量，加贯仲炭、地榆炭、棕榈炭；③气虚明显加参、芪、升麻；④腰酸痛者加杜仲炭、川续断、桑寄生。

名家医案1（胡希恕医案）：唇、腭裂术后大出血

宋某，女，17岁。1982年10月11日诊。咽出血半月。患者出生时即有唇、腭裂，2岁时将唇裂缝合，因有"先天性肝糖原累积症"，KPT经常高，一直未进行腭裂缝合，直至上月经内科多方检查，认为可以手术，方于9月25日全麻下进行了腭裂缝合术，术中输少量血，手术顺利。术后第1、2天除低热（37.5℃)外无不良反应，但意想不到的事发生了，第3天伤口开始渗血，用碘纱布条填塞无效。继用酚磺乙胺、维生素C、维生素K、6-氨基己酸、氨甲苯酸等皆无效。又请中医会诊，给服益气止血汤药数剂未见疗效。因失血过多，不得不输新鲜血液维持生命。第1、2天尚能维持24小时，但自第3天起，仅能维持12小时，因此每天要输血，至今输血已逾3000毫升，故急请会诊。

实验室检查：GPT 111单位，血红蛋白9.4克/升，白细胞总数10 400/升，血小板126 000/L，血钾4.1毫摩尔/升，血钠140毫摩尔/升，血氨100微摩尔/升，出血时间1分。凝血象检查：复钙时间2分（对照2分30秒），凝血酶原时间15秒（对照14.5秒），第Ⅴ因子19秒（对照21秒），第Ⅷ因子19.5秒（对照20.5秒），凝血酶凝固试验21秒（对照18秒），血清剩余凝血3小时22秒，第Ⅷ因子不少。

会诊时症状：神识尚清，但目喜闭合而不愿看人，烦躁汗出，面色苍白，双鼻孔见黑紫血块，口干思饮，常有饥饿感而思食，因伤口渗血未敢让其进食，大便溏稀而色黑，1日1行，舌质红无苔而见血染，脉细滑数。证属血虚热扰，急宜清热止血而兼补虚育阴之治，予芎归胶艾汤加减：生地黄30克，当归10克，川芎10克，阿胶10克，艾叶10克，党参10克，白芍10克，炙甘草10克，白术6克，生石膏50克。

结果：服1剂血止，第2天进流食，停止输血。第3天因感食欲较差，而改生地黄为15克，加生地炭15克，继服3剂，食欲如常，停止输液。至10月18日复诊时，面色红润，两眼有神，除稍有汗出外，别无不适，继服2剂痊愈出院。

五、小便难

原文7　妊娠小便难，饮食如故，当归贝母苦参丸主之。

当归贝母苦参丸方　当归、贝母、苦参各四两。

上三味，末之，炼蜜丸如小豆大，饮服三丸，加至十丸。

使用注意　①本方中的贝母一定要用土贝母，方可起到利气散结作用；②男子前列腺肥大或炎症，排尿困难，可加滑石半两。

原文解读　妊娠血虚热郁小便难的证治。本证即后世所称的"子淋"。由血虚热郁，膀胱湿热蕴结，通调失职导致。妊娠小便难，引妊娠血虚热郁，兼膀胱湿热蕴结，通调失职所致；饮食如故，因病在下焦，中焦无病，胃纳不受影响。

孕妇的小便不通多与胎儿压迫膀胱有关，或者是伴有下尿路的感染，这与女性的尿道解剖结构有关。男性的急性前列腺炎、慢性前列腺炎急性发作，亦可用本方加滑石。

辨证要点及方证指征　①妊娠期小便淋漓不尽，溲时灼热涩痛，尿色黄赤、大便干燥，②舌质红、苔黄、脉滑数。

病机　津血虚兼湿热。属阳明、太阴合病证。

治法　养血润燥，清热散结。用当归贝母苦参丸。

方解　当归，养血润燥；土贝母，利气散结；苦参，清热除湿。本方可以视为体虚之人尿路感染的专方。

名医解方　胡希恕教授认为，本条似述尿道感染的证治，妊娠多胎火，此证常有。贝母治淋沥邪气，苦参苦寒尤能除热消炎，当归补血润燥。以此治津血枯燥而小便艰涩难通或灼热痛者。

临床应用　用于泌尿系感染、泌尿系结石、良性前列腺增生症等以小便不利或淋沥涩痛为主诉的疾病；扩大运用于涕、痰、胃酸、带下、精液、前列腺液、皮肤渗液、局部汗液分泌增多或异常的疾病，以黄稠味重为特征：如鼻窦炎、中耳炎、支气管炎、盆腔炎、阴道炎、前列腺炎、湿疹、皮炎、脚癣等。

病案举例4（朱培府医案）：婚后阴道奇痒

汪某，女，24岁。2012年8月19日诊。主诉新婚后阴道奇痒11天。

新婚翌日起床小解，突觉小便短涩，阴道奇痒难忍，怀疑丈夫有性病传染所致，经医院检查，丈夫无病，本人是"尿路感染"。住院1周好转，带药回家治疗，后又逐渐加重。经闺蜜介绍，求我诊治。

刻诊：患者诉，阴道奇痒至小腹内，心烦坐卧不安，夜难成寐，口干咽干，喜喝凉水但饮量不多，头身微汗，手足心热，四肢酸懒，大便黏腻，小便黄赤，时有尿意，量少涩滞，小腹按之微痛，稍有抵抗，婚前3日月经刚过，经期曾感冒数日而自愈，平时月经正常，无不良嗜好，无家族遗传病史。舌质红嫩，苔白黄腻，舌下脉络有点状瘀斑，脉寸关滑数，尺沉细数。

辨六纲属阳明病。用黄连阿胶汤合当归贝母苦参丸加滑石、瞿麦。黄连40克，黄芩20克，赤芍20克，鸡子黄2枚，阿胶30克，当归20克，土贝母20克，苦参20克，滑石（布包煎）30克，瞿麦15克。2剂。

水1600毫升，先煮八味取800毫升，去滓，纳胶烊消尽，温服200毫升，日3次夜1次服，每次随食鸡子黄半枚。

21日二诊：服1剂，解暗红色黏腻大便1次，尿路刺激感稍减，2剂服完，又解黏便2次，心烦稍好，已能小睡；阴道奇痒已能忍受。原方瞿麦增至20克，加土茯苓60克。3剂。

24日三诊：诸症均减，精神好，夜睡已安，手足心热基本消除，尿量增加，阴痒好转大半，舌淡红，苔薄白微黄，脉寸关缓，尺沉细。上方继服3剂。

27日四诊：药用完患者来电云：阴痒已止，诸症均愈。

六、水肿

原文8 妊娠有水气，身重，小便不利，洒淅恶寒，起即头眩，葵子茯苓散主之。

葵子茯苓散方 葵子一斤，茯苓三两。

上二味，杵为散，饮服方寸匕，日三服，小便利则愈。

参考量 葵子160克，茯苓30克。上药为散，每服3克，日三服，小便利则愈。

使用注意 ①葵子滑胎，用之宜慎！②为安全计，故本方用散剂而服用量小。

原文解读 论述妊娠水气病的证治。本证即后世的子肿，由胎气影响，致膀胱气化受阻，水湿停聚所致。身重，属水盛身肿所致；小便不利，因膀胱气化受阻；洒淅恶寒，因水气阻遏卫阳；起则头眩，为水阻清阳不升。

辨证要点 ①妊娠中后期，先感身体沉重，随即出现小便不利，肢体浮肿；②洒淅恶寒，起则头眩等。

病机 水气内停，卫气不行，清阳不升。属阳明、太阴病证。

治法 通窍利水。用葵子茯苓散。

方解 冬葵子，通窍，滑利行水；茯苓甘淡，利水化饮。

名医解方 胡希恕教授说，葵子为强壮利尿药，利水而不伤正，稍加茯苓利水而止眩悸。妊娠期要爱护血气津液，本方虽治小便不利，但不欲过伤津液也。

七、胎动不安

（一）血虚湿热

原文9 妇人妊娠，宜常服当归散主之。

当归散方 当归、黄芩、芍药、川芎各一斤，白术半斤。

上五味，杵为散，酒饮服方寸匕，日再服。妊娠常服即易产，胎无苦疾。产后百病悉主之。

参考量 当归、黄芩、芍药、川芎各160克，白术80克。上药为散，每服3克，每天2次，黄酒送服。

原文解读 论述妊娠后血虚湿热胎动不安的治法。①正确认识养胎，健康孕妇不必服药。妊娠期间，出现胎动不安或习惯性流产等情况，必须服药调治；健康无病孕妇，不须服药。滥用药养胎，不但无益，反而有害。②养胎当据病情而定。胎动不安是一种病理反应，安胎法必须依不同证情而定，虚者补之使安；热者清之使安；有癥者消之使安等。本条为肝血不足，脾运不健，酿湿蕴热，胞胎失养的胎动不安。

辨证要点 ①既有血虚表现：消瘦、心悸等；②又有脾虚食少，神疲体倦等症状；③并见湿热见症：大便不爽，或腹中隐痛，舌尖微红或苔薄黄，脉细滑等。

病机　血虚兼湿热。属太阴、阳明病证。

治法　养血健脾，燥湿清热。用当归散。

方解　当归、芍药，补肝养血；川芎，调畅气血；白术，健脾除湿；黄芩，坚阴清热。养血健脾化湿热而安胎。

临床应用　本方常用于妊娠腹痛和胎漏（先兆流产）。可加补肾之熟地黄、桑寄生、续断、菟丝子、阿胶、杜仲等；用于胎动不安或滑胎时，方中川芎宜小量，用3～6克为好。本方加茵陈、大黄、丹参等，可预防母婴血型不合之新生儿溶血病。本条"常服""养胎"等句应活看，本方养胎范围是有限的。

名家医案2（冯世纶医案）：慢性关节炎

孙某，男，38岁。素有肝炎，一直未愈。近两年发现双膝关节疼痛，与天气多无关。服多种祛风湿药，不但无效反而有日渐加重的趋势。现证见肌肉消瘦、面色萎黄、大便稀溏、腰酸膝痛、痛处发热、体倦身重、舌淡苔白、脉沉细软等。

因素有肝炎，体质上表现肝郁血虚、湿热阻络等病态。此属血虚湿停之象。与当归散养血除湿热，并加地龙清热通络、木瓜利湿。当归15克，白芍25克，川芎5克，黄芩12克，苍术20克，地龙20克，木瓜15克。

半月后，疼痛大减，痛处已不觉热。但仍酸重乏力。早晨口苦，胸肋发胀。

在原方基础上加柴胡、茯苓、柏子仁，柔气祛湿。仍宗前方化裁：当归15克，白芍25克，川芎5克，黄芩10克，苍术15克，地龙15克，柴胡5克，茯苓15克，柏子仁20克。又服二十余剂，痛与肋胀皆减。

因余邪未清，呈血虚水盛，上热下寒之证，故以柴胡桂枝干姜汤与当归芍药散的复合方，制成散剂，小量长期服用，以收全功。当归10克，白芍20克，川芎5克，黄芩10克，白术15克，柴胡10克，桂枝5克，茯苓15克，牡蛎15克，干姜5克，桑枝20克。共研细末，每服3克，一日3次。

两月后不但关节炎再没发作，且肝炎也好了。

参考文献

[1] 黄煌. 黄煌经方沙龙（第五期）. 北京：中国中医药出版社，2012

[2][日] 大塚敬节. 汉方诊疗三十年. 北京：华夏出版社，2011

[3] 黄煌. 经方的魅力. 北京：人民卫生出版社，2006

[4] 段治钧，冯世纶，廖立行. 胡希恕医论医案集粹. 北京：中国中医药出版社，2014

 # 妇人产后病脉证并治第二十一

病名含义

产后病　即妇女生产以后所出现的一系列疾病，包括产后三病（痉、郁冒、大便难），产后腹痛、产后中风、烦乱呕逆与产后下利虚极等。

一、产后三病

（一）成因

原文1　问曰：新产妇人有三病，一者病痉，二者病郁冒，三者大便难，何谓也？师曰：新产血虚，多汗出，喜中风，故令病痉；亡血复汗，寒多，故令郁冒；亡津液，胃燥，故大便难。

解词　郁冒，郁，指郁闷不舒；冒，指头昏目不明，如有物冒蔽。意指头昏眼花，郁闷不舒。

原文解读　指出产后三病的成因及病机。新产妇女易患三种病，痉病、郁冒、大便难。这是为什么？因产时大量出血，产后又汗出出过多，津血两伤，抵抗力弱，一则易感风邪，二则破伤风杆菌等易乘产道破损侵入人体，形成破伤风而出现痉挛抽搐，是为痉病；因产时出血，产后多汗，致津伤液耗，易感寒邪，寒性收引，使脑部血供不足而出现一时性晕厥或眩晕、昏蒙不清，称为郁冒；因新产失血、复加多汗，津液耗伤过多，致肠失津润，传导失职，使大便干燥难解，是为大便难。①成因及病机。产后失血、多汗，腠理不固，易感风邪，血虚筋脉失养，风动化燥伤筋，痉挛抽搐导致痉病；气血两虚感寒郁闭于内，血虚不上荣，寒邪逆而上冲，眩晕昏冒，导致郁冒；津液耗伤，大肠失润，导致大便难。②产后痉病与杂病痉病的鉴别。二者均有项背强急、口噤不开，甚至角弓反张的症状；产后痉病以血虚津伤为主，外受风邪为次，养血育阴佐以散风；外感痉病以外感风寒为主，津液不足为次，解肌祛邪佐以生津。③治疗原则。三病的治疗，都需照顾津液。

冯世纶说："新产妇人，由于血虚多汗出，则易感冒。津血既虚，复被邪热，虚热相搏，故令致痉；亡血复汗，则血益虚，寒饮乘虚而上逆，故令郁冒，郁冒者，昏冒也；亡津液，胃中燥，故大便难。[1]"

（二）证治

原文2 产妇郁冒，其脉微弱，不能食，大便反坚，但头汗出。所以然者，血虚而厥，厥而必冒。冒家欲解，必大汗出。以血虚下厥，孤阳上出，故头汗出。所以产妇喜汗出者，亡阴血虚，孤阳独盛，故当汗出，阴阳乃复。大便坚，呕不能食，小柴胡汤主之。

解词 ①冒家，指经常郁冒的人。②大汗出，指周身汗出津津，有阴阳相和之意。非指大汗淋漓。③孤阳上出，指阳气独盛而上逆。

原文解读 指出产妇郁冒便坚的脉因证治。本条应分为两段解释。①"产妇郁冒……大便反坚，但头汗出"为第一段，"小柴胡汤主之"应接于"但头汗出"之后。这一段应是仲景正文。②"所以然者，血虚而厥，厥而复冒……大便坚，呕不能食"为第二段，疑为后人添加的注文，非仲景之作。

本条说明以下几个问题：一是产后郁冒的临床表现及病机。临床见头昏目眩，郁闷不舒，但头汗出，呕不能食，大便难，脉微弱。郁冒本证未头昏目眩，郁闷不舒，气机闭郁，胃失和降，则呕不能食；血虚，阳气独盛而上逆，故但头汗出；津亏肠燥，故大便难；正虚津血不足，故脉微弱。病因病机是产后亡血伤津，阴液亏损，阳气相对偏盛，复感邪气，邪气闭阻，阳气上逆所致。

冯世纶教授说："产妇郁冒，其脉微弱者，血虚也。呕不能食，水气上逆也。大便反坚者，水逆于上而不滋于下也。但头汗出者，以血虚下厥者，孤阳上出也。产妇所以郁冒者，虽有外邪而根本在于血虚，血不充于四末则厥，血虚而至于厥，则必冒也。冒家欲解，必大汗出者，郁冒本虚，暗示服柴胡汤后，病欲解时必发瞑眩而大汗出也。产妇之所以喜汗出者，以亡阴血虚，阳气独盛，故当汗出，以弱其阳，阴阳谐调而乃复和也。大便坚，呕不能食，柴胡证具，故以小柴胡汤主之，病解能食者，谓服小柴胡汤后，病即解而能食也。[1]"

二是郁冒病解的机制。欲使郁冒病解，当全身津津汗出，使阴阳恢复相对平衡，即"冒家欲解，必大汗出"。

三是辨治要点。①产后郁冒的病机是阴血亏虚，阳气偏盛上逆，故但头汗出是其主要表现。郁冒见全身津津汗出是病情向愈的反映，因为通过全身汗出津津，衰减其相对偏盛之阳，从而达到阴阳相对协调的平衡状态。故产后身体津津有汗是机体自行协调阴阳的生理现象，为健康无病之象；②小柴胡汤扶正达邪，和利枢机，用后可使郁闭之邪随周身汗出而外泄，则阴阳调和而诸症自愈。

辨证要点　①头昏目眩，郁闷不舒；②呕吐，不能食，但头汗出；③大便干硬难解，脉象微弱无力。

病机　阴血亏虚，阳气偏盛而上逆。

治法　和解枢机，扶正达邪。用小柴胡汤。

原文3　病解能食，七八日更发热者，此为胃实，大承气汤主之。

原文解读　指出郁冒病解转为胃实的证治。产妇郁冒服小柴胡汤后晕冒止，食欲增，至七八日后又出现发热、大便干结，苔黄厚、脉滑实的，为余热与肠内食滞相结，化燥成实，用大承气汤治疗。产后郁冒，呕不能食，用小柴胡汤后呕止纳开，病情向愈。七八日更发热，乃余邪未尽，与食滞相搏，化燥成实。

辨证要点　服小柴胡汤后郁冒解，能食，但七八日后又出现发热，大便又干结，舌红苔黄燥而干，脉滑实有力。

病机　余邪与未消化之食滞相搏，化燥成实。

治法　攻下实热，荡涤实邪。用大承气汤。

二、产后腹痛

（一）血虚里寒

原文4 产后腹中㽲痛，当归生姜羊肉汤主之；并主腹中寒疝，虚劳不足。

原文解读 指出产后血虚里寒腹痛的证治。产后出现阵发性腹中拘挛疼痛，用当归生姜羊肉汤治疗，本方还可用于腹部发冷疼痛及疲劳衰弱的体质状态。腹中㽲痛（腹中拘急，绵绵而痛，喜温喜按），是血虚内寒，脏失温养所致。

辨证要点 ①腹中拘急，绵绵而痛，喜温喜按；②面色萎黄，头晕心悸，四肢不温，脉芤。

方证指征有三：①有大出血或慢性出血病史；②两胁及腹部隐隐作痛或拘急似痛非痛，喜温喜按；③有血虚心悸、头晕，脉细弱等症状。

病机 血虚内寒，脏失温养。

治法 养血止痛，温中散寒。用当归生姜羊肉汤。

临床应用 凡多种原因导致的贫血偏虚寒者，寒疝、虚劳腹痛，只要病机是血虚有寒者，皆可用本方治疗。

（二）气血郁滞

原文5 产后腹痛，烦满不得卧，枳实芍药散主之。

枳实芍药散方 枳实（烧令黑，勿太过），芍药各等份。

上二味，杵为散，服方寸匕，日三服，并主痈脓，以麦粥下之。

用法；枳壳（炒黑存性）、芍药各等份。上药为散，每服3克，每日3次，用大麦粥送服。

原文解读 论述产后气血郁滞腹痛的证治。产后出现阵发性腹胀满而疼痛，烦躁满闷不得卧，恶露少而不畅，用枳实芍药散治疗。腹痛，烦满不得卧，由产后气血郁滞，气机不通导致。

辨证要点及方证指征 ①产后阵发性小腹痉挛疼痛，或腹胀满而疼痛，痛连大腹；②烦躁满闷不得卧；③或见恶露不净。

病机 气血郁滞，气机不通。属阳明病证。

治法 行气和血。用枳实芍药散。

方解 枳实炒黑，行血中气；白芍，和血止痛；大麦粥，调和胃气。气血宣通则腹痛烦满自除。方中枳实、芍药均能缓解平滑肌痉挛，用于治疗痉挛紧张的子宫收缩疼痛，即产后儿枕痛（也叫后阵痛）有较好疗效。本方是胃肠动力剂，也可用于腹中满痛、大便干秘者。

临床应用　本方对气滞血凝，恶露不尽者有良效。用于产后气血郁滞之腹痛，对各种原因导致的气血郁滞、气机不畅之腹痛均有效。

（三）瘀血内结

原文6　师曰：产妇腹痛，法当以枳实芍药散，假令不愈者，此为腹中有干血著脐下，宜下瘀血汤主之。亦主经水不利。

下瘀血汤方　大黄二两，桃仁二十枚，土元（熬，去足）二十枚。

上三味，末之，炼蜜合为四丸，以酒一升，煎一丸，取八合，顿服之。新血下如豚肝。

参考量　大黄20克，桃仁10克，土元10克。上药为末，炼蜜为4丸。用酒200毫升煎药1丸，煎至160毫升顿服。

使用注意　①本方制成蜜丸，每次1丸，用酒煎服，提示峻药缓投，免伤正气；②药后如见恶露下行如豚肝，是瘀血下行之兆；③本证先用枳实芍药散，不效再用本方峻下瘀血，提示临床上可用试探法，尤其对体弱人使用峻猛药或辨证不准的情况下，使用试探法更可保证用药安全。

解词　新血，指新下之瘀血。

原文解读　论述产后瘀血内结腹痛的证治。产后腹痛，当用枳实芍药散，若服后效果不佳，为瘀血停留于下腹部胞宫所致，可用下瘀血汤破血逐瘀。本方亦有通经作用，用于经行腹痛，行而不畅，量少夹有血块，或见闭经、下腹部有压痛或包块等。本条之腹痛，属瘀血凝着胞宫之腹痛，证见少腹痛、硬满、大便干结者。

辨证要点及方证指征　①少腹疼痛剧烈、腹中结块，按之有抵抗感而痛；②腹胀腹满、大便干结；③产后恶露不下或极少，少腹刺痛拒按，烦闷气粗；④舌紫暗或有瘀斑瘀点，脉沉涩或沉结。

黄煌教授在《经方一百首》中指出，本证之腹痛，疼痛剧烈，触之即痛，甚至不可碰触。在脐下或周围往往有块状物，即"干血着脐下"。随着干血的排出，诸证好转。瘀血块的排出，可作为此方见效的客观指标。[2]

病机 产后瘀血内结。属阳明病证。

治法 破血逐瘀。用下瘀血汤。

方解 大黄，荡逐瘀血；桃仁，化瘀润燥；土元，逐瘀破结；蜜丸，缓和药性；酒煎，引药入血。

临床应用 妇产科疾病：如痛经、宫外孕、月经不调、闭经、崩漏、盆腔炎、产后恶露不下、产后胞衣不下等。其他疾病：如慢性肝炎、肝硬化之肝脾肿大、卒中后遗症、脑震荡后遗症、尿血、跌打损伤、肠粘连等。

鉴别 当归生姜羊肉汤、枳实芍药散、下瘀血汤鉴别。①当归生姜羊肉汤、枳实芍药散、下瘀血汤均治产后腹痛。②当归生姜羊肉汤，血虚有寒，腹中拘急，缓痛或绞痛，喜温喜按；枳实芍药散，气滞血瘀——痛而且胀，痛连大腹，烦满不得卧；下瘀血汤，瘀着脐下，少腹刺痛，拒按，或有硬块。

名家医案1（胡希恕医案）：瘀血之证虽多见 下瘀血汤可称奇

杨某，女，30岁。因久病卧床不起，家中一贫如洗。邻人怜之，请胡老义诊之。望其骨瘦如柴，面色黧黑，扪其腹，少腹硬满而痛，大便1周未行，舌紫暗，苔黄褐，脉沉弦。胡老判为干血停聚少腹，治当急下其瘀，予下瘀血汤加麝香。

大黄5钱，桃仁3钱，土鳖虫2钱，麝香少许。结果：因其家境贫寒，麝香只找来一点点，令其用纱布包裹，汤药煎成，把布包在汤中一蘸，仍留下煎再用。服一剂，大便泻下黑紫粪便及黑水一大盆，腹痛减，饮食进，继服血府逐瘀汤、桂枝茯苓丸加减，1月后面色变白、变胖，如换一人。

三、产后中风

（一）太阳中风

原文8 产后风，续之数十日不解，头微痛，恶寒，时时有热，心下闷，干呕汗出。虽久，阳旦证续在耳，可予阳旦汤，即桂枝汤。

解词 阳旦证，即太阳中风表虚的桂枝汤证。

原文解读 指出产后中风表虚持续不愈的证治。产后患太阳中风数十日不愈，见轻微头痛、恶寒、时有发热，胃脘痞闷不适，干呕、汗出，病情持续时间虽长，但桂枝汤证仍在，仍宜桂枝汤治疗。产后营卫皆虚，易感风邪，而患太阳中风证。

辨证要点 产后中风持续数十天仍见头痛、恶寒、汗出、时发热，并兼干呕、心下闷等症状。

病机 产后正虚，风邪外袭，正气不能驱邪外出，邪亦不甚。

治法 解肌祛风，调和营卫。用桂枝汤。

按语 治病不能拘于病程日期，应以证候表现为凭。本条病程持续十数日不解，仍见头痛、恶寒、汗出、时发热等太阳中风证，虽见心下闷，示表邪有入里之势，但仍以表证为主，故仍主以桂枝汤。

病案举例1（余传广医案）：产后感冒

李某，女，24岁。1991年10月24日诊。自诉10天前生一女婴，一切正常。昨夜因换衣感寒而发热恶风，头痛自汗出，鼻塞流清涕。诊见：因恶风而紧覆被，苔薄白，脉浮缓。体温38.5度。证属产后体虚，腠理不固，复感外邪。治宜解肌祛风，调和营卫。桂枝汤主之。

桂枝15克，白芍15克，炙甘草10克，生姜15克，大枣15克。一剂。煎温服后啜热稀粥一小碗，尽剂而愈。

（二）阳虚中风

原文9 产后中风，发热，面正赤，喘而头痛，竹叶汤主之。

竹叶汤方 竹叶一把，葛根三两，防风、桔梗、桂枝、人参、甘草各一两，附子（炮）一枚，大枣十五枚，生姜五两。

上十味，以水一斗，煮取二升半，分温三服，温覆使汗出。颈项强，用大附子一枚，破之如豆大，煎药扬去沫，呕者加半夏半升洗。

原文解读 产后中风兼阳虚的证治。产后患太阳中风，见发热、头痛，动则气喘，下半身因阳气衰弱而厥冷，上半身因虚阳上越而面色发红的，用竹叶汤治疗。产后中风，发热、头痛，为病邪在表；面赤、气喘，为虚阳上越。本条证为正气大虚，复感风寒，正虚邪实。

辨证要点及方证指征 ①产后正气大虚之人复感风邪，出现体倦乏力，下肢厥冷、脉浮而无力，重按即无等正虚症；②又现发热、头痛等表证；③复见动则气喘，面色红赤如妆等阳气虚弱，虚阳上浮之象。

病机 产后中风兼阳虚津亏，虚阳上浮。

治法 扶正祛邪，表里兼治。用竹叶汤。

方解 竹叶、葛根、桂枝、防风、桔梗，疏解外邪；人参、附子，益气温阳；生姜、大枣、甘草，调和营卫。合用，扶正祛邪，表里兼治。

胡希恕教授认为本条方证不相符，其中必有错简，后世医家有解释者，多属牵强附会，以不释为妥。

四、虚热烦呕

原文10 人乳中虚，烦乱呕逆，安中益气，竹皮大丸主之。

竹皮大丸方：生竹茹二分，石膏二分，桂枝一分，甘草七分，白薇一分。

上五味，末之，枣肉和丸，弹子大，以饮服一丸，日三夜一服。有热者倍白薇；烦喘者，加柏实一分。

用量用法：生竹茹、石膏各二等份，桂枝一等份，甘草七等份，白薇一等份。

上药为末，枣肉和丸，弹子大，以热汤送服一丸，日三夜一服。有热者倍白薇；烦喘者，加柏实一等份。

解词 ①乳中，指产后哺乳期。②烦乱，指心烦意乱。

原文解读 指出产后虚热烦呕的证治。产后哺乳期，中焦脾胃素虚，郁热内生，出现精神烦乱不安，呕逆不欲食，治宜安和中焦，建补脾胃，清热除烦。用竹皮大丸治疗。产妇哺乳期，乳汁去多，阴血不足，中气亦虚，虚火内扰则烦乱，胃气上逆则呕逆。

辨证要点及方证指征 ①产后哺乳期胃虚气逆而见经常呕吐，食欲不振，短气等；②见阴血不足，虚火内扰之心中烦乱不宁，脉虚数无力。

病机 产后阴血不足，胃虚气逆，虚火内扰。属太阳、阳明合病证。

治法 安中益气。用竹皮大丸。

方解 竹茹、石膏，清热降逆；桂枝、甘草，辛甘化阳；甘草、大枣，安中益气；白薇，退虚热。和丸以缓调。热重者倍白薇以清热；烦喘者加柏实以宁心润肺。

名医解方 冯世纶教授说，竹茹与石膏、白薇为伍，清胃热以解烦乱；与桂枝为伍，降冲气而止呕逆；既重用甘草，复以枣肉为丸，安中以益气也，故此治中虚少气而烦乱呕逆者。

五、热利伤阴

原文11 产后下利虚极，白头翁加甘草阿胶汤主之。

白头翁加甘草阿胶汤方 白头翁二两，黄柏三两，黄连三两，秦皮三两，甘草、阿胶各二两。

上六味，以水七升，煮取二升半，内胶，令消尽，分温三服。

参考量 白头翁20克，黄柏30克，黄连30克，秦皮30克，甘草、阿胶各20克。加水1400毫升煎取500毫升，内胶，令消尽，分温三服。

原文解读 指出产后热利伤阴的证治。产后患重度痢疾，所下粪便如赤色黏冻或血水，有坏疽样极臭气味，腹痛、里急后重，身体虚弱衰竭有难以支撑之状的，用白头翁加甘草阿胶汤治疗。产后下利虚极，指产后气血两虚，又患热利伤阴。

辨证要点及方证指征 ①热利表现：腹痛，里急后重，下利鲜紫脓血，肛门灼热等；②产后气血两虚、热利伤阴的症状：发热、体倦、消瘦、口干，舌红少苔，脉细数无力等。主证即血便、黏血便而虚乏少气者。

病机 产后热利伤阴。属阳明病证。

治法 清热凉血，养阴止利。用白头翁加甘草阿胶汤。

方解 白头翁汤，清热凉血止利；阿胶，滋阴养血；甘草，和中缓急。本方即白头翁汤加甘草、阿胶，治白头翁汤证而其人虚极少气、下黏血便、或血便者。凡见白头翁汤证，若所下为血便或黏血便而虚乏少气者，即宜本方主之，并不限于产后虚极。

附方1：三物黄芩汤

《千金方》原文 治妇人在草蓐，自发露得风，四肢苦烦热，头痛者，与小柴胡汤；头不痛但烦者，此汤主之。

三物黄芩汤 黄芩一两，苦参二两，干地黄四两。

上三味，以水六升，煮取二升，温服一升，多吐下虫。

参考量 黄芩10克，苦参20克，生地黄40克。加水1200毫升煎取400毫升，温服200毫升，日2次。

原文解读 论述产后风四肢烦热的证治。《千金方》三物黄芩汤，治妇女生产时，外邪侵入阴部，出现因手足心发热而烦躁痛苦不安，同时有头痛等少阳证者，用小柴胡汤；无头痛，只有手足心烦热伴心烦不安的，用本方治疗。"四肢苦烦热"发生于产后，可能与生产时出血过多有关。从经文来看，产褥热应当是三物黄芩汤的经典主治。产后的手足烦热既是本证的主证，又是使用本方的关键。

辨证要点及方证指征 ①心烦失眠、手足烦热、甚则灼热疼痛、肤色红；②唇舌干燥，口渴欲饮；③舌质红而少津。本证属阳明病证。"四肢苦烦热"指手足心有很重的发热感，患者欲覆冰冷却，数九寒天手足欲放被外。本方的主症是手足心发热而伴心烦，即后世所谓的"骨蒸发热"。

鉴别 本方与小柴胡汤鉴别。①本方与小柴胡汤都有黄芩，都治手足心烦热。②小柴胡汤用柴姜夏参草枣，主寒热往来、胸胁苦满、心烦喜呕，病在气分；三物黄芩汤用生地苦参，治出血血热虚热伤阴，病邪较深，涉入血分。

名家医案2（柴浩然医案）四例

案1：心烦热

董某，女，41岁，农民。1976年5月8日初诊。患者3年来每届春夏之交，即感骨蒸发热，渐至手心、足心及心口灼热，以致心烦不安，神疲乏力，小便色黄灼痛，曾经中西医多次治疗，均未奏效。诊时，虽骨蒸发热，但体温并无变化，舌质红绛，苔薄黄，脉虚数，左寸较为洪盛。证属水亏火盛，阴虚内热，治宜滋阴清热，方用三物黄芩汤。黄芩30克，细生地黄15克，苦参9克，3剂，隔日1剂，水煎，早、晚空腹服。20日二诊：服上方后，五心烦热及蒸热等症已减大半，舌绛及黄苔渐退，脉仍虚数。此虚热基本消退，继宜滋阴壮水，方用六味地黄汤加味。细生地黄30克，山茱萸、茯苓、粉丹皮各9克，泽泻6克，山药15克，沙参、麦冬各18克，地骨皮24克，5剂，每日1剂，水煎，空腹服。此方服后，病家来人调方云：烦热尽退，诸恙悉除。嘱原方再服5剂，以巩固之。

案2：夜半发热

李某，女，25岁，1993年8月18日初诊。患者5年来，每年3—11月夜半发热，体温高达39.5～42℃，至天明热退无汗，若于发热时稍有汗出，发热即退。发热时全身皮肤出现不规则红斑，消退后皮下有结节，某医院诊为结节性红斑。诊时见舌质淡红，尖部剥脱少苔，脉弦细而数。证属阴虚内热，迫血外泄。治宜滋阴清热，方用三物黄芩汤。生地黄30克，黄芩15克，苦参12克。4剂，水煎，空腹服。

24日二诊：服1剂夜半发热即停，精神、食眠均佳，但近两天咽喉疼痛。上方合桔梗汤化裁。生地黄24克，苦参15克，黄芩、桔梗各9克，甘草6克。6剂，水煎，空腹服。

9月3日诊：药后10天仅有四天夜半发热，咽痛消失。上方合青蒿鳖甲汤化裁。黄芩、青蒿、知母、粉丹皮各9克，苦参15克，生地黄24克，鳖甲（打碎先煎30分钟）30克。6剂。服完药后，夜半发热消失，3月后随访未见复发。

案3：两耳灼热

马某，女，61岁，1993年7月28日初诊。患者4年前无明显诱因出现两耳灼热，自诉两外耳灼热难忍，除睡眠后无感觉外，自觉症状始终存在，伴心烦急躁，时有烘热。二便正常，饮食尚佳，听力正常，别无明显不适。经多处诊治无效，曾一度放弃治疗。诊时主症同上，舌质微红，苔薄白，脉弦细略数。证属肾经虚热，循经上扰。治宜滋阴清热，方用三物黄芩汤加味。生地黄30克，黄芩15克，苦参、牡丹皮各9克。3剂，水煎服。

8月1日二诊：服完上方，两耳灼热明显减轻，心烦急躁、烘热时作基本消失。上方化裁。生地黄24克，黄芩9克，苦参12克。3剂，水煎服。

4年后患者携家人来诊，告曰上方服完，至今痼疾若失。

案4：外阴灼热

杨某，女，53岁，1992年11月30日初诊。患者两年前出现外阴及阴道灼热疼痛不适，伴小便灼热，时觉疼痛，心烦急躁，烘热时作，口干，舌体发热，大便干燥，3~4天一行。曾经某医院妇科检查，诊为老年性阴道炎、自主神经功能紊乱，曾服中、西药多种（不详），均无明显效果。诊时除上述见症外，舌质淡红、苔薄白而干，脉沉细涩弱。证属肝热阴虚，肠燥失濡，治宜滋阴清肝，增液润燥，方用三物黄芩汤加味。生地黄30克，黄芩、知母、黄柏各9克，苦参、怀牛膝各15克，甘草6克。3剂，水煎服。

12月4日二诊：药后大便不干，2日一行，阴道及外阴灼热感明显减轻，余症亦有不同程度减轻。药证相投，上方去怀牛膝，加栀子、玄参、麦冬、桃仁各9克，鱼腥草24克，穿心莲15克。3剂，水煎服。

12月8日三诊：除外阴轻度瘙痒，心烦、烘热时作外，余症悉退。继用上方加地肤子15克，6剂，水煎服。1年后随访，药后病愈停药，亦未复作。

◆附方2：内补当归建中汤

原文　治妇人产后虚羸不足，腹中刺痛不止，吸吸少气，或苦少腹中急，摩痛引腰背，不能食饮。产后一月，日得服四五剂为善，令人强壮宜。

内补当归建中汤方　当归四两，桂枝三两，芍药六两，生姜三两，炙甘草二两，大枣十二枚。

上六味，以水一斗，煮取三升，分温三服，一日服尽。若大虚，加饴糖六两，汤成纳之，于火上暖令饴消；若去血过多，崩伤内衄不止，加地黄六两，阿胶二两，合八合，汤成纳阿胶。

参考量　当归40克，桂枝30克，芍药60克，生姜30克，炙甘草20克，大枣8枚。

上药加水2000毫升煮取600毫升，分温3服，1日服尽。

若大虚，加饴糖60克，汤成纳之，于火上暖令饴消；若去血过多，崩伤内衄不止，加地黄60克，阿胶20克，汤成纳阿胶。

原文解读　论述妇女产后虚羸腹痛的证治。

辨证要点及方证指征　①有产后虚羸不足、阴阳失调的小建中汤证：身体消瘦，面色无华，体倦少气，虚烦心悸，神疲食少，大便溏薄；②有血虚血瘀的表现：腹中刺痛，少腹拘急，痛引腰背；③舌质淡红，脉细涩等。

病机　由产后气血两虚，阴阳失调所导致。属太阳、太阴病证。

治宜：补血益气，建运中气，平调阴阳。用内补当归建中汤。当归，补血养血，活血止痛；小建中汤，平调阴阳，建中缓急。本方可用于月经不调、痛经，对经后腹痛、产后腹痛、体痛等效果好。

加减：①若虚甚者加饴糖；②若产后出血过多，或大出血不止的加生地黄60克，阿胶20克。

使用本方要注意以下几个方面：①本方为小建中汤去饴糖加当归而成，根据病情，也可使用小建中汤加当归。②本方常用于妇科疾病，下腹痛或腰痛者多用，对经后腹痛效果好。本证腹痛类似于当归芍药散证，但其衰弱和疲劳程度更突出。妇科疾病伴有急迫腹痛时可用本方。③本方对出血、贫血均有效，有严重贫血或出血时，可于方中加地黄、阿胶。

参考文献

［1］冯世纶，张长恩. 中国汤液经方：金匮要略传真. 北京：人民军医出版社，2010

［2］黄煌. 经方100首. 南京：江苏科学技术出版社，2005

妇人杂病脉证并治第二十二

病名含义

本篇论述妇科杂病，包括热入血室、经水不利、漏下、带下、转胞、腹痛、梅核气、脏躁及前后阴疾病等。

一、热入血室

原文1 妇人中风，七八日续得寒热，发作有时，经水适断者，此为热入血室，其血必结，故使如疟状，发作有时，小柴胡汤主之。

解词 热入血室，血室，即子宫。热入血室指妇女在月经期间感受外邪，邪热与血互相搏结于血室而出现的病证。

原文解读 指出热入血室的证治。妇女患太阳中风已七八日，寒热已退，现又出现寒热发作有时，乃因得病之初适逢经来，发病之后邪热内传，月经不当停而停止，为瘀血与邪热相搏，血室瘀阻，气血不通，正邪相争，寒热往来，发作有时如疟状。

辨证要点 ①风寒外感发病时适逢月经来潮；②见恶寒发热，发作有定时，形如疟疾；③月经突然停止。

病机 邪热乘虚陷入血室，与血相搏，血室瘀阻，气血不通，正邪相争。

治法 和解少阳，凉血化瘀。用小柴胡汤加赤芍、牡丹皮、桃仁、生地黄。小柴胡汤，和解少阳；生地黄、赤芍、牡丹皮、桃仁，凉血化瘀。

大塚敬节指出：临床上有胸胁苦满者，经常同时出现瘀血腹证。汤本求真对有瘀血腹证的患者一定使用柴胡剂，此时若无胸胁苦满体征，也认为是其体征隐蔽未见；相反，如果有胸胁苦满，则一定使用祛瘀剂，若此时没有瘀血腹证，也认为是其腹证隐蔽未现。所以在先生的处方中，祛瘀剂与柴胡剂必定是在一起的[1]。

原文2 妇人伤寒，发热，经水适来，昼日明了，暮则谵语，如见鬼状者，此为热入血室，无犯胃气及上二焦，必自愈。

原文解读 指出热入血室的证候及治禁。妇女患伤寒发热时经水适来，邪热内陷，热入下焦血分。出现昼日神志清醒，傍晚谵语或幻觉及意识模糊。为热入血室证。

辨证要点 ①感受寒邪之后，正值月经来潮；②见晚上谵语，白天神智正常，好像神鬼附体一样。

病机 外邪乘虚内陷血室，血热扰神。

治法 本证发热不属表，故不宜发汗、涌吐（勿犯上焦）；谵语不属阳明腑实，也不宜下（勿犯胃气及中焦）。治疗应从下焦着手，用小柴胡汤加凉血化瘀之赤芍、牡丹皮、桃仁、生地黄，和解兼以化瘀，"无犯胃气及上二焦，必自愈"。

原文3 妇人中风，发热恶寒，经水适来，得之八九日，热除而脉迟身凉。胸胁下满，如结胸状，谵语者，此为热入血室也，当刺期门，随其实而取之。

解词 期门，在乳中线，乳头下二寸，当第6肋间隙处。

原文解读 论述热入血室表证已罢的证治。妇人中风，发热恶寒，经水适来，邪热乘虚潜入血室，至八九日，邪已离表，表证已除，故身凉；血热相搏，脉道阻滞，故脉迟；血室瘀滞，肝脉不利，故胸胁满；血热上扰，心神不安，故谵语。

辨证要点 ①正值月经来潮感受风邪，恶寒发热的表邪已解，发热已退，脉来迟缓；②反见胸胁部胀满疼痛，谵语。

病机 热入血室，肝血郁滞，心神被扰。

治法 刺肝经募穴期门以清泄肝热，也可用小柴胡汤加凉血化瘀之品。期门是肝之募穴，刺期门可舒利肝经之气血，于是热随血泄，往往有立竿见影之效。胡希恕教授认为，本证也可用大柴胡汤合桂枝茯苓丸治之。

刺期门法：郝万山教授主张在期门穴附近寻找可看得见的，瘀滞的静脉血管团，局部严格消毒后，用三棱针刺瘀滞的静脉血管团放血，要达到血流成行的效果。血流停止后，在局部拔一个火罐，将渗入皮下的瘀血尽可能拔出，这样就不会遗留下瘀血留滞的疼痛。此法在病证发作时使用，效果尤佳。

原文4 阳明病，下血谵语者，此为热入血室，但头汗出者，刺期门，随其实而泻之，濈然汗出则愈。

原文解读 论述阳明病热入血室的证治。妇女患阳明病，因里热太重，未至经期，邪热直陷血室。致里热熏蒸，迫血妄行，下血谵语，但头汗出。

治法 刺期门，泄血分之实热。期门为肝之募穴，刺之可利肝气，泄肝热，使气机通，血脉和，则汗出达邪而病愈。

小 结

关于热入血室，姜宗瑞先生说"临床近二十年，从未见一例因发热而月经中断的患者，即便有些患者刚好月经适来而得病出现发热，这只是巧合，治法与其不发于月经时无别。倒是有不少妇女，或月经刚来之时，或月经刚过之后，有恶寒发热类似感冒者，并且月月如此，这才是热入血室列于妇人杂病篇的原因。热入血室以发热和精神失常为主。曾见本村一妇女，每次产后即发癫狂，这种规律性发病，也应视为热入血室证。可知，热入血室是杂病，不是外感发热使月经中断，或发热、精神错乱发生于月经适来之时。只有反复在月经期发病，才能考虑热入血室"。此处每月发病的规律性，正是热入血室的特征[2]。

病因 病因有二，一为月经适来或适断，感受外邪；二为热病期中月经未来而邪热直陷血分。

病机 邪热内陷，入于血分。

诊断 热入血室的依据有三，一是有热性病的症状，如感受外邪的发热等；二是有月经失常的表现，如月经不应停而突然停止，或不应来潮而提前来潮；三是伴随有一些特殊症状，如寒热往来发作有时，胸胁胀满或谵语等。

治法 ①和解达邪，凉血祛瘀。用小柴胡汤加桃仁、牡丹皮、赤芍、生地黄；②针刺期门。泄血分实热。

病案举例1：热入血室

忆初学医时，师从启蒙老师本村老中医苏声扬。1974年诊一女患者，32岁，连续3个月均是经来当天患寒热如疟，经期过后不治自愈。此次发病先请某医按感冒治无效，转请苏师诊，余侍其侧。师验其舌，质稍红而苔薄，曰："此热入血室也。"遂书一方：柴胡30克，黄芩15克，半夏15克，党参15克，炙甘草10克，生姜12克，大枣7枚，当归20克，生地黄20克，牡丹皮12克，黑荆芥6克。3剂，水煎服。3天后余至患者家问其效，云2剂未尽而愈矣。余奇其效，转问业师何以故？师曰："此证为妇女月经适来或适断，感受外邪，外邪乘虚潜入血室，与正气相搏，正邪纷争，故往来寒热如疟状。用小柴胡和少阳枢机以达邪，加归、地、丹皮以和血，黑荆芥透血中之伏邪。《医宗金鉴》说：热入血室经适断，邪热乘虚血室潜，寒热有时如疟状，小柴胡加归地丹。欲明其理，熟读《伤寒杂病论》自知。"

二、梅核气

原文5　妇人咽中如有炙脔，半夏厚朴汤主之。

半夏厚朴汤方　《千金》作胸满心下坚，咽中帖帖，如有炙肉，吐之不出，吞之不下。半夏一升，厚朴三两，茯苓四两，生姜五两，干苏叶二两。

上五味，以水七升，煮取四升，分温四服，日三、夜一服。

参考量　半夏80克，厚朴30克，茯苓40克，生姜50克，干苏叶20克。

上药加水1400毫升煮取800毫升，分温四服，日三、夜一服。

原文解读　指出妇女咽中痰凝气滞的证治。本证主症是咽部异物感。"妇人咽中如有炙脔"是对咽喉异物感的形象描述。此外，胸闷、压迫感、堵塞感、黏痰感等，也归属于咽部异物感。

辨证要点及方证指征　①因精神刺激所致的咽中异物感、胸闷气塞感、胸脘痞闷感或心悸欲死感等；②咳嗽气喘、痰多胸闷，或腹胀、呕吐恶心，食欲不振；③舌体多瘦小而有齿痕，舌苔多厚腻、白腻、口内黏腻。

日本学者大塚敬节在《汉方诊疗三十年》一书中指出，①本证的特点是咽中如有炙肉附着之感，吞之不下，吐之不出；②可见于主诉为眩晕、阵发性心悸、咽喉堵塞感、忧心忡忡不安感等神经官能症患者；也可见于胃下垂、胃炎等有胸脘痞塞感者；及感冒后声音嘶哑者；③本证的腹证为"胸满、心下坚"，以存在一定程度的腹力为指征，即腹直肌有痉挛状态。对腹部软弱无力，体力弱，脉也无力者，用本证之方可加重疲劳感；④本证的咽中炙脔感，想吐却吐不出，欲咽又咽不下，其实是一种强迫性神经官能症、癔症及类似的神经-精神疾病。其咽中异物感也可引申为腹部胀满感（自感胀满却检查正常）、心悸欲死感（自感心悸却心脏听诊正常）等其他部位的功能性的、怪异的、无规律的、不真实的异常不适感，这种感觉其实是一种带有暗示意义的强迫症性神经症之表现[1]。

体质特点　黄煌教授指出，本证属敏感体质（半夏体质），有以下特点。①胖人多痰湿，故其体型多肥胖；若消瘦体质见本证者，其人平时必多痰；②从相貌看，其人多头大脸阔、呈圆形脸或方形脸，眼裂较大；③其性格多偏于内向，心地细腻，胆子不大，在小儿则易患厌食症，人格上多偏于理想主义，追求完美，为人处世小心谨慎、优柔寡断，多疑善虑，对自己的事情很关注，爱刨根问底，易接受暗示；④就诊时观其面部表情生动，叙述症状积极主动，主诉多，对病情描述详细、形象、艺术性极强，眼神灵活，并夹杂丰富的肢体语言；⑤其人有晕车晕船史，夜间易噩梦易惊醒，早晨刷牙易恶心，闻到异味、听到噪声或看到脏乱场景易恶心呕吐，受风着凉多出现痰多咽堵或咽痒，平素情绪不稳，对外界刺激敏感。易失眠、焦虑、多疑、恐惧、易惊、忧虑、抑郁、痛苦主诉多，客观阳性体征少等[3]。

咽喉特征：咽部检查多见痰涎黏附，且舌苔厚腻，但红肿等炎症表现不明显。

病机　水饮上逆咽喉，气滞不通。属太阳、太阴病证。

治法　降逆开结化痰。用半夏厚朴汤。

方解　生姜、半夏、厚朴，散结降逆；茯苓，利饮化痰；苏叶，宣气解郁。诸药合用，使气顺痰消，则诸证自除。

名医解方　大塚敬节指出，本方有厚朴，配有厚朴的处方，对腹肌紧张有较好的缓解作用，对腹肌软弱无力者无效。强调说：厚朴可以松弛肌肉紧张，具有改善气机循行的作用，所以大、小承气汤中用之。帕金森病的肌肉紧张，用厚朴可以改善；喘促病的支气管痉挛紧张，麻黄配厚朴可以缓解，故有平喘作用[1]。

黄煌教授在《经方的魅力》中指出，半夏厚朴汤是主治咽喉部异物感的专方。这种异物感常常表现为咽中如有炙脔，吐之不出，吞之不下。前贤谓之"梅核气"，妇人尤其多见。此证多见于现代医学的咽神经官能症。据此，可以看出本方经典主治的两大特点：一是病位多在咽喉，二是病性多为自我感觉的异常。本方所主的咽喉病，除了上述的咽神经官能症外，还见于急慢性咽炎、咽干痛、黏痰、声带麻痹造成的失音等炎症性疾病，而不局限于咽异物感。半夏茯苓是很好的精神镇静药。可改善精神症状，即伴有怪异感、恍惚感、紧张感、恐惧感的幻觉。就临床所见，半夏厚朴汤证多以精神上的不舒为主，其体质上往往相对较好。本方能消除胸满腹胀，有化痰降气的作用，又是胃肠道和呼吸道疾病的常用方。如以心下痞、腹胀为主诉的慢性胃炎、食管炎、小儿厌食、过敏性结肠炎；呼吸系统的上感、支气管炎、支气管哮喘。胸闷、腹胀不思饮食，本方与四逆散、小柴胡汤合用的机会也不少。我常用本方加枳壳、麦芽治疗小儿厌食症。这些小儿除了食欲不振外，常有胆小，性格偏于内向，面色黄，大便干结等。服用本方可明显提高食欲，面色与大便也会得以改善，且性格也会变得比以前活泼。我还以此方治一例神经性厌食，表现为饮食后即吐，以此方重用半夏（先煎）60克，呕吐得到明显抑制[3]。

临床应用 ①神经官能症、肠易激综合征、精神分裂症、癔症、抑郁症等；咽喉病，如慢性咽炎、喉源性咳嗽、声带水肿等以咽部异物感为表现的疾病。②甲状腺肿大、甲亢；消化系统疾病。③食管炎、食管反流、急慢性胃炎、功能性消化不良等以咽部异物感为表现的疾病。④支气管炎、肺气肿、支气管哮喘等呼吸系病及梅尼埃综合征、椎-基底动脉供血不足等。

名医经验 胡希恕加减半夏厚朴汤，即上方加炒苏子、杏仁、桔梗、陈皮、瓜蒌、大枣。治咳而上气，咽堵胸满，发热甚轻者。若口咽干而渴者均宜加生石膏。

病案举例2：梅核气（癔球症）

孙某，女，34岁。2014年8月25日诊。主诉失眠多梦，胆小心悸，咽部异物阻塞感5天。

患者3年前曾患癔症，经笔者治愈。平素胆小易惊，敏感，5天前夜间外出看见不明物体，疑是鬼神作祟，顿时心惊胆战，当夜即失眠，噩梦纷纭，并感咽部有异物感，吞咽不利，如有物堵塞，但吃饭及咽东西正常，心慌心悸不能自主，夜间不能独处，必有人陪伴方可。今天急来就诊。

刻诊：中等偏瘦身材，面白皙微带青黄，自诉胆小易惊，心悸心烦口苦，常无故生气，每到黄昏后不敢外出，睡觉不踏实，常做噩梦，自感咽部异物感，吞咽不适，不影响吃饭喝水，胸胁不适，饮食、二便正常。查舌质淡苔薄，脉弦缓。

诊断：梅核气（癔球症）。《金匮要略·妇人杂病脉证并治》篇说："妇人咽中如有炙脔，半夏厚朴汤主之"。用半夏厚朴汤合柴胡加龙牡汤。半夏30克，茯苓30克，厚朴20克，苏梗15克，生姜25克，柴胡25克，黄芩15克，桂枝15克，党参30克，生龙牡各30克，磁石30克，大黄8克，大枣10枚。3剂，水煎服，每日1剂。

8月28日二诊：上药服完，咽部异物感减轻，睡眠好，噩梦减少，心情有愉悦感，胆小易惊感减轻，夜间已敢独自外出，患者自诉病已好转十之七八。嘱上方再服3剂以巩固疗效，服完即可停药。后经随访，愈后未发。

按语：本案有两组症状，一组为胆小易惊、敏感，咽部异物感的痰气郁结证；一组为口苦心悸心烦，两胁不适，夜多噩梦的少阳枢机不利兼痰热内扰证。故方选半夏厚朴汤开郁化痰散结以治痰气郁结的咽部异物感及胆小易惊证；合柴胡加龙牡汤和解少阳，清热化痰，重镇安神以治疗口苦心烦，两胁不适、夜多噩梦证。

病案举例3：咽痒喷嚏咳嗽（过敏性鼻炎伴变异性哮喘）

本人素体表虚，每感冒即发热恶风自汗身酸痛，用桂枝汤1～2剂即愈。3年以来患过敏性鼻炎兼变异性哮喘，稍遇冷风或异常气味即喷嚏连连，随即鼻流清水，喉痒阵咳不已，喉中发紧。用茶碱缓释片加通宣理肺片加盐酸二氧丙嗪可缓解，但反复发作，甚为烦恼尴尬。半月前偶感风寒，自汗，咽痒咳嗽发作，先感咽部痒极而咳，愈咳愈痒，愈痒愈咳，直至吐出稀白痰涎而咳嗽方止，每天十数次发作，尤以夜间较甚，影响睡眠。因不愿服中药，用上述西药＋红霉素4天后症状稍减而咳仍时作，停药即发，无奈只好改服中药。余辨为风寒表虚外感兼内停寒饮，太阳太阴合病。用桂枝汤合半夏厚朴汤加杏仁、杷叶以解表调营卫，兼散寒化饮。

桂枝20克，白芍20克，炙甘草15克，干姜15克，大枣10枚，厚朴20克，半夏30克，茯苓30克，炒苏子15克，杏仁15克，枇杷叶（纱布包煎）12克。3剂，水煎服，药后啜粥令微汗，每日1剂。

上药服完，自汗已愈，咳减十之八九，只留微咳，咽尚微痒。因思过敏性鼻炎及变异性哮喘时发，鼻流清水，咳痰清稀而凉，显为寒饮留肺所致，应为小青龙汤证，但因表虚多汗，又非青龙所宜，拟用李可先生小青龙虚化汤标本兼顾。

麻黄10克，制附子15克，细辛15克，红参15克，生半夏30克，干姜15克，五味子15克，炙紫菀、炙冬花各15克，带壳白果（打碎）15克，炙甘草12克，桂枝、赤芍各20克，山茱萸30克，生龙牡各30克。水煎服，3剂。

服完2剂，咽痒、咳嗽、喷嚏皆愈，剩余1剂未服。

按语：本案既有自汗、稍遇风冷即喉痒喷嚏等风寒表虚证；又有阵发性咽痒咳嗽，痰涕清稀如水之寒饮停肺等表现。故用桂枝汤调和营卫以解外，半夏厚朴汤温中化饮以理内，加枇杷叶专疏风邪以治喉痒。此方治疗外寒内饮型体虚感冒、慢支反复发作，过敏性鼻炎及变异性哮喘等疗效极佳。

三、脏躁

原文6　妇人脏躁，喜悲伤欲哭，象如神灵所作，数欠伸，甘麦大枣汤主之。

甘草小麦大枣汤方　甘草三两，小麦一升，大枣十枚。

上三味，以水六升，煮取三升，温分三服；亦补脾气。

参考量　炙甘草30克，小麦70克，大枣10枚。以水1200毫升煮取600毫升，温分三服。

原文解读　论述脏躁的证治。癔症发作，精神、神经高度紧张，无故悲伤欲哭，不能自控，好像神鬼附体一样，发作缓解时，频频打哈欠。用甘麦大枣汤治疗；悲伤欲哭，精神失常，是情志抑郁或思虑过度，肝郁化火，脏阴不足所致；周身疲乏，数欠伸，既为精神疲倦，亦指紧张得以舒缓。

辨证要点及方证指征 本病男女均患，但以妇女多见。临床特征有四：①发作时精神神经兴奋紧张，伴强烈情感色彩。见心神躁扰不宁，无故悲伤欲哭、不能自控；②心烦失眠，口干易出汗，或兼便秘；③阵发性痉挛性咳嗽、阵发性头摇不止、外伤性痉挛、帕金森病、脑血管硬化并震颤麻痹、四肢肌肉痉挛等；④发作缓解时周身酸软疲乏，频频哈欠伸懒腰。

本证见于癔症的歇斯底里状态，发作时精神、肌肉高度紧张，精神紧张表现为不能自控的悲伤欲哭，如神鬼附体；肌肉紧张表现为肢体痉挛、抽搐、舞蹈病等。缓解时表现为精神、肌体极度疲乏，周身酸软，频频哈欠伸懒腰。关于哈欠，是在发病经过一段时间，开始缓解时出现的症状。哈欠过后便能逐步缓解，这是因哈欠可以改善紧张情绪，打完哈欠感觉舒适，紧张得以舒缓之故。所以，在脏躁剧烈发作时并不出现哈欠，是因发作时紧张度高所致。

黄煌教授在《经方100首》中指出，本类病人高度敏感，可因一点小事刺激而发作，也可无故发病，难以自制。其情感色彩较浓，表现为或喜、或悲、或笑、或泣，可谓嬉笑怒骂皆可见之。其程度轻重不一，轻者小声哭泣，痛苦不寐；重则狂躁叫骂，哭天喊地。也可为紧张状态，包括精神紧张和肉体紧张，精神紧张指或烦、或惊、或悸、或怯、或失眠；肉体紧张见阵发性痉厥和局部的抽搐。本证以精神悲伤为主，可伴躯体上的"数欠伸"。"数欠伸"指频频呵欠伸懒腰，既为精神疲倦；亦为不随意的强迫性运动。其性情多抑郁，忧闷，平素多有颜面带哭貌，易于落泪；体质多虚弱。发作时症状多急剧，腹诊多有腹直肌拘急的征象[4]。

病机 脏阴不足，虚热躁扰。属太阴病证。

治法 甘润缓急，养心安神。用甘麦大枣汤。

方解 小麦，养心液，安心神；甘草、大枣，甘润补中缓急。

名医解方 胡希恕教授说，甘麦大枣汤，通过实践，凡无故哭笑，情难自已的精神病，不论男女用之多验。妇人悲伤喜哭，可以用甘麦大枣汤，小孩夜间哭得特别厉害，用本方也有效，但不是虚证不行，不是虚证的用本方都睡不着觉。

临床应用 本病相当于现代医学的"癔症"，由精神刺激导致，其表现除有上症外，并可见到失眠、心烦、坐卧不安及便秘等。应用本方时，可酌加归、芍、茯神、枣仁、柏仁、龙齿、牡蛎之类以养心安神，镇惊之品，则疗效更佳；用于精神神经系统疾病，如癔症、癫痫、精神分裂症（紧张型）、小儿夜惊、小儿夜啼、梅核气、小儿多动症、神经性厌食、夜游症等。用于以痉挛发作为特征性的疾病。如痉挛性咳嗽、阵发性头摇不止、外伤性痉挛、帕金森病、脑血管硬化并震颤麻痹、四肢肌痉挛等。

病案举例4：焦虑症

聂某，女，17岁，深圳市某高中学生。2017年10月16日诊。

去年升入高中，由于学习过度勤奋，出现焦虑烦躁不安，无故哭泣，不能自控，注意力不集中，不能正常学习，只好请假在家休息治疗。曾在深圳某三甲医院诊为"焦虑症"，用西药治疗数月效果不佳，其母领其回老家找我诊治。视其神情抑郁，眼神呆滞无表情，食欲不佳，每月一次腹痛腹泻，月经量多有血块，经行腹痛，腹诊全腹腹肌强直紧张，全身肌肉僵硬，舌质淡苔白，脉虚弦。

诊断：焦虑症。初从全身肌肉及腹肌强直紧张着手给予抑肝散（日本人经验方）合八味解郁汤，服20余剂效不显。经反复斟酌，从焦虑烦躁，喜哭泣，注意力不集中，全身肌紧张着手，给予甘麦大枣汤原方（甘草15克，小麦50克，大枣20枚。水煎服，每日一剂。）患者带方回深圳治疗。半月后其母来电，服甘麦大枣汤15剂，患者烦躁消失，焦虑感，木呆感明显改善，性格转开朗，能与家人及周围女孩正常交谈。嘱原方继服，前天其母发微信反馈，病情已好转八成，仍在继续服药中。

按语：本案患者属敏感体质，学习勤奋，争胜心强，有典型的理想主义色彩，凡事追求完美。其临床有两个特征：一是有焦虑烦躁不安，无故哭泣，不能自控，注意力不集中等精神神经方面症状；二是有腹肌强直紧张，全身肌肉僵硬等全身的神经肌肉紧张状态。这二点正符合甘麦大枣汤的方证指征，故用本方甘润补中缓急，既可养心液、安心神而控制精神神经的紊乱，又可甘润缓急，以缓和神经肌肉的紧张。

四、月经病

1.冲任虚寒夹瘀

原文9 问曰：妇人年五十所，病下利（含下血）数十日不止，暮即发热，少腹里急，腹满，手掌烦热，唇口干燥何也？师曰：此病属带下。何以故？曾经半产，瘀血在少腹不去。何以知之？其证唇口干燥故知之，当以温经汤主之。

温经汤方：吴茱萸三两，当归、川芎、芍药各二两，人参、桂枝、阿胶、牡丹皮（去心）、生姜、甘草各二两，半夏半升，麦冬（去心）一升。

上十二味，以水一斗，煮取三升，分温三服。亦主妇人少腹寒，久不受胎，兼取崩中去血，或月水来过多，及至期不来。

参考量 吴茱萸30克，当归、川芎、芍药、人参、桂枝、阿胶、牡丹皮（去心）、生姜、甘草各20克，半夏40克，麦冬（去心）60克。以水2000毫升，煮取600毫升，分温3服。

原文解读 论述妇人冲任虚寒夹有瘀血而致崩漏的证治。五十岁左右更年期妇女，阴道出血淋漓不断数十日不止，傍晚时自感发热或有阵发性面部轰热感伴随汗出，小腹部拘急胀满，因手足心发热而致心烦不适，唇及口腔干燥，这是带下病。是因生育期曾经小产，当时的瘀血残留于子宫未去的缘故。是如何知道的？是从唇口干燥而得知。可用温经汤治疗。妇人年已五十，冲任皆虚，月经当停，今复下血数十日不止，属崩漏之病。病人冲任虚寒，曾经半产，少腹残留瘀血，瘀血停留，故腹满、里急；新血不归经，故下血不止；阴损生热，故薄暮发热，手掌烦热；血虚津少，故唇口干燥；冲任虚寒，故舌淡脉弱。本证属冲任虚寒，夹有瘀血。

辨证要点 ①有瘀血内阻，症见腹满痛，月经异常，闭经、不孕，崩漏日久不止，其经血色暗淡，有血块；②有气血不足症状，面色萎黄、体质羸瘦干枯，肢软乏力；③有厥阴寒热错杂、上热下寒而以寒为主的症状，如既见上热的手掌烦热、唇口干燥似为热证，又见恶风自汗、舌质暗淡，小腹部拘急疼痛之寒证及下寒的白带增多，尿频便溏等。其病证包含有虚、寒、瘀三个特点。

方证指征 ①月经不调、色暗淡或有血块；②自觉手足心热而又恶风自汗，午后有发热感，或有头痛、恶心；③腹壁薄而无力，小腹部拘急、疼痛或有腹胀感；④消瘦，皮肤干枯发黄，口唇干燥、手掌干燥裂口、舌质暗淡、脉涩。

黄煌教授指出，辨别本证要注意以下两点：一是把握体质。其人形瘦面色白，营养状况不佳，多见贫血貌，平素怕冷，大便溏，尿频而清长，皮肤粗糙或皲裂，或肌肤甲错，或面部黄褐斑，毛发易于脱落或无光泽，手足多凉，脉象细而无力，舌体多胖大，舌质嫩，边多有齿；二是辨别腹证。腹证当有腹满，腹直肌紧张而腹壁按之软而无力的特点。似乎类似于桂枝汤证的"灯笼腹"。腹虽胀满却无包块可及，总体来看当属于虚弱性的腹证[4]。

大塚敬节说：本证主要指征是手掌灼热感，但验之临床，多为诉足心发热而不得眠者，诉手心发热者较少。湿疹患者可表现为手掌部位皮肤干燥粗糙、有热感，严重时漫延至手背，也有部分患者仅发于手指端，看上去似手掌角皮病[1]。

病机 冲任虚寒，瘀血内停，血不循经。属太阴、太阳合病证。

治法 温补气血，兼以化瘀。方用温经汤。

方解 吴茱萸、生姜、桂枝，温经散寒暖血；川芎、当归、阿胶、芍药、牡丹皮，养血和营祛瘀；麦冬、半夏，润燥降逆；甘草、人参，补益中气。诸药合用，温补冲任，养血祛瘀，扶正祛邪。临症时，要据证灵活调整方中各药的用量。如：血虚明显重用归、芍、阿胶；瘀血甚重用川芎、牡丹皮；寒重，重用吴茱萸、桂枝、生姜。

名医解方 大塚敬节说，温经汤对手掌角皮病有良效，多数服2～3个月可治愈，即使有类似湿疹者亦有效。

黄煌教授指出，温经汤证有当归四逆加吴茱萸生姜汤的"内有久寒"证，有胶艾汤的下血证，有桂枝茯苓丸的瘀血证，有麦门冬汤的"火逆上气"证，也有当归芍药散的血虚证而无水停留。病变在血分，既有血虚，又有血瘀，还有血燥津枯，既有下冷之寒，又有上热之火。本方从现代医学来看，可能是参与调节神经及内分泌系统，调节子宫血液循环及子宫功能等多个环节，是"多靶点"的作用。既治月水来过多，又治至期不来，可见是具有双向调整作用。目前，此方多用来治疗更年期功能性子宫出血。我常以此方加鹿角胶治疗少女的闭经、经少。青春期月经量少或不至，要考虑子宫发育不良及内分泌失调。我把本方称为"子宫发育促进剂""子宫机能衰弱的振奋剂"。"调经重在暖胞宫"，温经汤的这句汤头歌，应该是我观点的最佳注脚吧！对于五六十岁妇女，昔肥今瘦，本来滋润现在枯黄，属温经汤体质。无论是胃不舒服，还是腹泻，或是失眠，或是这里痛那里痛，都用温经汤[3]。

临床应用 本方是调经祖方，经少能通，经多能止，子宫虚寒者能使其受孕。妇科病，如功能性子宫出血、子宫发育不全、子宫内膜增殖、子宫内膜异位症、子宫肌瘤、痛经、闭经等以月经异常为特征的疾病；更年期综合征、卵巢囊肿、不孕症、习惯性流产、附件炎、胎动不安、老年性阴道炎、外阴瘙痒症、输卵管不通等妇产科疾病；男科病，如阳痿、精少不育、睾丸冷痛、前列腺增生、附睾炎、精液不液化症等。其他如湿疹、手掌角化症、类风湿关节炎。

名医经验：黄煌教授谈麻黄温经汤

温经汤加麻黄可治月经稀发，有的半年不来，有的将近一年，都有效。且可治少女原发性闭经，在原方中加鹿角胶。温经汤对女性的闭经、不孕、月经稀发或量少的确有效，一般适用于体瘦毛少肤枯的少女为多，其特征在口唇和手掌，即口唇暗淡干瘪干燥，或疼痛或热感，手掌皮肤干燥易皲裂，符合仲景所说的"手掌烦热、唇口干燥"。但临床上也有不符合上述条件者，一般年龄在45岁以上，体型偏胖不瘦，皮肤并不干枯，单用温经汤不效，我的对策就是温经汤加麻黄，麻黄量不大，5克即可。麻黄可催经，《本经》言麻黄"破坚积聚"，《日华子本草》"麻黄能通九窍，调血脉"，没有说明通经。但麻黄能发散风寒、激发阳气，阳气一通，月经自然能如期而至。汗腺与子宫、卵巢都是人的腺体，麻黄既然能发汗，就能通经。特别是体格壮实、脂肪较多的人，用点麻黄是安全有效的。

名家医案1（黄仕沛医案）：不孕

李某，女，28岁，已婚。因月经不调1年，于2009年5月上旬前来就诊。患者1年来月经不调，以月经后期为主，结婚4年未能怀孕，在外院妇科B超示：多囊卵巢。西医予口服性激素建立人工周期后，月经周期较前规律，但停药又复如故，且形体逐渐发胖。患者自诉月经不调1年，以月经后期为主，末次月经4月25日，月经量少，下血色暗有块，少腹冷痛，腰腿酸软无力，手心发热，口唇干燥，面色白，舌淡嫩，苔白润，脉沉无力。

黄师用温经汤加减，处方：麦冬60克，牡丹皮15克，吴茱萸10克，川芎9克，当归24克，桂枝15克，党参30克，大枣15克，法夏24克，炙甘草30克。水煎服，每日1剂，复渣再煎，日服2次。

2009年6月29日月经来潮，下血夹块，少腹冷痛，腰腿酸软无力、手心发热、口唇干燥等症减轻。继服上方，7月、8月、9月、10月月经均按时而至，形体亦恢复如常。

第二年2月其夫告知，停经3月，准备前来求药。前天在医院检查，已怀孕3月矣。

名家医案2（黄煌医案）：能美手的温经汤

某女，因手掌皲裂、皮肤粗糙来诊，诉闭经多年，服雌激素替代。视其发育不良，个头矮小，告知其须长期服用中药，用温经汤。

温经汤治手足皲裂，是日本大塚敬节和矢数道明的经验。他们用本方治疗不孕症及月经不调时，发现患者的手掌皮肤干燥开裂，随月经状况的好转，手掌也变得滋润。这个发现很有趣，原来月经不调与手掌皮肤相关！后来，我治疗女性月经不调时，也注意手掌皮肤。一般来说，手掌皮肤滋润，嫩白者，大多月经正常，而手掌皮肤干燥，尤其是指端皮肤粗糙干裂，甚至擦手时沙沙作响者，大多有月经不调或闭经。有些虽然没开裂，但甲沟多毛刺，指甲脆裂者，也常常伴有月经异常。值得惊叹的是，张仲景在《金匮要略》中已提及温经汤证有"手掌烦热"。所以，我常说温经汤是美容方，也是美手方。

本方可用汤剂也可用膏剂。放上大枣、桂圆、冰糖或麦芽糖，可以使药味可口便于服用。鹿胶补肾，对月经不调，不排卵等有调理作用，也可加入，我称之为温经膏。女性早晚各冲服一汤匙，十分方便。服后使肤嫩、唇红，女人味更足。

病案举例5：足生老茧（皮肤角化病）

楚某，女，87岁，卢氏县五里川镇人，2013年10月10日诊。主诉双足老茧密布，干燥疼痛，步履困难5年余。

患者诉平素体健无病，5年前双足老茧增多，开始在足跟、前掌、足趾间生茧多而增厚，渐发展至整个足底遍生老茧，走路疼痛，曾多方治疗无效，今由其侄媳领来诊治。

刻诊：望其面色略显苍黄，面容憔悴，皮肤干枯发黄发暗，缺乏光泽，老年斑明显，口唇干燥皲裂。查手掌、脚掌皮肤干燥开裂，双足底老茧密布，尤以足趾、足跟及掌跖部厚茧丛生而僵硬，诉每走一步即疼痛难忍，诊其脉弱涩无力，舌质淡暗苔薄。

诊断：皮肤角化症。此证中医未见案例报道，余亦百思无良法施治，劝其到城市内浴池中找修足工修剪整复，患者再三要求出方治疗，无奈之下，决定用温经汤一试。当归15克，酒川芎12克，赤、白芍各15克，甘草10克，党参15克，生姜15克，桂枝12克，吴茱萸6克，牡丹皮12克，阿胶12克，半夏12克，麦冬20克，丹参15克，黄芪30克，焦三仙各15克。5剂，水煎服。

12月20日来诊：患者喜形于色，说上次服药5剂，足部老茧已退，走路已不痛，要求找上次方再服以巩固，余查其双足老茧已退壳，皮肤干燥皲裂缓解，面色已红润，唇红湿润，舌红苔薄，脉缓弱。用上方继服7剂。

2.冲任虚寒

原文12 妇人陷经，漏下，黑不解，胶姜汤主之。

胶姜汤方（刘志杰拟补）：川芎、阿胶、甘草各二两、艾叶、当归各三两、芍药四两、干地黄四两，干姜一两。

上八味，以水五升，清酒三升，合煮，取三升，去滓，纳胶令消尽，温服一升，日三服，不差更服。

参考量 川芎、阿胶、甘草各20克，艾叶、当归各30克，芍药40克，干地黄40克，干姜10克。以水1000毫升，加清酒600毫升合煮取600毫升，去滓，纳胶令消尽，温服200毫升，日三服，不愈继服。

解词 陷经，指经气下陷，下血不止。

原文解读 指出妇女经陷出血的证治。妇女漏下出血色黑日久不止，为血寒有瘀，用胶姜汤治疗；陷经漏下，黑不解（漏下不止，色黑），冲任虚寒，不能摄血所致。

辨证要点及方证指征 ①漏下淋漓不止，血色紫黑；②面色苍白，体倦乏力；③舌淡，脉细弱。

病机 冲任虚寒，不能摄血。属太阴病证。

治法 益气温阳摄血。用胶姜汤。

方解 胶艾汤，固经止血；干姜，温中摄血。

名医解方 本方主症就是妇女漏下，血色紫黑，淋漓不断。刘志杰先生认为胶艾汤是治疗妊娠胞阻腹痛下血，血色鲜红的。而胶姜汤的主症是下血紫黑淋漓不断，定有虚寒在内，加干姜温中祛寒止血，故本方应是胶艾汤加干姜，且《千金方》也主张本方中加干姜，故我们按孙思邈的意思，给这样的恢复了。

临床应用 本方治月经不调、崩漏。中气虚者加参、术、芪以补中摄血；伴少腹冷而隐痛者加鹿角霜，加重干姜量。

3. 瘀血内阻

原文10 带下，经水不利，少腹满痛，经一月再见者，土瓜根散主之。

土瓜根散方 土瓜根、芍药、桂枝、土元各三分。

上四味，杵为散，酒服方寸匕，日三服。

用量用法：土瓜根、芍药、桂枝、土元各等份。上药为散，每服3克，每日3次，黄酒冲服。

解词 ①经水不利，指月经行而不畅。②经一月再见，指月经一月两潮。

原文解读 指出血瘀月经不调的证治。妇女月经不能按期而至，下腹胀满疼痛，或月经一月两次，用土瓜根散治疗；月经行而不畅，少腹满痛，或一月两潮，瘀血内阻引起，可见月经量少，色紫有块，舌暗脉涩等。一般规律是只要子宫有瘀血，月经就不正常，重者会崩漏下血，或闭经。

辨证要点及方证指征 ①经水时下时闭，经行不畅利，或一月来两次，量少有瘀块；②并感少腹胀满疼痛，舌质暗或有瘀斑，脉涩等。

病机 瘀血内停，经行不畅。属太阳、阳明病证。

治法 行血祛瘀。用土瓜根散。

方解 土瓜根，消瘀通经；土元，破瘀活血；桂枝，温通血脉；芍药，活血止痛。

名医解方 胡希恕教授说，土瓜根为苦寒祛瘀药，与土元合用祛瘀除热，复以桂枝、芍药调营卫而治腹满痛，故治妇人经水不利或一月再见，瘀血有热而少腹满痛者。

临床应用 本方以祛瘀为主，常用于瘀血导致的月经不调，因方中土瓜根难觅，现多以桃仁或丹参代之。或用桂枝茯苓丸加土元，瘀血去则月经可复常。

4.瘀结成实

原文14 妇人经水不利下，抵当汤主之。亦治男子膀胱满急，有瘀血者。

抵当汤方：水蛭（熬）、虻虫（去翅足，熬）各三十个，桃仁（去皮尖）二十个，大黄（酒洗）三两。

上四味，为末，以水五升，煮取三升，去滓。温服一升。

参考量 水蛭30克，虻虫（去翅足，熬）4克，桃仁10克，大黄30克。

上药为末，以水1000毫升煮取600毫升，去滓。温服200毫升。

使用注意 本方破血作用强烈，应中病即止。且年老、体弱、孕妇及溃疡病者慎用。

原文解读 指出瘀结成实经水不利的治法。妇女闭经或数月不潮的，为瘀血结于少腹，用抵当汤治疗。也可用于男子前列腺增生所致的少腹蓄血而见下腹部胀满拘急、排尿不利者。经水不利下，瘀血内结少腹而成实。可兼少腹硬满，结痛拒按，小便自利，脉沉涩等。

辨证要点及方证指征 ①经闭不行，少腹部有硬块，结痛拒按；②或见如狂发狂，小便通利；③舌质紫黯有瘀斑，脉沉涩或沉实有力。亦可见于男子前列腺增生所致的下腹部胀满拘急而有瘀血者。

病机 瘀血内结，血脉不通。属阳明病证。

治法 破血逐瘀。用抵当汤。

方解 桃仁，活血化瘀；大黄，通下瘀热；蛭虻，破血消癥。合用破血逐瘀。虻虫有强力下瘀血之效，配以水蛭、大黄，具有溶解血液，峻逐瘀血之效。

现代应用：用治顽固的瘀血证，如癥瘕积聚，月经不调或闭经、痛经、证见少腹满，甚则疼痛，喜忘烦躁者；瘀血或瘀热互结所引起的精神分裂症、癫痫、顽固性偏头痛、脑外伤后遗症、跌打损伤后瘀血凝滞等。以少腹急结或硬满疼痛，其人如狂发狂或健忘，小便自利，脉沉涩或沉结，舌质紫或有瘀斑为辨证要点。

鉴别　土瓜根散与抵当汤鉴别。①土瓜根散与抵当汤均可治疗瘀血内阻的经水不利。②土瓜根散治血瘀内阻的月经不调，见月经不调，少腹满痛；抵当汤治瘀血结实，经闭不行，经闭不行少腹满痛拒按。

名家医案3（胡希恕医案）：抵当汤加芒硝通经治愈精神病

《金匮要略·妇人杂病脉证并治》说："妇人经水不利下，抵当汤主之。"不利下，不是指月经不调，是指经闭不利下，用其他药月经也不下。最近我遇一例精神病患者，闭经很长时间，用过很多药，月经也不来，我给开过些祛瘀药也不行，她大便特别干，人癫狂，拿斧子砍人，在精神病医院住了好长时间，病情控制不住。我给开了抵当汤加芒硝，用完月经来了，经血中有挺大一个血块，随之精神病也好了。这个抵当汤是真有力量。

按语：《胡希恕病位类方解》中提到"精神病由于瘀血者颇多，余以桃核承气汤或桂枝茯苓丸与大柴胡汤合方，治愈者多矣"。"抵当汤与桃核承气汤证相较，则彼轻而此重，桃核承气汤证其人如狂，而抵当汤证则其人发狂。"胡老又说："喜忘与狂均属神经症，以是可知，诸神经证，多有瘀血为患，临床常用祛瘀药而治愈。由此也悟出，疯狂、癫痫等脑系病变，用祛瘀法治疗是有效的方法之一。"

病案举例6：少腹血瘀

冯某，男，38岁，2014年11月7日诊。主诉脐左疼痛5年余。

5年前出现脐左侧疼痛，在镇医院、县医院、县中医院做过多种检查，均未查出器质性病变，曾按结肠炎、肠痉挛等，中西医多方治疗无效，找我诊治。

刻诊：脐左侧疼痛5年，饮食、二便正常，身体健壮，谈笑自若，诉脐左侧疼痛呈持续性，疼痛不剧，与冷热、饮食无关。腹诊：脐左压痛，局部腹肌稍紧张，余无所苦，舌脉正常。

日本学者汤本求真所著的《皇汉医学》指出：少腹位于小腹的左右两侧。许多疑难杂病诊断不明，只要脐左发现压痛而投以活血行瘀，往往其效如响。

据此辨证本病为少腹血瘀，用抵当汤。水蛭15克，虻虫5克，桃仁15克，大黄15克。5剂，水煎服。

5天后患者如约应诊，言5剂药已服完，服后大便微溏，色微黑，现腹痛已减，余无不适。嘱上方继服，共用20剂，脐左压痛消失，5年痼疾痊愈。

按语：本案脐左疼痛5年，西医做过多种检查无阳性发现，中西药久治不愈。余细询病史无异常，患者除脐左侧长期持续疼痛外余无所苦，诊其舌、脉正常、体健、食欲佳、面色微暗，腹诊脐左压痛明显。余思虑再三，忆起汤本求真所说及王幸福在其《医灯续传》中的一段话："临床中凡在少腹左侧，具备硬满压痛并排除粪便燥结所致者，即为瘀血之体征。特别于脐左邻近处按压呈现疼痛即可确诊"。随即按瘀血辨治，果断给予抵当汤，按仲景原意煎服，竟收奇效。

5. 水血并结血室

原文13　妇人少腹满如敦状，小便微难而不渴，生后者，此为水与血并结在血室也。大黄甘遂汤主之。

大黄甘遂汤方　大黄四两，甘遂二两，阿胶二两。

上三味，以水三升，煮取一升，顿服之，其血当下。

参考量　大黄40克，甘遂20克，阿胶20克。以水600毫升煮取200毫升，顿服之，其血当下。

解词　①敦（音对），古代盛食物的器皿，上下稍锐，中部肥大。②生后，指产后。

原文解读　指出妇人水血并结血室的证治。妇女少腹满，若为蓄水，则口渴而小便不利；若为蓄血，则不渴而小便自利。

本条证为病发于产后，见小便微难而口不渴，是水血俱结于血室。

辨证要点及方证指征　①瘀血内阻症状：产后少腹部隆起像扣个大盘子一

样，恶露不行，胁腹胀满疼痛拒按；②水饮结于下焦表现：腹水，小便微难（稍有不利），口不渴、下肢水肿；③舌质暗红，苔黄或白，脉沉滑有力。本证为瘀血致少腹满痛，小便不利，大便不畅者。

腹证：小腹膨满，按之软，但无空虚之感，也不似抵当汤之硬满。多伴小便不利；或少腹痛、坚满拒按。凡体格较壮实（呈阳热体质者），出现少腹满或痛，小便不利、大便闭塞者。

病机　水血互结血室。属阳明病证。

治法　通闭逐水，攻补兼施。用大黄甘遂汤。

方解　大黄，破血逐瘀；甘遂，攻逐水饮；阿胶，养血扶正。本方用于水血互结血室的妇科急症，是救命之方，在产后使用的机会比较多。

使用注意　本方一次性顿服，药力峻猛，作用迅速，服后常血水俱下，此时不要慌张，务必使败血黄水下尽则愈。

五、带下病

1. 湿热带下

原文15　妇人经水闭不利，脏坚癖不止，中有干血，下白物，矾石丸主之。

矾石丸方　矾石（烧）三分、杏仁一分。

上二味，末之，炼蜜和丸，枣核大，内脏中，剧者再内之。

参考量　枯矾30克，杏仁10克，共研细末，蜜丸如枣核大，纳入阴道中。

解词　①脏坚癖不止，指胞宫内有干血坚结不散。②白物，指白带。

原文解读　论述湿热带下的证治。妇女白带过多原因很多，湿热、寒湿、肾虚、脾虚均可引起。本条"脏坚癖不止，中有干血，下白物（白带）"，由瘀血内阻，久积而化湿热，腐败而成白带。

辨证要点　月经不通行，带下色黄黏稠，有腥臭味，舌边红，苔黄腻，脉滑数。

病机　血瘀化热，湿热下注。属太阴病证。

治法　应内外结合，内服止带汤，外用矾石（枯矾）丸。

方解　枯矾，除湿热；杏仁，润干血。

名医解方　胡希恕教授认为，脏（指子宫）坚癥不止，中有干血者，谓子宫内有干血，结成坚癥不去也，是以经水闭不利而下白物也，矾石丸主之。矾石丸可治白带，关于干血，可另用内服药（如大黄䗪虫丸类）也。

2. 寒湿带下

原文20　蛇床子散方，温阴中坐药。

蛇床子仁。末之，以白粉少许，和令相得，如枣大，绵裹纳之，自然温。

参考量　蛇床子适量碾粉，铅粉少许。二药混匀如枣大，绵裹纳入阴道中。

现代用法：蛇床子适量碾粉，枯矾少许，混匀，取如枣大，以丝绸裹缚纳入阴中，可系以丝线，便于取出。本法有温暖阴中的效果，对瘙痒、带下有效。

原文解读　指出寒湿带下阴冷的外治法。本条是寒湿带下阴冷的外治法，因叙证简略，当以方测证。

辨证要点　带下过多，腰部重坠，阴中瘙痒，自觉阴中冷。

病机　寒湿带下。属太阴病证。

治法　温暖子宫，止痒杀虫。用蛇床子散。

方解　蛇床子，逐阴中寒湿，杀虫止痒；铅粉，杀虫。本方可治宫颈炎和阴道炎。

名医解方　胡希恕教授说，蛇床子苦温，用少许铅粉更能燥湿，用于治疗阴中寒湿、下白物、或阴中痒。今所知滴虫、真菌引起的阴道炎有验。

六、腹痛

1. 风血相搏

原文16　妇人六十二种风，及腹中血气刺痛，红蓝花酒主之。

红蓝花酒方　红蓝花一两。

上一味，以酒一大升，煎减半，顿服一半。未止，再服。

参考量　红花10克。上药以酒200毫升，煎至100毫升，顿服50毫升。未止，再服。

原文解读　指出风血相搏血凝气滞腹痛的治法。

辨证要点　妇女产后或经后腹痛如针刺而无其他不适感。

病机 多为产后或经后感受风邪，风邪与气血相搏结。

治法 行血活血祛风。用红蓝花酒。红花活血化瘀，古语说："祛风先活血，血行分自灭。"故能祛风。本方可用于瘀血内阻伴有寒象的痛经及妇女六十二种风，也可用于瘀血停滞的产后腹痛及恶露不尽。

2. 血虚水盛

原文17 妇人腹中诸疾痛，当归芍药散主之。

原文解读 论述妇人因血虚水盛腹中诸痛的治法。腹中诸疾痛，指气滞血郁兼有水湿导致的腹痛。

辨证要点 ①血虚气郁见证：妊娠腹中急痛或绵绵作痛、胁痛、易怒、贫血等；②水湿内停表现：头重眩晕心悸、小便不利、头面及足跗浮肿，白带增多；③舌质淡红苔白腻、脉濡细缓或弦滑。

病机 血虚（郁）气滞，水湿内停。属太阴病证。

治法 通调气血，祛除水湿。方用当归芍药散。

刘志杰先生说，水盛血虚血郁之腹痛，伴有心悸心慌，小便不利而赤，口干欲饮，头晕，寒热不调，烦满不安，月经不利或漏下。还有一个症状，就是下肢有水气，见小腿或两脚有时微肿，脉是要沉弦的，面色要萎黄的，舌淡苔水滑而泛黄，抓住这些症状，就可用这个方子[5]。

3. 脾胃虚寒

原文18 妇人腹中痛，小建中汤主之。

原文解读 指出妇女脾胃虚寒腹痛的证治。

辨证要点 ①腹中绵绵作痛，喜温喜按；②面色无华，虚烦心悸，神疲食少，大便溏薄；③舌质淡红，脉细涩等。

病机 中焦虚寒，气血不足。属太阴病证。

治法 益气补中，温养内脏。用小建中汤。

名医解方 黄煌教授认为，小建中汤是体质性用药，是改善虚弱体质的名方。

我把小建中汤当作保肝药看待，常以小建中汤治疗肝硬化腹水，证见消瘦、大便干结、脚挛急者，本方对改善肝功能有效。但如有感染及出血则不可用本方。另外，根据"男子黄，小便自利者，当与虚劳小建中汤"的记载，本方也可用于溶血性黄疸。本方临床运用时则要以辨别虚弱性体质为首务，在这一前提下的腹痛才考虑使用小建中汤。但若能着眼于虚弱状态而用方，则本方改善体质的意义也将远远大于缓解腹痛。可以认为小建中汤是一张改善体质之方，它的真正意义应当是强壮"病的人"，而不是治疗"人的病"[3]。

鉴别 红蓝花酒、当归芍药散、小建中汤鉴别。①红蓝花酒、当归芍药散、小建中汤均可治妇女腹痛。②红蓝花酒，为风血相搏，特点是腹中刺痛；当归芍药散，为血虚水盛，胀痛兼贫血，小便不利，四肢头面微肿；小建中汤，为中焦虚寒，腹隐痛喜温按，虚烦心悸，面色无华。

七、转胞

原文19 妇人病，饮食如故，烦热不得卧，而反倚息者，何也？师曰：此名转胞，不得溺也，以胞系了戾，故致此病，但利小便则愈，宜肾气丸主之。

肾气丸方（见虚劳篇）

解词 ①转胞，胞即膀胱，转即扭转。转胞指膀胱及尿道屈曲不舒。②胞系了戾，指膀胱之系了绕不顺。

原文解读 论述妇人转胞的证治。妇女饮食正常，感足底或全身烦热不能平卧，须倚物坐位呼吸，这是啥病？这是转胞，因排尿通道扭曲不顺，尿不能排出所致。应使小便顺利排出，病就能痊愈，可用肾气丸治疗。本条所论转胞由肾气虚弱，膀胱气化不行导致。肾气虚弱，膀胱气化不行，故脐下急痛，小便不通；病在下焦，胃不受影响，故饮食如故；肾虚有热阳浮于上，故烦热；小便不利，卧位时小腹胀满，故倚息不得卧。

辨证要点 ①小便不通，小腹部急迫疼痛；②烦热不能平卧，只能倚靠着呼吸；③腰酸乏力，饮食正常，舌淡，脉沉弱。本病不仅见于女子，男性的前列腺肥大癃闭时亦可见到。

病机 肾气虚弱，膀胱气化不行。属（太阴、阳明）厥阴病证。

治法 温肾阳，化气行水。用肾气丸。

注：本方对妇科手术后出现的尿闭效果好，对尿失禁及年老体弱之人的膀胱

炎、尿道炎也有效。

按语 转胞原因很多，临床证型不一，本条所述为肾虚转胞。至于其各型证治，可参考后世妇科专著。肾气丸对肾阳虚气化不利的小便不利或水肿有效，若水肿重者可合五苓散或真武汤。

名家医案7：术后尿潴留

席某，女，48岁。笔者同事。2017年7月诊。

因Ⅲ度子宫脱出在本县协和医院做子宫悬吊术，术后一个月一直不能自主排尿，曾三次试图拔除导尿管，均因拔管后出现尿潴留而再次插管。同时感腰膝酸软，畏寒怕冷，双下肢无力，患者十分痛苦烦恼。笔者到医院看望时，患者向我叙及病情并要求为其出方，我告知此属肾阳不足，不能化气行水，类似《金匮要略》记载的"转胞"之证，推荐其服肾气丸，每次20粒，每日3次。服药五天顺利拔去导尿管，拔管后排尿畅利。继服肾气丸一个月，感下肢有力，腰酸痛随之消失。

参考文献

［1］［日］大冢敬节．金匮要略研究．北京：中国中医药出版社，2016

［2］姜宗瑞．经方杂谈．北京：学苑出版社，2011

［3］黄煌．经方的魅力．北京：人民卫生出版社，2006

［4］黄煌．经方100首．南京：江苏科学技术出版社，2005

［5］刘志杰．《金匮要略增补》师承课堂实录．北京：人民军医出版社，2009